Nibel/Fischer
Neurogenes Zittern

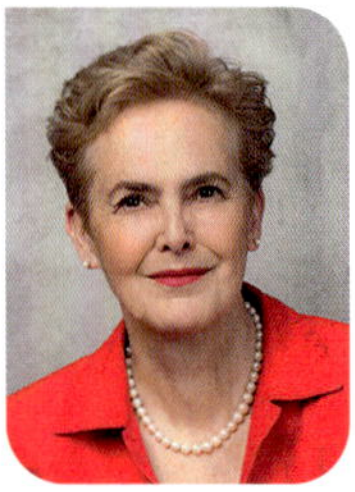

Dr. Hildegard Nibel hat sich in ihrem Studium in Tübingen auf Psychophysiologie, Arbeits- und Organisationspsychologie konzentriert und an der ETH Zürich über arbeitsbedingte Erkrankungen geforscht. Seither arbeitet sie in verschiedenen Funktionen in der beruflichen Wiedereingliederung, von der Eignungsdiagnostik über Fehlzeitenanalysen bis hin zur Einzelbegleitung Betroffener. Auf ihrem Blog schreibt sie über Stress und Resilienz in der Arbeitswelt: www.hrriskmanagement.ch

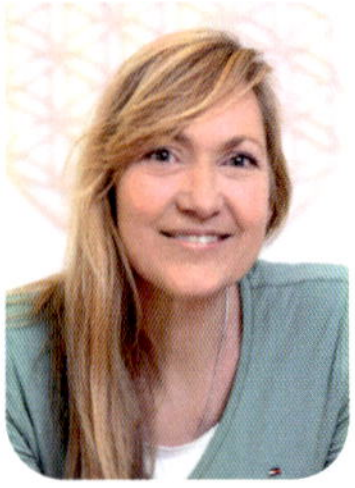

Kathrin Fischer, lic. Phil., war ursprünglich Journalistin, bevor sie vor über 20 Jahren den therapeutischen Weg einschlug. Sie bietet körperzentrierte Therapie und achtsame Prozessbegleitung rund um die Themen Stressreduktion, Schmerzen, Burnout und Trauma an. Sie leitet Entspannungs- und TRE-Kurse in Zürich und sagt: »TRE ist die beste Selbsthilfe bei Stress und Ängsten, die ich kenne.«
Mehr unter: neurogenes-zittern.ch

Dr. Hildegard Nibel
Kathrin Fischer

Neurogenes Zittern

Stress & Spannungen lösen. Das Original-TRE-Übungsprogramm

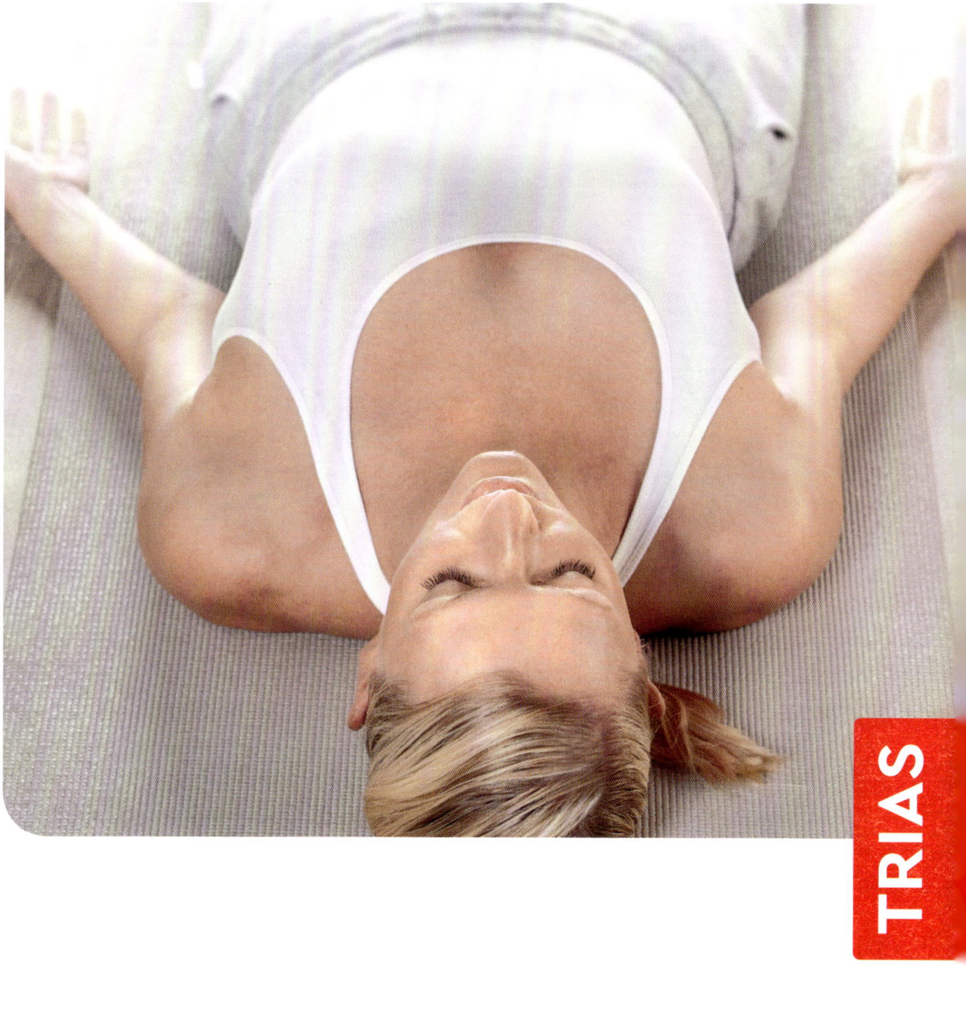

TRIAS

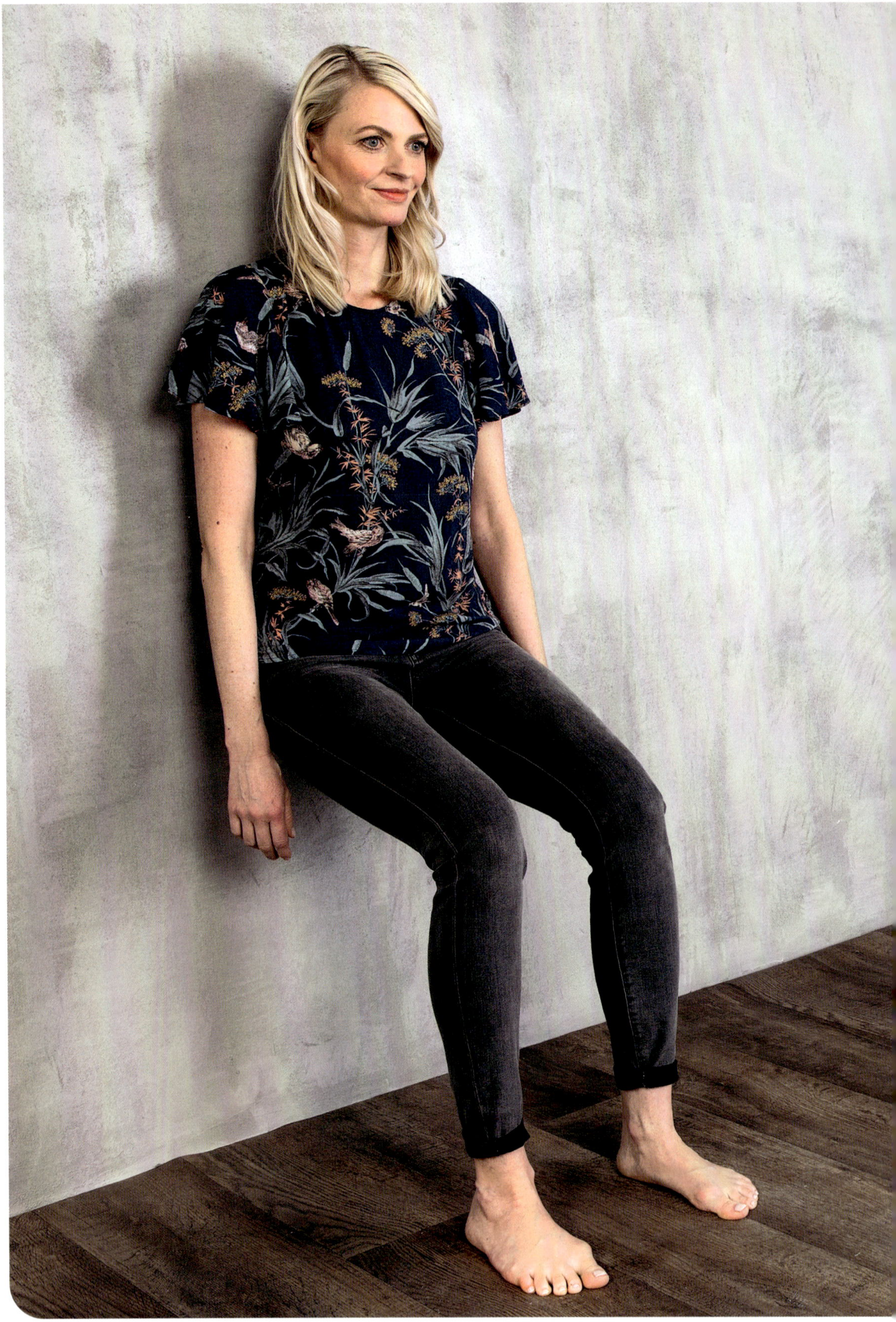

6 Geleitwort zur 1. Auflage

9 Liebe Leserin, lieber Leser,

13 Stress und Spannungen abschütteln

14 Grundproblem Stress

45 Das neurogene Zittern

68 Warum Reden meistens nicht reicht

81 Neurogen zittern: So geht’s

82 Was wirklich wirkt

106 Die sieben TRE-Übungen

140 Antworten auf häufige Fragen

148 Literaturliste

154 Sachverzeichnis

Die sieben TRE-Übungen

116 Übung 1: Füße und Fußgelenke
118 Übung 2: Waden
120 Übung 3: Knie, Oberschenkel außen und Gesäß
124 Übung 4: Innenseite Oberschenkel, Rücken, Seiten und Arme
128 Übung 5: Psoas- und Iliacus-Muskel, Vorderseite, Wirbelsäule und Kopf
130 Übung 6: neurogen zittern im Stehen
134 Übung 7: neurogen zittern im Liegen

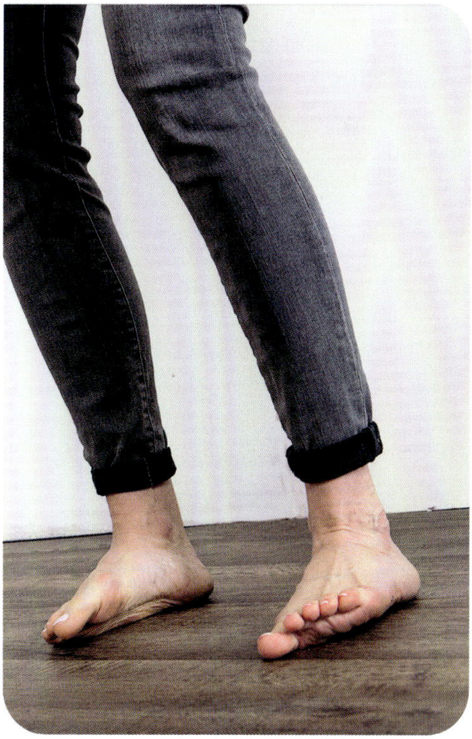

Geleitwort zur 1. Auflage

Angesichts des epidemischen Ausmaßes von Stress und Trauma in unserer globalen Gesellschaft brauchen wir einfache und wirksame Bewältigungsverfahren. Diese Verfahren sollten auch ohne therapeutische Anleitung anwendbar, der breiten Bevölkerung leicht zugänglich und einfach erlern- und durchführbar sein. So eine Selbsthilfemethode zur Stressreduktion und Traumabewältigung für Familien, Gruppen und Gemeinschaften fehlte bisher.

In diesem Buch lernen Sie nun genau so eine Methode kennen. Im Englischen nennt sie sich »Tension and Trauma Release Exercises« (TRE). TRE ist eine körperbasierte Technik, die einen natürlichen Mechanismus des menschlichen Körpers aktivieren kann. Dabei wird ein Schütteln bzw. Zittern ausgelöst, das Ihren Körper in einen Zustand der Entspannung und Ruhe zurückführen kann.

Als ich in Ländern mit politisch gewalttätigen Situationen lebte, habe ich immer wieder beobachtet, dass viele Menschen nach besonders belastenden oder traumatischen Ereignissen ihren Schrecken wegzitterten. Die Beobachtung dieser körperlichen Erfahrung war so häufig, dass ich anfing zu hinterfragen, wie und warum der Körper in Zeiten von Stress zittert.

Robert Sapolski erklärt in seinem Buch »Why zebras don't get ulcers«, also »warum Zebras nicht an Krebs erkranken«, dass Säugetiere sich in freier Wildbahn zwar täglich in Lebensgefahr befinden bzw. aus tödlichen Situationen entkommen müssen, aber dennoch nicht unter so etwas wie posttraumatischem Stress leiden. Er führte das darauf zurück, dass das Nervensystem von Säugetieren nach lebensbedrohlichen Ereignissen automatisch einen natürlichen Zitterreflex aktiviert. Durch das Zittern oder Schütteln kann der Körper den hohen Adrenalinspiegel schnell abbauen und rasch wieder in einen ruhigen und entspannten Zustand gelangen. Dieser Mechanismus funktioniert auch bei uns Menschen.

Wenn wir unter Stress stehen, schüttet der Körper Adrenalin aus, das direkt auf zelluläre Rezeptoren der Muskeln wirkt, um die Kontraktion der Muskelfasern zu verstärken und unseren Körper auf den Kampf oder die Flucht vorzubereiten. Wir Menschen sollten, genauso wie Säugetiere, wenn wir starken Stress erleben, natürlicherweise zittern oder beben. Da wir Menschen jedoch nicht gern die Kontrolle verlieren und das Zittern als Schwäche, Verletzlichkeit oder Peinlichkeit empfinden, unterdrücken wir diese natürliche Reaktion. Die Folgen der Hemmung sind chronische körperliche Verspannungen und ein überaktiviertes Nervensystem. Diese Kombination ist symptomatisch für posttraumatischen Stress.

Zweck dieses Buches ist es, Ihnen die Furcht und Scham vor diesem natürlich auftretenden Zitterreflex zu nehmen und ihn im Gegenteil willkommen zu heißen. Denn dieses natürliche Zittern Ihres Körpers ist heilsam. Ihr Nervensystem kann sich so nach einem belastenden Ereignis wieder beruhigen. Es geht um ein besseres Gewahrsein für sich selbst. Sie werden befähigt, diese einfache Methode zur Selbstregulierung für sich anzuwenden und dadurch die eigene Selbstheilung zu fördern.

Dieses Buch beschreibt die Grundannahmen der TRE auf eine leicht lesbare und verständliche Weise. Diese Annahmen lauten:

1. Der Zitterreflex im menschlichen Körper scheint ein wesentlicher Bestandteil unseres Selbstregulierungssystems zu sein.
2. Deshalb haben auch alle Menschen das Recht, diesen Mechanismus als Mittel der Selbstfürsorge zu nutzen.
3. »TRE für alle« soll helfen, anderen diesen Mechanismus zu zeigen und zu vermitteln, wie sie diesen neu entdeckten, aber alten Körperreflex sicher und wirksam zur Selbstfürsorge einsetzen können.

Bessel van der Kolk erinnert uns an die neurowissenschaftliche Erkenntnis, dass Traumata in den »primitiveren« Teilen des Gehirns, wie dem Hirnstamm, gespeichert werden. Das erklärt, warum man bei der Therapie traumatisierter Menschen mit psychologischen Gesprächen allein an Grenzen stößt. Verfahren, die spezifisch die primitiveren Teile des Gehirns ansprechen, sind notwendig, um den Zugang zu Traumata zu erleichtern und seine einschränkenden Prägungen zu lösen. Der Zittermechanismus der TRE geht in erster Linie vom Hirnstamm aus, wirkt aber auch auf alle anderen Hirnregionen, in denen die traumatischen Erfahrungen ihre Spuren hinterlassen haben. In diesem Sinne handelt es sich um eine neue Art und Weise, wie Menschen den natürlichen Entspannungsmechanismus ihres Körpers anregen können, um körperliche Verspannungen zu lösen und das Nervensystem zu beruhigen.

Die Autorinnen erklären Stressreaktionen und den Zitterreflex des Körpers, indem sie – aufgrund ihres soliden wissenschaftlichen Hintergrunds – verschiedene Theorien über (arbeitsbedingte) Stressverarbeitungsstörungen kombinieren. Obwohl das Buch einige theoretisch anspruchsvolle neurowissenschaftliche Konzepte ausführlich beschreibt, ist es so anschaulich geschrieben, dass Sie sicherlich Ihren Nutzen daraus ziehen können. Das Buch enthält zur Veranschaulichung auch einige Fallgeschichten. Die sieben Übungen zur Aktivierung des Zitterreflexes werden ausführlich und nachvollziehbar beschrieben. Das Kapitel mit den Antworten auf häufig gestellte Fragen stellt sicher, dass Sie sich mit den TRE-Übungen wohlfühlen können und rundum gut informiert.

Es ist ein Buch, das es wert ist, gelesen zu werden, weil es nicht nur über aktuelle Stress- und Traumatheorien informiert, sondern Ihnen auch die vollständige TRE-Anleitung mit Fotos und einem Video zum Übungsablauf bietet. So können Sie sich selbst helfen, um den Grad Ihrer körperlichen Aktivierung selbst zu regulieren und Ihre Stressreaktionen abzubauen.

In dem Werk »Trauma: an osteopathic approach« stellen Jean-Pierre Barral und Alain Croibier fest: »Das Gewebe besitzt ein unfehlbares Gedächtnis für Trauma. Alles ist dort aufgezeichnet.« Dieses Buch über neurogenes Zittern ermutigt uns alle, unseren Körper in den Prozess der Linderung von Stress-, Spannungs- und Traumasymptomen einzubeziehen.

Dr. David Berceli, 13. Mai 2020

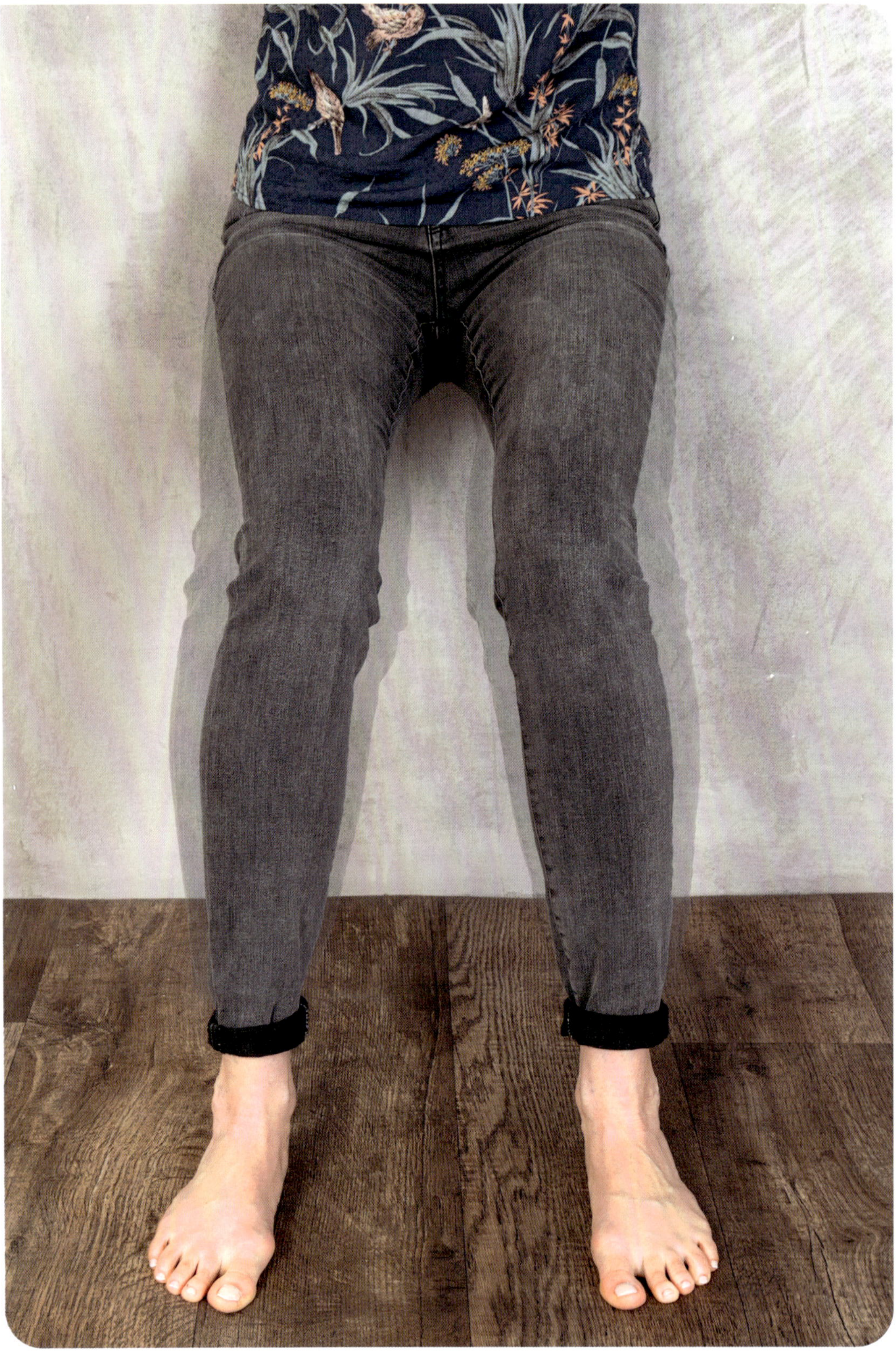

Liebe Leserin, lieber Leser,

Sie halten die zweite Auflage unseres Buches in Ihren Händen. Seit Erscheinen der ersten Auflage sind vier Jahre vergangen, bewegte Jahre, in denen die TRE und das neurogene Zittern im deutschsprachigen Raum und weltweit an Bedeutung gewonnen haben. »TRE« steht für »Tension and Trauma Release Exercises«, also für Anspannung und Trauma lösende Übungen. »Neurogenes Zittern« benennt eine angeborene Fähigkeit Ihres Körpers, Anspannungen abzubauen und Selbstheilungskräfte zu aktivieren. Alte Heiltraditionen nutzen die Kraft des unwillkürlichen Zitterns seit Jahrtausenden. Es ist etwas Existenzielles, das der Körper autonom macht. Das TRE-Übungsprogramm führt sicher zum neurogenen Zittern und bietet damit einen neuen Zugang zum Körpererleben.

Die Übungen sind hochwirksam und leicht zu lernen. Sie werden als so wirksam erlebt, weil sie auf verschiedenen Wegen Ihr autonomes Nervensystem so beeinflussen, dass Sie sich wohler, zufriedener, aktiver und energievoller fühlen. Das achtsame Aktivieren der Selbstheilungskraft lässt auch Schmerzen und Ängste nach und nach verschwinden. Deshalb hat das Zittern in der Therapie, der Rehabilitation und im Leistungssport Einzug gefunden. Es gibt immer mehr Kurse, Gruppen und Angebote, die den Menschen diesen neuen Zugang eröffnen – nicht nur in der realen, sondern auch in der virtuellen Welt. So helfen das Video zum Buch sowie eine deutschsprachige App beim eigenständigen Üben.

In den letzten Jahren und Monaten sind viele wissenschaftliche Veröffentlichungen zu Stress und Trauma erschienen. Mit den neuen Erkenntnissen lassen sich die Wirksamkeit der TRE und des neurogenen Zitterns noch spezifischer erklären. Die Zusammenhänge von Vagusnerv und Mikrobiom sowie auch die umfassende Rolle des Fasziensystems haben wir detaillierter beschrieben. Noch klarer wird dadurch, dass und wie die aufeinander aufbauende, systematische Abfolge der sieben TRE-Körperübungen – und nicht nur das neurogene Zittern allein – Ihre körperliche Selbstheilung anregt.

Wann und wem hilft TRE?

Damit haben Sie das perfekte Werkzeug dafür, den schädlichen Auswirkungen von Stress entgegenzuwirken. Die TRE-Selbsthilfeübungen können eine wertvolle Unterstützung für Sie sein:

- wenn Sie bemerken, dass Sie bei Zeit- und Leistungsdruck ungeduldig werden, dass Ihre Stimmung unkontrollierbar schwankt, dass Sie sich innerlich anspannen oder dass Sie auf andere Menschen in einer Art und Weise reagieren, in der Sie sich selbst nicht wiedererkennen,
- falls Sie schon stimmungsverändernde Medikamente oder andere Substanzen einsetzen, um leistungsfähig zu bleiben oder um sich zu entspannen,
- wenn Sie unter körperlichen oder seelischen Einschränkungen leiden oder sich mit Ihrem Körper oder mit Ihrer Seele irgendwie unwohl fühlen.

Vielleicht haben Sie schon vieles probiert und dabei kurzfristig Besserungen verspürt, die sich dann aber wieder verflüchtigt haben.

Möglicherweise waren Sie Situationen ausgesetzt, in denen Sie sich ohnmächtig und hilflos fühlten. Vielleicht haben Sie aber auch namenloses Grauen erlebt und können oder wollen nicht darüber sprechen. Vielleicht können Sie sich auch an gar keine Einzelheiten erinnern, über die Sie reden könnten. Oder Sie haben versucht, Ihr Unwohlsein zu vergessen oder zu betäuben – mit Arbeit, mit Drogen, mit Gamen, mit Konsum, mit Medikamenten.

Oder Sie befinden oder befanden sich bereits in einer Trauma- oder Psychotherapie und können inzwischen mit Ihren Symptomen und Stressbelastungen besser umgehen, aber Ihre Lebensqualität hat nicht zugenommen. Auch dann sind die TRE-Selbsthilfeübungen eine gute Hilfe.

Das Buch richtet sich auch an all jene, die ihre Selbstheilungsprozesse anregen möchten oder auch beim Singen oder Musizieren, in der Arbeit oder im Sport auf eine einfache Art und Weise leistungsfähiger werden möchten.

Unser Buch ist aber auch für Eltern und Angehörige pädagogischer Berufe gedacht, die das natürliche Zittern, das Kinder oft unwillkürlich zeigen, verstehen und die Kinder unterstützen wollen.

Dieser Ratgeber will Verständnis schaffen für Betroffene, die unter Stress- oder Traumafolgestörungen leiden, und richtet sich deshalb auch an die Angehörigen solcher Menschen, an ihre ArbeitgeberInnen, an die professionellen HelferInnen im Gesundheits-, Sozial- und Versicherungswesen. Das Buch soll ihnen helfen, die oft schwer nachvollziehbaren Verhaltensweisen der Betroffenen besser zu verstehen, ohne sich mit ihrem Mitgefühl zu überfordern, aber auch ohne dieses Mitgefühl durch professionellen Zynismus abzuwehren.

So ist das Buch aufgebaut

Im ersten Kapitel »Grundproblem Stress« beschreiben wir sehr ausführlich den Zusammenhang zwischen Stress und Stressfolgen sowie verschiedene Formen der Stressverarbeitungsstörungen und Stresserkrankungen. So lernen Sie Ihr eigenes Stresserleben besser kennen: Die gefühlte Überforderung und die Anzeichen von Stress wie Herzklopfen, schnelles Atmen, Schwitzen, Anspannung, die sich auch auf der Zellebene und im Stoffwechsel widerspiegeln sowie in Veränderungen in Ihrer Körperhaltung oder im Gehirn. Verstehen reduziert Ohnmacht und hilft, mit Verstimmungen und auch körperlichen Reaktionen und Erkrankungen besser zurechtzukommen. In den folgenden Kapiteln erfahren Sie, was das neurogene Zittern ist und was es bewirkt. Und wir ergründen, warum Reden allein meistens nicht reicht, um sich von belastenden, im Körpergedächtnis gespeicherten Erfahrungen zu lösen.

Im zweiten Buchteil geht es um das, was Sie für Ihre Selbstheilung tun können. Sie erfahren, was wirklich wirkt. Sie lernen zusätzliche Übungen kennen, mit denen Sie die Wirkung der TRE besser spüren und verstärken können, bevor wir Ihnen dann im fünften Kapitel ab S. 106 die sieben TRE-Übungen im Einzelnen vorstellen. Anhand der ausführlichen, bebilderten Übungsbeschreibungen und dem Video zum Buch (Link im Service-Teil Seite 156), können Sie die Übungen ganz leicht nachvollziehen und bei sich zuhause oder an einem anderen ungestörten Plätzchen durchführen.

TRE ist einfache Selbsthilfe

Um zu veranschaulichen, wie selbstheilend neurogenes Zittern wirken kann, haben wir KursteilnehmerInnen nach ihren persönlichen Erfahrungen damit befragt. Sie finden im Buch dazu verschiedene Schilderungen von Menschen, die TRE eingesetzt haben, um sich besser zu fühlen und um mehr oder weniger lange Stressphasen oder plötzliche Lebensveränderungen erfolgreich zu meistern. Dabei wurden Namen und andere Eigenschaften so von uns abgeändert, dass sich die Berichte keiner bestimmten Person mehr zuordnen lassen.

Für uns, die beiden Autorinnen, ist TRE **die** Selbsthilfemethode, die alle Menschen kennen sollten. Dabei sind wir auf unterschiedliche Weise zu TRE gekommen: Hildegard Nibel ist schon seit ihrem Psychologiestudium fasziniert von der wechselseitigen Beeinflussung von Geist und Körper und hat mit TRE eine Methode gefunden, über körperliche Veränderungen heilsame seelische Prozesse einzuleiten. Kathrin Fischer ist eine auf Stressverarbeitungsstörungen und Trauma spezialisierte Körpertherapeutin und Entspannungskursleiterin. Sie suchte nach einer körperorientierten Selbsthilfemethode, die Betroffene schneller wieder in ihre eigene Kraft und innere Ruhe bringt.

Wir hoffen, dass diese einfache und lustvolle Selbsthilfetechnik schnelle und weite Verbreitung findet, da sie die Kraft hat, unser aller Leben leichter und zufriedener, schmerzfreier und entspannter werden zu lassen.

Zürich, Sommer 2024

Ihre Hildegard Nibel und Kathrin Fischer

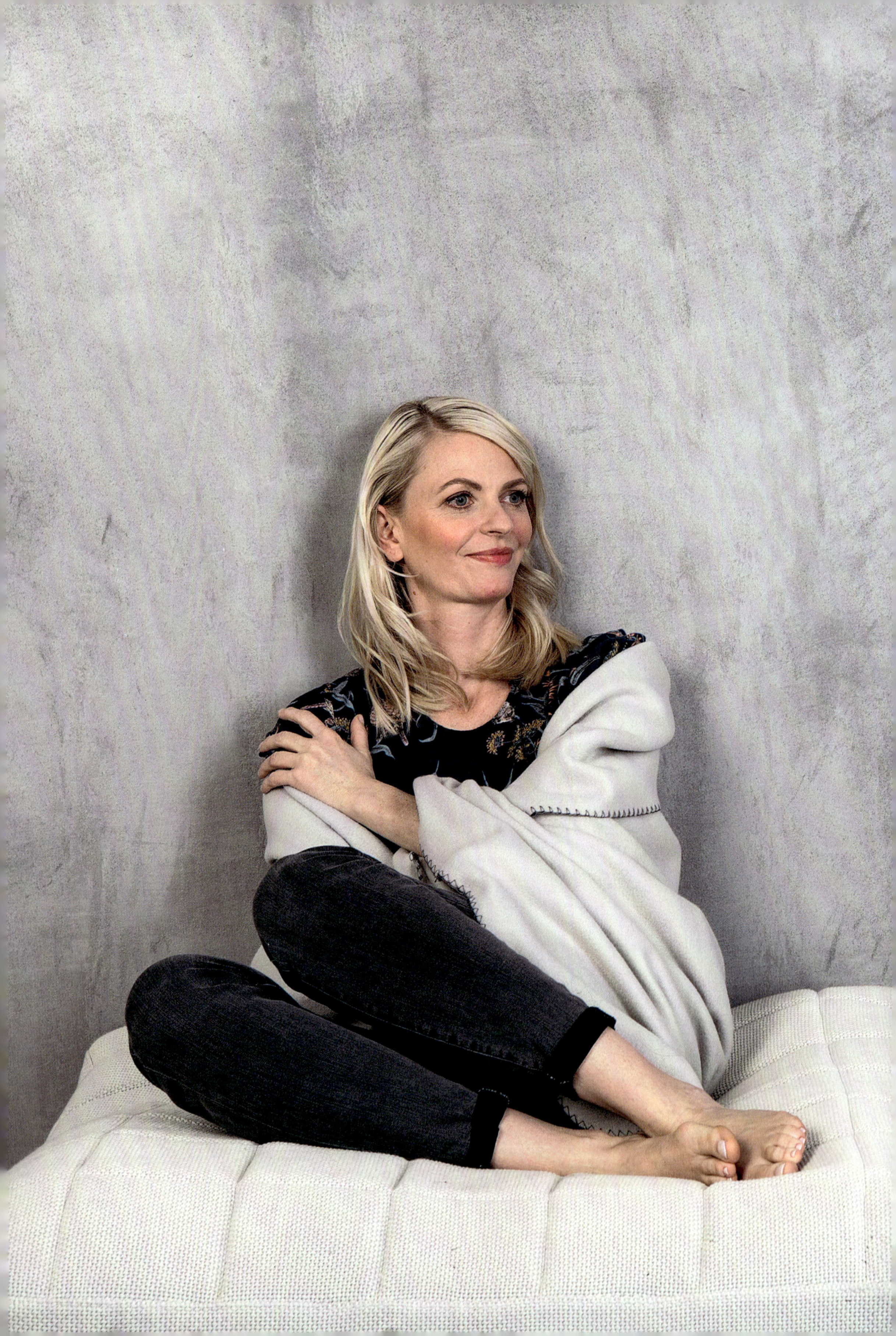

Stress und Spannungen abschütteln

Warum leiden wir häufig unter Stress und Anspannung? Wie kommt es zu Stressverarbeitungsstörungen? Und wie kann neurogenes Zittern bei der Überwindung helfen?

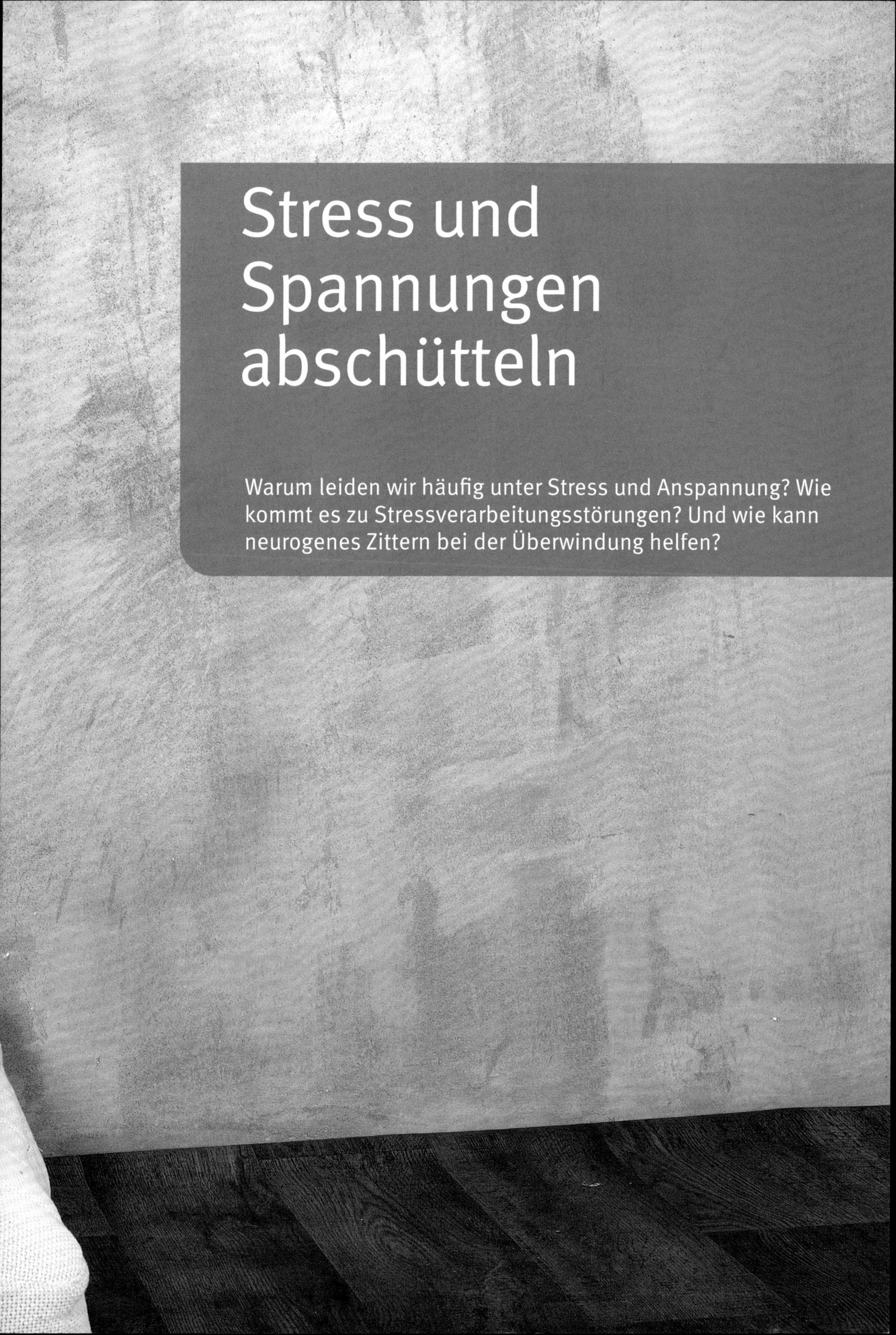

Grundproblem Stress

Viele Menschen fühlen sich überfordert und gestresst. Stress aktiviert autonome Selbstschutzreaktionen – mit konkreten Folgen für die Lebensqualität und die Gesundheit.

Leistungs- und Zeitdruck sind in der individualisierten und globalisierten Gesellschaft die seelischen und sozialen Treiber, über die sich immer mehr Menschen beklagen. Nicht nur in Beruf und Schule, auch in der Freizeit muss man beweisen, wie leistungsfähig man ist. Der Druck führt zu vermehrter Selbstoptimierung. Und die ist bereits in allen Bereichen des menschlichen Lebens angekommen: beim Erscheinungsbild, bei der Ernährung, sogar beim Schlaf. Druck aktiviert unseren Körper. Je mehr wir aktiviert sind, desto mehr verleitet uns diese Aktivierung dazu, noch etwas mehr am eigenen Ich herumzuschrauben, uns noch besser anzupassen. Bis dann irgendwann die Grenze der aktiven Bewältigung erreicht ist. Und der biologische Selbstschutz des Körpers die willentliche Selbststeuerung außer Kraft setzt.

Stress verursacht zunehmend persönliches Leid. Das Grundproblem ist die Verknüpfung von Leistung mit dem eigenen Selbstbild, dem Selbstwert. Die Angst, nicht zu genügen, führt viele Menschen in selbstausbeuterisches Verhalten. An dessen Ende stehen oft ein Burnout und eine tiefgehende Beschädigung des Selbstbilds eines erfolgreichen und leistungsfähigen Menschens.

Stress ist in unseren modernen Gesellschaften zum Grundproblem geworden, mit dem sich auch die Wissenschaft ausgiebig beschäftigt. Lange Zeit haben sich die Forschung und die Behandlungsempfehlungen für Stresserkrankungen auf die drei aktiven Bewältigungsmuster Orientierungsreflex, Kampf und Flucht konzentriert. Erst in den letzten Jahren ist die passive Bewältigung von schwierigen oder gar lebensbedrohlichen Situationen wissenschaftlich untersucht worden – beflügelt auch durch die neuen Möglichkeiten der bildgebenden Verfahren. Mithilfe der Magnetresonanztomografie (MRT) beispielsweise kann man in den Kopf hineinschauen und sehen, welche Gehirnregionen aktiv sind.

In diesem Kapitel erfahren Sie, wie Stressreaktionen ablaufen und welche Folgen sie für

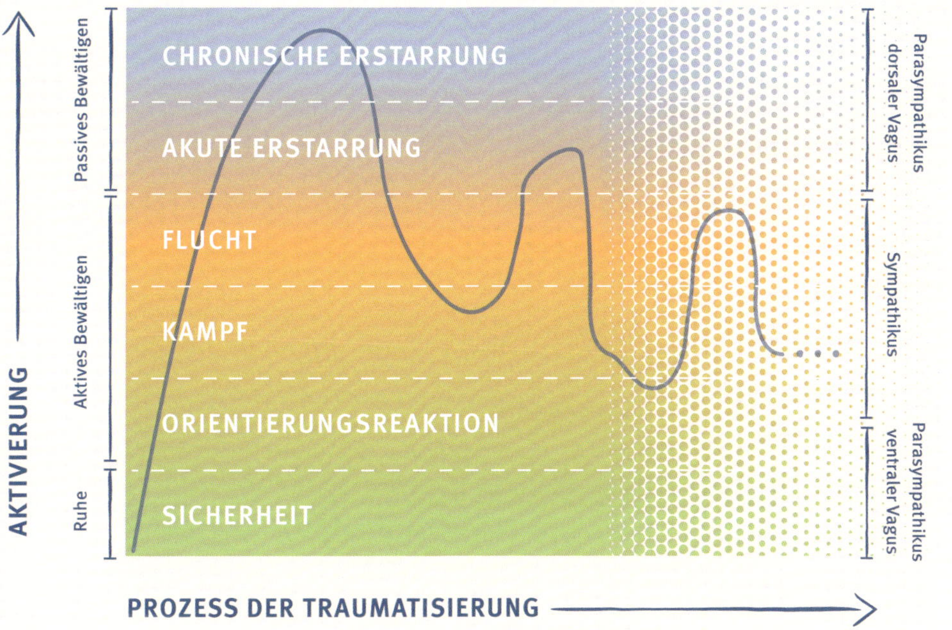

Die Stufen des Selbstschutzes, mit denen unser autonomes Nervensystem das Überleben sichert.

Gesundheit und Lebensqualität haben. Dieses Kapitel hilft Ihnen hoffentlich nicht nur, Ihre Gesamtsituation besser zu verstehen, sondern auch bestimmte Verhaltensweisen, die Sie in bestimmten Situationen an sich oder anderen bemerkt haben.

Stress aktiviert Selbstschutz-Reaktionen

Die moderne Stresstheorie des Selbstschutzes (Defense Cascade) kennt sechs dieser Aktivierungen, die autonom erfolgen, also ohne dass Sie das willkürlich beeinflussen könnten:[1]

1. Sicherheit, Ruhe, Geborgenheit
2. Orientierung
3. Kampf
4. Flucht
5. akutes Erstarren, Erstarrungsreaktion
6. chronisches Erstarren, das sogar zum Tod führen kann

Oftmals bemerken wir nicht einmal, dass unser Körper sich in einem Stresszustand befindet. Das in der folgenden Tabelle beschriebene subjektive Erleben kann ein wichtiger Hinweis für Sie sein, in welcher Selbstschutz-Stufe Sie sich aktuell befinden. Die Abbildung veranschaulicht, dass unterschiedliche Bereiche unseres sogenannten autonomen Nervensystems (Seite 18) für unsere körperlichen und auch emotionalen Reaktionen zuständig sind. Die Kurve zeigt, wie der Körper bei einer wahrgenommenen Bedrohung das Überleben sicherstellt: Zuerst erfolgt die Orientierung, dann versucht er, sich durch aktives Verhalten zu schützen, durch Kampf oder Flucht; diese körperliche Aktivierung übernimmt der Sympathikus (Seite 18). Sind diese aktiven Bewältigungsansätze nicht erfolgreich, steigt die körperliche Aktivierung noch weiter an und der Organismus schaltet auf passives Bewältigen um, das heißt, er »stellt sich tot« und wartet, bis die Gefahr vorübergeht. Je länger und je öfter ein Organismus im passiven Bewältigungsmodus ist, desto ausgeprägter sind die zu erwartenden Stressverarbeitungsstörungen. Das Erleben, auf die Körperfunktionen keinen willentlichen Einfluss mehr zu haben, kann selbst schon traumatisierend wirken.

Subjektives Erleben und körperliche Veränderungen in den sechs Selbstschutz-Stufen

Selbstschutz-Reaktion	subjektives Erleben	somato-motorisch	autonomes Nervensystem	innere Organe und Haut
chronische Erstarrung	Gefühl von Lähmung oder Erstarrung, Dissoziation, Reden unzusammenhängend, enthemmt, keine Kontrolle mehr über Angst, Panik, Stöhnen, Weinen Störungen in der Körperwahrnehmung, weniger schmerzempfindlich bis zu völliger Taubheit, Selbstverletzungen, z. B. sich ritzen, um sich zu spüren und das Taubheitsgefühl zu überwinden	schlaffe Muskulatur, verlangsamter Herzschlag, glasiger Blick, wirkt wie tot	keine Aktivität in Amygdala oder Sympathikus, manchmal unkontrollierbares Zittern	blasse Hautfarbe, hoher Hautwiderstand, stark verlangsamter Stoffwechsel
akute Erstarrung	innere Unruhe, Konzentrations-, Ein- und Durchschlafstörungen, reizbar-aggressiv, erhöhte Wachsamkeit, schreckhaft, Übergebrauch psychoaktiver Substanzen, um unangenehme Gefühlszustände zu überwinden, mangelnde Selbstfürsorge	Muskeln angespannt bis zur Muskelstarre, aufgerissene Augen, Starren, nicht reden können	schlaffer Musculus stapedius (Seite 64) (hohe Geräuschempfindlichkeit)	feuchte, kalte Haut, frösteln, kalter Schweiß, schnelle Atmung

Selbstschutz-Reaktion	subjektives Erleben	somato-motorisch	autonomes Nervensystem	innere Organe und Haut
Flucht	dringend einer unangenehmen Situation entrinnen wollen	erhöhter Gefäßwiderstand, erhöhter Blutdruck schneller Herzschlag hohe Stimme Erbrechen	Noradrenalin erhöht, erhöhte Herzrate	gehemmte Verdauungsfunktion, unkontrollierte Entleerung des Darms
Kampf	bei Frauen schwächer, suchen eher nach sozialer Unterstützung	Rücken- und Haltemuskulatur angespannt, Pupillen vergrößert, erhöhtes Herzminutenvolumen, Blutgerinnung verbessert	Ausschüttung von ACTH, CRH und Kortisol entlang der Stressachse, erhöhte Blutzuckerwerte	erhöhte Atemfrequenz, trockener Mund, Schwitzen, Hemmung der Verdauungsfunktionen
Orientierungsreaktion	insgesamt erhöhte Aufmerksamkeit und Handlungsbereitschaft, Orientierungsreaktion wird im Hirnstamm ausgelöst	Blinzeln Muskelspannung steigt, Hautwiderstand sinkt	Reflex, sich unerwarteten, von außen kommenden Reizen zuzuwenden, z. B. wenn der eigene Name in einem Stimmengewirr hörbar ist, Reaktion nimmt bei Wiederholung ab	Hemmung der Verdauungsfunktionen
Sicherheit	Geborgenheit, Wohlfühlen, Kreativität	Muskulatur entspannt, Haut gut durchblutet	gleichmäßiger Herzschlag und Atem, Aktivierung des Musculus stapedius (Seite 64), wodurch menschliche Stimmen und Stimmungen besser erkannt werden	alle Körperfunktionen im optimalen Bereich, der Tagesrhythmik folgend, erhöhte Ausschüttung des Wohlfühlhormons Oxytocin

Unser autonomes Nervensystem

Um zu verstehen, wie wir auf Stress reagieren und wie uns diese Stressreaktionen beeinflussen, schauen wir uns unser autonomes Nervensystem an, denn es steuert sowohl die Aufregung bei Stress als auch die Entspannung in Ruhephasen. Dieses Nervensystem heißt »autonom«, weil es den allergrößten Teil unserer Körperfunktionen reguliert, ohne dass wir uns dessen bewusst sind. Das autonome Nervensystem besteht aus zahlreichen Nervenkernen und Nervenleitungen, die für wichtige Körperfunktionen wie Hunger und Durst, Körpertemperatur und reproduktives Verhalten verantwortlich sind. Es besteht aus drei Teilen, dem Sympathikus und dem Parasympathikus, die wie Gegenspieler agieren, sowie dem Darmnervensystem.

Der Sympathikus steht für Aktivität

Sympathikus und Parasympathikus hemmen sich gegenseitig, und zwar im Wesentlichen mittels der Botenstoffe Acetylcholin und Noradrenalin. Das sogenannte sympathische Nervensystem mit den Nervensträngen des Sympathikus ist zuständig für alles, was mit aktiver Lebensbewältigung zu tun hat. Dazu gehört auch die entsprechende Motivation wie Neugier, Freude am Ausprobieren und an der Auseinandersetzung – ob im Kopf oder körperlich, aber auch das Vermeiden unangenehmer Situationen.

Der Parasympathikus sorgt für Erholung

Das parasympathische Nervensystem hingegen steuert unsere Erholungsprozesse und regelt die Verdauungsvorgänge, damit wir wieder Energie für unsere Aktivitäten zur Verfügung haben. Es regelt auch den Schlaf, während dessen sich Gedächtnisinhalte verfestigen: Gelerntes aus elektrischen Nervenimpulsen wird in stabile Nervenverbindungen umgewandelt. Der Hypothalamus, der das autonome Nervensystem steuert, sorgt dafür, dass der Organismus sich rasch an wechselnde Umgebungs- und Umweltbedingungen anpassen kann. Damit beispielsweise die Körpertemperatur gleich bleibt, unabhängig davon, ob es draußen warm oder kalt ist. So stellt der Hypothalamus die sogenannte Homöostase sicher: eine Balance, die es unserm Körper ermöglicht, immer im optimalen Funktionsbereich zu bleiben.

Der Vagusnerv spielt eine wichtige Rolle

Das autonome Nervensystem beeinflusst den Körper – ausgehend von verschiedenen Nervenkernen im Hypothalamus und dem Mittelhirn – über verschiedene Nervenstränge (die Hirnnerven), die vom Gehirn in den Körper führen und wieder zurück. Einer der wichtigsten parasympathischen Hirnnerven ist der Vagusnerv. Er steuert die Organe und Drüsen im gesamten Brust- und oberen Bauchraum (Lunge, Herz, Leber, Magen, Bauspeicheldrüse, Dünndarm). Als Botenstoff dient Acetylcholin. Der Vagusnerv hat zwei Äste, den ventralen (zur Körpervorderseite hin), der soziales Verhalten in Phasen der Ruhe und Sicherheit steuert, und den dorsalen Ast (zur Körperrückseite hin), der die passive Bewältigung steuert. Der dorsale Vagusnerv schaltet in lebensbedrohlichen Situationen das Notfallprogramm »akutes Erstarren« ein und später die chronische Erstarrung.

Neurozeption: unsere unbewusste Wahrnehmung

Wir nehmen sehr viel mehr wahr, als uns bewusst ist. Bei der Neurozeption handelt es sich um unsere unbewusste Wahrnehmung. Durch Nervenverbindungen erhält unser Gehirn andauernd Rückmeldungen über den Zustand des Körpers – vor allem von der glatten, unwillkürlichen Muskulatur, den Blutgefäßen, den Verdauungsorganen und den Atemwegen, aus den Faszien und der willkürlichen, gestreiften Muskulatur. Über die Neurozeption, die unbewusste Wahrnehmung, reagieren wir auf alle Signale und Umgebungsreize unmittelbar. Das bedeutet, dass die unbewusste Wahrnehmung sofort entsprechende körperliche Reaktionen auslöst, ohne dass das Bewusstsein dies kontrollieren kann. Die Neurozeption bestimmt, ob ein Mensch oder eine Situation sicher, gefährlich oder gar lebensbedrohlich auf uns wirken. Bei der unbewussten Einschätzung von Menschen spielt die Wahrnehmung der Muskulatur um Augen und Mund und der Stimme die Hauptrolle.

Lange unterschätzt: unser Bauchhirn

Unser Bauchhirn, das Darmnervensystem, besteht aus einer dünnen Schicht von Nervenzellen, die sich zwischen den Muskelschichten unserer Verdauungsorgane befindet. Es arbeitet weitgehend autonom, wird aber vom Gehirn aus über den Vagusnerv beeinflusst. Der Einfluss des Gehirns auf die Verdauung wird umso schwächer, je

Die unbewusste Wahrnehmung, die Neurozeption, bestimmt über die Aktivierung von Sympathikus und Parasympathikus unser Verhalten.

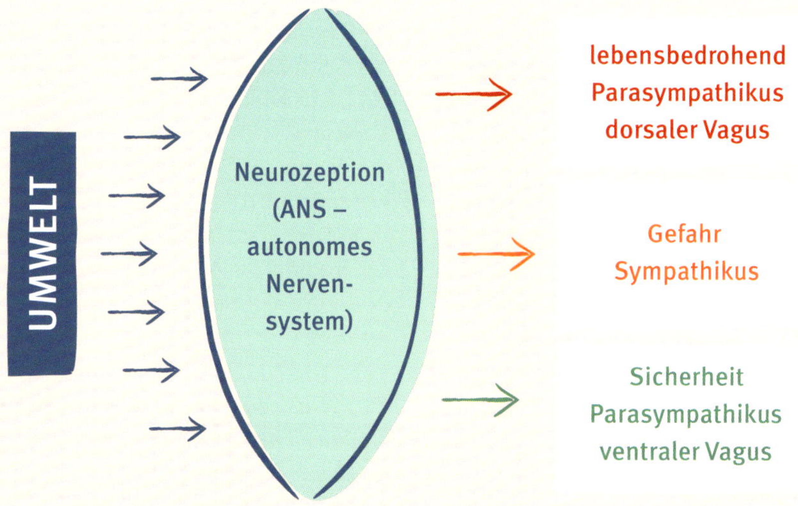

weiter die Organe vom Gehirn entfernt sind. Auf den Magen hat der Vagusnerv also mehr Einfluss als auf den Dickdarm.

Insgesamt hat das Gehirn relativ wenig »Mitspracherecht« bei den Verdauungsvorgängen. Umgekehrt sind die Beeinflussung und der Funkverkehr von den Verdauungsorganen zum Gehirn hin viel stärker: ca. 90% aller Nervenimpulse aus dem Darmhirn gehen über den Vagusnerv an das Gehirn und melden dort alle Sinnesempfindungen, insbesondere den Zustand der Faszien und der Muskulatur. Im Bauchhirn wird 95% des Serotonins produziert, das auch als Glückshormon bekannt ist, und im Gehirn an der Steuerung aller lebenswichtigen Vorgänge beteiligt ist, z. B. dem Schlaf-Wach-Rhythmus. Darüber hinaus wird dort auch mehr als die Hälfte des Dopamins hergestellt, einem Nervenbotenstoff, der am Lernen und an der Motivation beteiligt ist. Mangel oder Überschuss werden mit seelischen Störungen wie Sucht und Depression in Zusammenhang gebracht.

Im Tiefschlaf bewegt sich das Bauchhirn in rhythmischen Wellen. Im REM-Schlaf, dem Traumschlaf, zuckt der Darm so unruhig wie auch die Pupillen unter den geschlossenen Augenlidern. Bei Menschen, die unter einem Reizdarm leiden, geht man davon aus, dass im Gehirn die Informationen aus den Gedärmen zu wenig gefiltert werden. Häufiger als bei Gesunden überschreiten diese Signale aus dem Darm die Bewusstseinsschwelle und verursachen dadurch Ängste, Schmerzen, Depressionen und Schlafstörungen. Langfristig schüttet das Immunsystem im Darm zu viele Entzündungsstoffe aus, z. B. Histamine. Deshalb ziehen sich die Muskelzellen zusammen – der Betroffene erlebt das als Krampf oder Durchfall. Im Gehirn lässt sich bei Menschen mit Reizdarm eine Abnahme der Masse im limbischen System und dem Frontalhirn beobachten – den Gehirnregionen, die unser Gefühlsleben bestimmen.

Wie unser Selbstschutzsystem funktioniert

In einer natürlichen Umwelt haben diese autonomen und nicht willentlich gesteuerten Selbstschutz-Reaktionen das Überleben sichergestellt, bis sich der Mensch vor der Gefahr in Sicherheit bringen und vom Erlebten wieder erholen konnte. In der Ruhezeit danach, in Sicherheit, fällt die Aktivierung wieder bis zur vollständigen Erholung auf ein normales Maß ab.

Orientierungsreaktion Stellen Sie sich vor, wie Sie spätabends durch den Wald nach Hause gehen. Sie genießen das zauberhafte Vollmondlicht und den Sternenhimmel, bis Sie ein Geräusch hören. Reflexartig wenden Sie Ihren Kopf in die Richtung, aus der Sie das Geräusch hören, und stellen fest, dass es ein Fuchs ist. Der Fuchs hat Sie bemerkt, hat Angst und läuft schnell davon. Sie realisieren: keine Gefahr. Der Orientierungsreflex löst sich auf, das heißt, Ihre Herzfrequenz sinkt wieder auf Normalniveau und Sie gehen ruhig weiter. Sie haben die erste Stufe des Selbstschutzes erlebt: die Orientierungsreaktion.

Aktivierung zum Kampf Etwas später steht plötzlich ein großer, gefährlich aussehender Hund auf dem Weg. Sie schreien erschreckt auf und Ihr Körper spannt sich an. Sie bemerken vielleicht, dass Sie Ihre Arme reflexartig schützend vor die Brust gehoben haben und dass die Fäuste geballt sind. Da kommt der Hundebesitzer hinzu und ruft den Hund zu sich. Die Gefahr ist vorüber und die Aktivierung des Körpers, der sich kampfbereit gemacht hat, nimmt ab. Ihr Herzschlag und Ihre Atemfrequenz werden wieder langsamer und erreichen bald wieder Normalniveau. Sie haben die zweite Stufe des Selbstschutzes erlebt: die Aktivierung zum Kampf.

Aktivierung zur Flucht Im weiteren Verlauf Ihres nächtlichen Spazierganges hören Sie in weiter Ferne Schritte – eines Menschen, der offensichtlich sehr viel größer und kräftiger ist als Sie selbst es sind. Da Sie sich körperlich unterlegen und bedroht fühlen, spüren Sie vielleicht Angst aufkommen. Aber da der Eingang zu Ihrer Wohnung nur noch wenige Schritte entfernt ist, rennen Sie los und suchen dabei schon den Schlüssel in der Tasche. Geschafft! In Sicherheit. Sie sperren die Haustür hinter sich ab. Auch hier beruhigen Sie sich bald wieder, weil Sie sich erfolgreich in Sicherheit gebracht haben. Das war die dritte Stufe des Selbstschutzes: die Aktivierung zur Flucht.

Erstarrungsreaktion In der modernen Arbeitswelt hingegen nehmen existenzielle Bedrohungen ganz andere Formen als in natürlichen Umwelten an. Zum Beispiel in einem Teammeeting. Sie stellen Ihre Arbeitsergebnisse der letzten Wochen vor. Ein Kollege oder ein Vorgesetzter, von dem Sie sich bisher geschätzt und anerkannt gefühlt haben, lässt kein gutes Wort an Ihrer Arbeit: alles kritisiert er, vom Aufbau Ihrer Präsentation über die Wortwahl bis hin zu Ihren eigentlichen Arbeitsergebnissen. Nichts genügt. Sie möchten im Boden versinken vor Scham, haben das Gefühl, Ihnen wird der Boden unter den Füßen weggezogen, Sie fühlen sich fehl am Platz, unverstanden. Ihre ganze bisherige Karriereplanung scheint wie ein Kartenhaus in sich zusammenzustürzen. Nach der Sitzung bemerken Sie, wie Ihre Kollegen das Gespräch mit Ihnen vermeiden. Wie ferngesteuert gehen Sie zu Ihrem Schreibtisch zurück und versinken ins Grübeln. Beim Versuch weiterzuarbeiten, blitzen immer wieder Bruchstücke von Erinnerungen an das katastrophale Meeting auf, Sie können sich nicht mehr konzentrieren. Sie haben die vierte Stufe des Selbstschutzes erreicht: die Erstarrungsreaktion, die mit Dissoziieren einhergeht. Sie fühlen sich ohnmächtig, nicht bei sich, Ihre Gedanken sind wie verrückt und nicht mehr kontrollierbar. Sie fühlen sich vielleicht sogar in Ihrer ganzen Existenz bedroht.

Im besten Fall war das ein einmaliges Vorkommnis. Ihr Vorgesetzter beruhigt sich wieder, Ihre Kollegen suchen wieder den Kontakt mit Ihnen. Ihre körperliche Erstarrungsreaktion in Form von Verspannungen der Nacken- und Rückenmuskeln, Ihre Verdauungs- und Schlafstörungen lassen nach und Sie essen wieder mit Freude.

Chronifizierte Erstarrungsreaktion Im schlechtesten Fall aber lässt Ihr Vorgesetzter in den nächsten Wochen und Monaten seine schlechte Laune immer wieder an Ihnen aus: Sie sind an allem schuld, was schiefgeht, und nichts, was Sie tun oder tun könnten, ist gut genug. Auch viele Überstunden und andere zusätzliche Anstrengungen helfen Ihnen nicht, die berufliche Anerkennung zurückzugewinnen. Verdauungs- und Schlafstörungen nehmen zu, Sie leiden unter Herzrasen, besonders wenn Sie morgens aus dem Haus gehen. An Sonntagen verschlimmern sich die Beschwerden, am liebsten würden Sie verschwinden und nicht mehr zur Arbeit gehen.

Alte Warzen tauchen plötzlich wieder auf, Sie sind wochenlang erkältet oder eine Allergie zeigt sich sehr viel schlimmer als bisher. Sie fühlen sich erschöpft und ausgebrannt und haben jegliche Freude an Ihrer Arbeit verloren. Auch von Ihren Freundinnen ziehen Sie sich zurück, weil Sie von nichts mehr erzählen können, was Sie freut oder auf das Sie stolz sind. Um nachts einzuschlafen, brauchen Sie nun drei Bier statt wie bisher eines oder eine ganze Flasche Rotwein, wo Sie bisher immer ein Glas Wein getrunken haben. Auch ein medizinischer Check-up bringt keine neuen Einsichten und auch keine hilfreichen Hinweise. Vielleicht ist der Blutdruck erhöht oder der Cholesterinwert – aber nichts, was Ihr schlechtes Befinden erklären würde. Ihre Erstarrungsreaktion hat sich verfestigt. Das bedeutet, dass sie nun fast ständig und andauernd Ihr Erleben und immer mehr auch Ihr Befinden bestimmt.

Weil Sie keine Freude mehr an Ihrer Arbeit haben, lässt Ihre Leistung auch objektiv nach. Sie machen dumme Fehler, können sich schlecht konzentrieren. Die Arbeitstage ziehen sich dahin wie Kaugummi. Kunden beschweren sich über Sie, weil Sie zu langsam oder zu unhöflich waren oder einen Fehler gemacht haben. Ihre jährliche Beurteilung fällt deutlich schlechter aus als bisher. Irgendwann wird Ihnen gekündigt oder man legt Ihnen die Kündigung nahe. Sie fühlen sich immer schlechter, sowohl körperlich als auch seelisch. Möglicherweise fangen Sie an, sich zu vernachlässigen, gehen seltener zum Friseur, zur Kosmetikerin oder zu den zahnärztlichen Vorsorgeterminen. Sie gönnen sich nichts mehr und wissen nicht, was Sie tun sollen, um Ihre Situation zu verbessern. Das Leben hat seine Lebendigkeit verloren, ein sehr reduziertes Funktionieren bestimmt den Alltag. Die Aufmerksamkeit reicht nur noch für ganz wenige Dinge, kaum mehr für andere Menschen. Schmerzen sind die Regel. Der Selbstschutz ist in der chronischen Erstarrung angekommen.

Ein Leben in Unsicherheit

Nachforschende Gespräche in wohlwollender Atmosphäre bringen manchmal erstaunliche Muster zutage: Das war möglicherweise nicht Ihre erste demütigende Erfahrung. Vielleicht gab es in Ihrem Leben schon einige ähnliche Situationen. Vielleicht wurde Sie schon vor der ganzen Klasse oder der Studiengruppe bloßgestellt. Oder Sie wurden von Ihrem Vater drangsaliert, dem Sie nie genügen konnten.

Manchmal zeigt sich in der Rückschau auf ein bisheriges Leben in Unsicherheit auch ein regelmäßiges Hin- und Herpendeln zwischen seelischen und körperlichen Beeinträchtigungen: intensiver Rauschmittelkonsum während der Ausbildung, oft auch kombiniert mit Alkohol. Durch einen glücklichen Zufall wieder eine neue Arbeitsstelle gefunden und eine Freundin. Umzug in eine neue Stadt. Aufgrund unglücklicher Umstände die Arbeit wieder verloren. Schwere Grippe. Wieder Arbeit gefunden. Erneuter Umzug. Die neue Arbeit ist sehr befriedigend, bis ein Unfall passiert. Bei der Erstversorgung im Krankenhaus wird eine Verletzung übersehen. Erst als die Verletzte auf erneuten Untersuchungen beharrt, weil sie nicht mehr auf die Beine kommt, stellt sich ein dramatischer Befund heraus, ein gebrochener Wirbel. Während der nun endlich eingeleiteten Therapie fallen häufige Erkältungen auf, die sich trotz Behandlung nicht

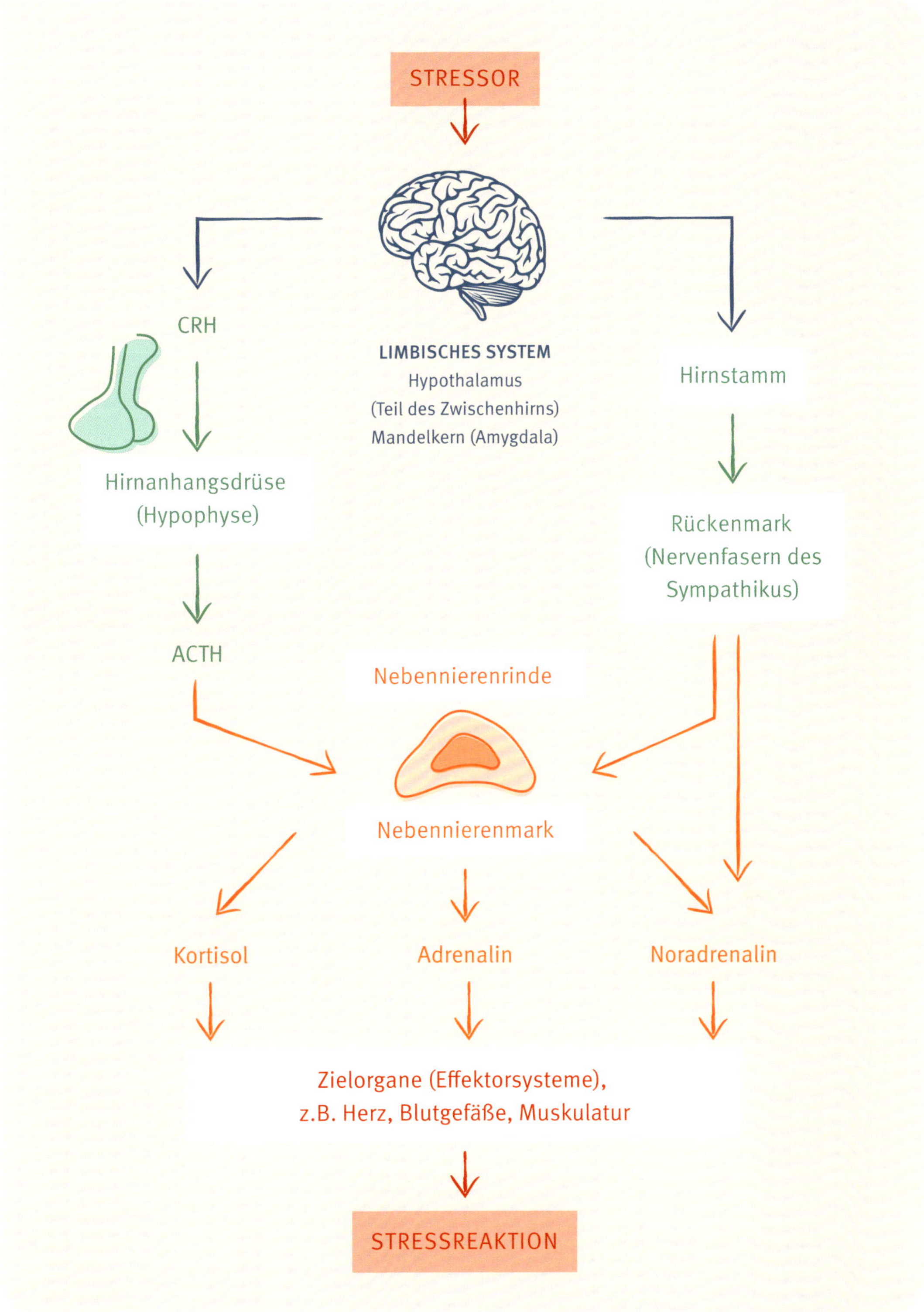

Die Aktivierung des Organismus erfolgt entlang der sogenannten »Stressachse« über verschiedene Stationen vom Gehirn bis in die Zielorgane.

bessern, sondern sich zu einer Bronchitis, zu einer Lungenentzündung entwickeln.

Das typische Leben eines Menschen, der in ständiger Unsicherheit aufgewachsen ist. Diese ständige Unsicherheit führt zu einer chronischen Überaktivierung der Stressachse vom Gehirn in den Körper, vom Hypothalamus über die Hypophyse zur Nebennierenrinde. Ständig werden Stresshormone ausgeschüttet, die die Gefäße verengen, die Anspannung erhöhen. Insbesondere wird die Umgebung ständig nach möglicherweise bedrohlichen Ereignissen oder Menschen abgesucht. Über Jahre hinweg führt diese ständige Überaktivierung zu Überempfindlichkeit gegenüber Berührungen, Geräuschen, größeren Menschenmengen, zu Bluthochdruck und anderen Herz-Kreislauf-Erkrankungen. Wegen der Überaktivierung und der Überempfindlichkeit kann das Begabungspotenzial nicht ausgeschöpft werden. Solche Menschen landen im schlechtesten Fall in Berufen, in denen sie unterfordert sind, sich nicht weiterentwickeln können und entsprechend unglücklich werden.

Systematische Datenerhebungen in den letzten Jahren konnten zeigen, dass PatientInnen mit seelischen und körperlichen Gewalterfahrungen oder aus belastenden Familienverhältnissen gehäuft chronische Schmerzen entwickeln, die therapieresistent sind. Auch profitieren sie besonders wenig von Therapien wie beispielsweise einer Bandscheibenoperation. Ein besonderes Problem sind diese PatientInnen mit ihrer erhöhten Schmerzempfindlichkeit in der Versicherungsmedizin. Schnell werden sie als SimulantInnen abgeurteilt, oder – wohlwollender formuliert – mit einer Tendenz zur Aggravation, also zum »Schwerermachen« gesundheitlicher Einschränkungen. Inzwischen betonen führende WissenschaftlerInnen allerdings, dass die negativen Spätfolgen belastender Kindheitserfahrungen im Erwachsenenalter bisher systematisch unterschätzt wurden.[2]

Weil diese Stressmechanismen so prägend sind, stellen wir einzelne davon im Verlauf dieses Kapitels ausführlich dar, beispielsweise wie Unsicherheit die Funktion Ihres Gehirns beeinflusst. Vielleicht haben Sie auch schon bemerkt, dass Ihre Haut bei lang anhaltenden Stressperioden krank aussieht? Oder dass Sie viel öfter erkältet sind in Lebensphasen, in denen Sie sich besonders gestresst fühlen? Wie Stresshormone Ihre Abwehrkräfte gegen krankmachende Bakterien und Viren schwächen sowie Ihre Verdauung und Darmflora beeinflussen, erfahren Sie und auch, warum Sie Schmerz unter Stress manchmal stärker und manchmal schwächer empfinden können.

Doch bevor wir uns mit den Folgen belastender Kindheitserfahrungen im Einzelnen auseinandersetzen, wollen wir eine kleine Verschnaufpause einlegen. Darum lassen wir, wie im Vorwort angekündigt, nun zwei TRE-Praktizierende zu Wort kommen. Sie schildern hier, welche wunderbar anmutenden Veränderungen durch TRE offenbar möglich sind: Felix, ein chronischer Schmerzpatient, wurde durch TRE schmerzfrei. Und Clara konnte durch TRE ihre Anspannung und diverse körperliche Beschwerden verringern. Und das größte Geschenk: Ihr Kinderwunsch erfüllte sich.

Felix, 37, und Clara, 32

Dauerhaft schmerzfrei durch TRE

» *Felix war ein sehr sportliches Kind. Bis er in seiner Jugend schwer stürzte. Durch den Schlag auf die Wirbelsäule konnte er seitdem nicht mehr längere Zeit schmerzfrei sitzen, nicht auf dem Sofa, nicht im Auto. Er machte eine Ausbildung als Verkäufer, es folgten weitere Ausbildungen. Während der Ausbildung erlitt er zwei Motorrad-Unfälle. Beim zweiten landete er mit seinem Gesäß auf dem Motorrad. Wieder ein Schlag auf die Wirbelsäule. Mit 20 erlitt er als Beifahrer einen Autounfall. Er wurde aus dem Auto geschleudert. Er betete. Das Auto landete auf ihm, ein kleiner Graben war sein Glück. Nur den Kopf konnte er danach nicht mehr drehen. Langjährige Probleme mit dem Nacken folgten. Felix war ein chronischer Schmerzpatient. »Mein Körper versteifte sich über die Jahre immer mehr«, sagt er. »Ich konnte mich kaum mehr bewegen und bin schon mit dreißig wie ein Neunzigjähriger durch die Gegend gelaufen.«*

Vor einem Jahr begleitete er eine Freundin zu einem TRE-Gruppenkurs. Seine Neugierde brachte ihn dazu, TRE einfach mal auszuprobieren, den Kopf abzuschalten und sich darauf einzulassen. Das Ergebnis war, wie er sagt, »gravierend«. Er spürte fast keine Schmerzen mehr. Und konnte es erst nicht glauben. »Ich habe das tagelang beobachtet.« Er war schon bei vielen Ärzten, die eine verkürzte Rückenmuskulatur feststellten, Verkrampfungen und Verhärtungen. »Für mich war diese Erfahrung wie ein kleines Wunder, das hätte ich nicht für möglich gehalten«, sagt er. Eine normale Beweglichkeit ist inzwischen zurückgekehrt. Er ist kein chronischer Schmerzpatient mehr. Schmerzen spürt er heute nur noch, wenn er zu viel Stress hat. Dann verhärten sich die Muskeln wieder. Mit TRE hat er jedoch das Werkzeug, mit dem er seine Verhärtungen immer wieder lösen kann. Allein und gemeinsam mit seiner Freundin. Felix erinnert sich wieder, dass er auch als Kind schon intuitiv gezittert hat und es damals auch schon befreiend fand. Und er meint: »TRE sollte wirklich jeder Mensch kennen«.

»Mein Körper ist wieder im Lot«

Clara hat TRE vor 18 Monaten kennengelernt. Ihrem Vater ging es zu der Zeit gesundheitlich sehr schlecht, sie erlebte sehr viel Druck bei der Arbeit als selbstständige Redakteurin für mehrere Auftraggeber. Auf der körperlichen Ebene zeigten sich Beschwerden: eine Weizenunverträglichkeit, Appetitlosigkeit, oft Herzklopfen und Schwindel, nächtliches Schwitzen, Schlafprobleme. Wirklich aufmerksam darauf, dass »etwas nicht mehr stimmte«, machte sie aber ihr Kinderwunsch, den sie und ihr Partner zusammen hegten. Die Pille hatte sie bereits vor einem halben Jahr abgesetzt, aber die Periode kam nicht. Sie sagt: »Ich kannte meinen Körper nicht mehr. Ich merkte deutlich, dass ich auf einen Zusammenbruch zusteuerte, und habe Wege gesucht, um die Verbindung zwischen Psyche und Körper wiederherzustellen.«

Einige wenige Stunden Psychotherapie halfen Clara, ihr Erleben einzuordnen und Begriffe dafür zu finden. Bei einer Körpertherapeutin erlernte sie die TRE-Körperübungen in zwei Einzelsitzungen und nahm sich anschließend die Zeit dafür. »Ich schuf mir eine Zone des Wohlbefindens. Besonders das Atmen im TRE half mir, die Erfahrung, dass ich mit dem Atem wieder den ganzen Körper ausfüllen kann. Wenn man dem Körper einen Raum gibt, beginnen die Dinge im Körper irgendwie wieder miteinander zu kommunizieren.« Sie hatte wieder Lust auf Essen, Getreideprodukte, schließlich auch wieder auf Weizen, den sie heute wieder problemlos verträgt. Die Periode setzte ein, sie wurde sofort schwanger, verlor das Kind aber im vierten Monat. TRE half ihr dabei, ihrem Körper auch in dieser Zeit zu vertrauen, emotional die Trauer zuzulassen und zu verarbeiten. Bereits nach einem Monat wurde sie wieder schwanger. Sie legte ihren Fokus noch stärker auf die tägliche Selbstfürsorge. Ab dem vierten, fünften Schwangerschaftsmonat hörte sie auf mit den TRE-Übungen und fing mit Schwimmen und Schwangerschaftsgymnastik an. Heute ist sie glückliche Mutter einer gesunden Tochter. »Was mir geblieben ist und was man unbedingt hervorheben muss ist, dass das neurogene Zittern sehr angenehm ist. Das Körperzittern, das ich in Stressmomenten oft erlebte und negativ bewertete, hat sich für mich positiv aufgeladen. Im zweiten Monat der Schwangerschaft hatte ich starkes Herzklopfen und mein Körper begann am Arbeitsplatz zu zittern. Ich spürte, wie wieder diese wahnsinnige Angst aufschoss. Doch ich hatte bereits gelernt, das Zittern als gute und richtige Reaktion des Körpers anzusehen. Mein Körper macht es gut, sagte ich zu mir. Er weiß genau, was er jetzt braucht.«

Auch bei der Geburt hat Clara stark gezittert, erbrach und schwitzte. Doch sie hatte durch ihr mehrmonatiges, tägliches TRE-Praktizieren gelernt, dass sie sich auf ihren Körper verlassen kann. Sie freut sich heute darüber, dass sie eine natürliche Geburt ohne Schmerzmittel erleben durfte. Und dass sie das Gefühl, dass ihr Körper wieder im Lot ist, sie permanent begleitet. «

Belastende Kindheitserfahrungen haben Folgen

Insbesondere kindlicher Missbrauch und dessen körperliche und seelische Folgen im Erwachsenenalter wurden untersucht. Seelische Gewalt kann von Außenstehenden schwer beurteilt werden. Sie entzieht sich der Beobachtung und kann allenfalls Jahre und Jahrzehnte später durch subjektive Berichte erfasst werden. Erschreckend ist die weite Verbreitung von kindlichem Missbrauch und Vernachlässigung. Schätzungsweise 10% der Kinder werden vernachlässigt, 4–19% werden emotional missbraucht sowie 4–16% körperlich misshandelt. Sexualisierte Gewalterfahrungen machen 15–30% der Mädchen und 5–15% der Jungen. Selten treten diese verschiedenen Formen von Gewalt isoliert auf.

Eine Studie macht darauf aufmerksam, dass insbesondere emotionale Vernachlässigung die negativen Auswirkungen der anderen Gewaltformen vervielfacht. Wenn ein Kind geschlagen wird und gleichzeitig auch noch emotional vernachlässigt, sind die Folgen für den erwachsenen Menschen besonders schwerwiegend, die spätere Lebensführung ist besonders eingeschränkt im Vergleich zu unbelastet aufgewachsenen Kindern.[3]

Als emotionaler Missbrauch gelten Verhaltensweisen von Erwachsenen, durch die ein Kind beschämt oder verängstigt wird, sich schuldig fühlt oder gezwungen wird, etwas gegen seinen Willen zu tun. Besonders boshaft ist es, wenn Eltern Dinge zerstören, die dem Kind wichtig sind, oder ihrem Kind Aktivitäten verbieten oder verhindern, an denen ihr Kind besonders viel Freude hat. Die Häufigkeitsangaben in den einzelnen Untersuchungen weichen stark voneinander ab, je nachdem, wie und wer und in welcher Form befragt wird. In der Regel liegen die offiziellen Zahlen von Justiz, Sozial- oder Gesundheitsämtern weit unter den von den Betroffenen berichteten Häufigkeitsangaben. Studien zeigen auch, dass die Selbsteinschätzungen genauer sind als die offiziellen Zahlen.[4]

Erfolgreiche SchriftstellerInnen wie Edward St. Aubyn und Roxane Gay zeigen auch, dass solche belastenden Kindheitserfahrungen kein Problem von »Unterschichtkindern« sind, sondern dass auch Kinder aus reichen Familien Opfer aller Formen von Gewalt und Missbrauch werden können, angefangen von Wohlstandverwahrlosung bis zu Gewalt durch Eltern oder SchulkameradInnen.

Edward St. Aubyn entstammt der englischen Oberschicht und beschreibt in seinem Buch[5], wie er sexualisierte Gewalt durch seinen Vater erfuhr, während seine Mutter sich für ein Wohltätigkeitsprojekt in Afrika engagierte. Noch viele Jahrzehnte hat er als Erwachsener unter diesen Erfahrungen gelitten, und sich immer wieder selbst verletzt, um aus einer Dissoziation heraus wieder zurück in die Gegenwart zu finden.

Roxane Gay ist in einem wohlbehüteten und wohlhabenden Elternhaus aufgewachsen. Im Alter von zwölf Jahren wurde sie von ihrem Freund und dessen Freunden in einer Waldhütte vergewaltigt. Sie beschreibt in ihrem Buch[6], wie sie danach jeden Tag an dieses schreckliche Ereignis denken muss. Ihre Erfahrungen hat sie insofern erfolgreich verarbeitet, als sie inzwischen eine bekannte Schriftstellerin und Dozentin für kreatives Schreiben ist. Nichtsdestotrotz leidet sie immer noch täglich neu an diesem ihr vor Jahrzehnten zugefügten Schmerz.

Selbstschutz und Bewältigung

Unser autonomes Nervensystem verfügt über verschiedene Bewältigungsmuster für all die angenehmen und unangenehmen Vorkommnisse des Lebens. Aktive und passive Bewältigungsmuster sind nicht grundsätzlich verschieden. Mit zunehmender körperlicher und seelischer Aktivierung werden unterschiedliche Reaktionsmuster im Gehirn und im Körper ausgelöst. Im »normalen« Zustand sind Bewusstsein, Gedächtnis, Identität, Selbstwahrnehmung und Wahrnehmung der Umgebung konsistent und integriert. Beispielsweise wenn ich in der Frühlingssonne im Park sitze: Ich spüre die Wärme der Sonne auf meinem Körper, sehe das unterschiedlichen Grün der Bäume und Pflanzen, rieche die Blumen und höre das Zwitschern der Vögel. Auch abends kann ich mich noch mühelos und unbeschwert an Einzelheiten erinnern. Ich fühle mich eins mit mir. Das sogenannte episodische Gedächtnis hat alle Eindrücke in der richtigen Größe und zeitlichen Reihenfolge abgespeichert.[7]

In existenziell bedrohlichen Situationen mit erschütternden Erfahrungen von Hilflosigkeit und Ohnmacht hingegen können sich Betroffene nicht mehr erinnern, wie sie nach Hause gekommen sind. Beispielsweise nach einer traumatisierenden Kündigung, einem Unfall oder nach einer Gewalttat. Sie können sich oft nur an scheinbar unwichtige Einzelheiten erinnern wie das Muster einer Tapete oder die Schuhsohlen des Täters.[8] Das autonome Nervensystem hat ein Notfallprogramm aktiviert, das kein bewusstes Denken und Planen erfordert, sondern unser Funktionieren und unser Überleben sichert.

Zwischen aktiven und passiven Bewältigungsmustern gibt es einen Übergangszustand, die Erstarrungsreaktion oder akute Erstarrung. Kennzeichnend für diesen Übergangszustand ist der blitzschnelle Wechsel zwischen aktivem und passivem Reagieren. Dieser schnelle Wechsel ist für das Überleben von Säugetieren entscheidend. Stellen Sie sich einmal eine Maus vor, die ein Falke am Boden fängt und im Flug mitnimmt, um sie an einem ruhigen Ort zu fressen. Wenn die Maus sich in der Luft wehrt und den Falkenkrallen entkommt, fällt sie im schlechtesten Fall aus luftiger Höhe zu Boden und stirbt. Gibt sie vorschnell die Hoffnung auf ein Weiterleben auf und schlägt ihr Herz nur noch schwach und sehr langsam, könnte der Falke denken, sie sei tot, und lässt sie fallen, weil er kein Aas mag. Die Überlebenskunst der Maus besteht also darin, sich möglichst lebendig anzufühlen mit angespannter Muskulatur und vernehmbaren, aber verlangsamten Herztönen. So kann sie ihre Energie aufsparen und hat eine kleine Chance für ihre Flucht in den wenigen Zehntelsekunden zwischen der Landung des Falken und seiner Essensvorbereitung.

Passive Lebensbewältigung

Bei Menschen wird im Wesentlichen zwischen zwei Formen der passiven Bewältigung unterschieden:

Überaktivierung (Hyperarousal) ist gekennzeichnet durch starke Sympathikusaktivierung (hoher Blutdruck, schnelle Herzfrequenz, schneller Atem, verminderte

Hautleitfähigkeit usw.) und Intrusionen, also Gedächtnisfetzen, die die normalen Gehirnfunktionen wie Gedächtnisbildung im Hippocampus nach einer Traumaerfahrung stören. Diese Form der Stressverarbeitungsstörung findet sich häufiger bei Traumatisierungen im Erwachsenenalter.[9]

Dissoziation Bei der Dissoziation ist die bewusste Verhaltenssteuerung durch das Frontalhirn, dem Sitz unseres Willens, ausgeschaltet. Nur noch Überlebensinstinkte steuern unser Verhalten: Kampf, Flucht, Schockstarre, Erschlaffen als Vorbereitung zum Sterben. Der Hippocampus als Schaltstelle im Gehirn wird von Reizen überflutet; die Speicherung von Erlebtem als ganzheitliche raum-zeitliche und sprachliche Erinnerung funktioniert nicht mehr. Zu Bewusstsein kommen allenfalls Gedächtnissplitter und -fetzen – besonders nach einem Schock. Körpereigene Schmerzmittel, die endogenen Endorphine, hemmen die Schmerzwahrnehmung und erleichtern uns so, eigentlich Unerträgliches zu ertragen. Sie sichern unser Überleben.

Auch wenn man später versucht sich zu erinnern, sind diese Erlebnisse häufig nicht zugänglich oder seelisch sehr schmerzhaft. Sobald in einer Situation Erinnerungen an das schlimme Ereignis aktiviert werden, vermeiden die Betroffenen diese Erinnerung entweder aktiv, indem sie ganz schnell das Gesprächsthema wechseln, oder sie tun etwas anderes, z. B. aufstehen, mit ihrem

Passive Lebensbewältigungen sind Formen von Stressverarbeitungsstörungen, die sich je nach Schwere und Dauer unterschiedlich zeigen.

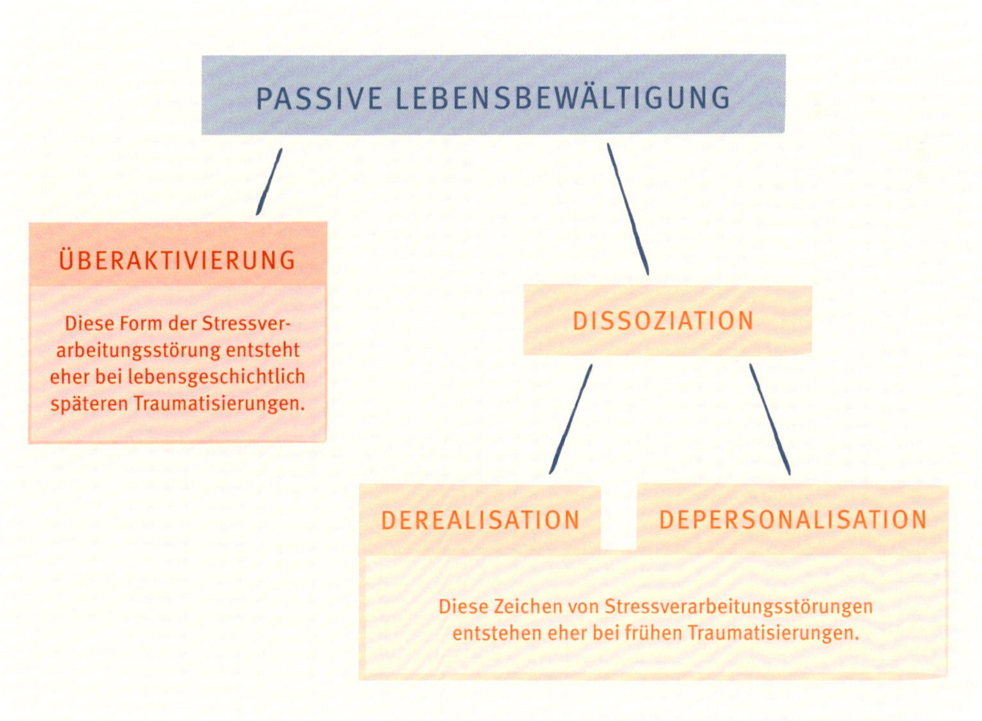
PASSIVE LEBENSBEWÄLTIGUNG
ÜBERAKTIVIERUNG
Diese Form der Stressverarbeitungsstörung entsteht eher bei lebensgeschichtlich späteren Traumatisierungen.
DISSOZIATION
DEREALISATION
DEPERSONALISATION
Diese Zeichen von Stressverarbeitungsstörungen entstehen eher bei frühen Traumatisierungen.

Telefon spielen. Oder sie driften mit ihrem Bewusstsein aus der Gegenwart in eine Erinnerung und sind dann auch nicht ansprechbar – diese Reaktionen sind typisch für frühe Traumaerfahrungen.

Akute Dissoziationen, also das spontane Abspalten schmerzlicher Erfahrungen aus dem Bewusstsein, stellen auf der einen Seite das Überleben sicher. Aber sie begünstigen auf der anderen Seite die Entwicklung von posttraumatischen Belastungsstörungen (PTBS) sowie anderen Stressfolgeerkrankungen wie Anpassungsstörungen, Depression, dissoziativer Persönlichkeitsstörungen oder Borderline-Symptomen. Natürlich ist leichtes Derealisationserleben auch bei Gesunden nicht ungewöhnlich. Bei intensiven Gefühlen, Müdigkeit und Erschöpfung, beim Meditieren, beim Konsum von Cannabis, Alkohol, LSD oder bestimmten Medikamenten. Bei intensivem Sport.

Bei der Derealisation wird die Umgebung als fremd, leblos, unwirklich empfunden. Bei der Depersonalisation werden die eigenen Gefühle als fern, fremd und nicht zum eigenen Selbst gehörend empfunden. Dabei ist den Betroffenen in den meisten Fällen bewusst, dass ihre veränderte Wahrnehmung nicht auf äußere Umstände zurückzuführen ist, sondern ein spontaner, innerer Zustand ist.

Wie sich Stressverarbeitungsstörungen zeigen

Zusammenfassend werden in der neuesten psychiatrischen Definition seelischer Störungen und Erkrankungen (Diagnostic and Statistical Manual of Mental Disorders, DSM 5) vier Arten von Symptomen festgelegt:

1. Intrusionen, entweder als Gedanken, Flashbacks oder Alpträume
2. Vermeiden von Gedanken, Gefühlen und Erinnerungen, die mit dem schlimmen Ereignis verbunden sind
3. negative Veränderungen in Gedanken und Gefühlen, Gefühle von Einsamkeit und Isolation
4. Veränderungen in Aktivierung und Reaktionsfähigkeit, z. B. Schlafstörungen, Aggressivität, selbstzerstörerisches Verhalten

An Stressverarbeitungsstörungen können nicht nur Menschen leiden, die direkt an einem traumatisierenden Ereignis beteiligt waren, sondern auch (zufällig) Anwesende oder ZeugInnen. Leiden können daran aber auch Mitarbeitende im Gesundheitswesen oder in den Sozialversicherungen, die bei ihrer Arbeit häufig mit traumatisierten Menschen zu tun haben. Dieses Phänomen nennt sich »sekundäre Traumatisierung«, weil sie zeitverzögert geschieht und die Betroffenen auch nicht direkt beteiligt sind.[10] Es dauert in der Regel lange, sich von Stressverarbeitungsstörungen zu erholen, teilweise sogar drei bis fünf Jahre.[11] Stressverarbeitungsstörungen gelten zudem als schwierig zu behandeln und undankbar und verlangen sehr viel Geduld von allen Beteiligten.

Die lange Liste der möglichen Symptome von Stressverarbeitungsstörungen umfasst verschiedenste seelische und körperliche Beeinträchtigungen: Schlaf- und Verdauungsstörungen, Nervosität, Herzrasen, seelische und körperliche Erschöpfung, Dissoziationen, chronische Schmerzen und Haltungsprobleme. Die Symptome zeigen sich nicht sofort nach lebensbedrohlichen Ereignissen oder chronischer Überforderung, sondern entstehen über längere Zeiträume hinweg, also Monate und Jahre, wie beispielsweise

Schätzen Sie sich selbst ein

Folgende vier einfache Fragen können Ihnen helfen, Ihre erlebte Bedrohung im Nachhinein einzuschätzen:[13]

- Ist Ihnen das, was Sie erlebt haben, irgendwie unwirklich vorgekommen, wie in einem Traum oder einem Film?
- Haben Sie sich wie ein Zuschauer in Ihrem eigenen Leben gefühlt, wie ein Außenstehender oder eine unbeteiligte Beobachterin?
- Haben Sie sich entkoppelt von Ihrem Körper gefühlt?
- Haben Sie sich wie in einer Wolke oder wie in einem dichten Nebel gefühlt?

Wenn Sie alle vier Fragen mit Ja beantwortet haben, waren Sie wahrscheinlich sehr belastet, haben Schlimmes erlebt. Wer solche Belastungen intensiv und häufig erlebt hat, wird mit höherer Wahrscheinlichkeit später eine Stressfolgestörung entwickeln.

bei der Pflege von Angehörigen. So zeigten Feuerwehrleute, die bei den Terroranschlägen am 11. September 2001 in den USA im Einsatz waren, erst drei Jahre später solche Stressverarbeitungsstörungen.[12]

Sowohl für Betroffene als auch Außenstehende sind diese Störungen nicht nachvollziehbar. Sie glauben, dass mit dem Entkommen aus der Gefahr oder dem Ende der chronischen Überforderung eigentlich alles überstanden sein sollte. Aber genau das Gegenteil ist der Fall: Erst wenn ein bedrohter oder überlasteter Mensch sich wieder sicher fühlt, kann der Organismus negative Gefühle wie Wut, Angst, Trauer, Scham oder körperlichen Schmerz zulassen. Erst dann können diese Gefühle und Empfindungen die Bewusstseinsschwelle überschreiten. Während der Belastung hat das Gehirn mit körpereigenen Betäubungsmitteln, den Endorphinen, das Überleben und Weiterfunktionieren gesichert. Nach der Belastung vermindert das Gehirn die Produktion dieser Endorphine, sodass der bisher betäubte seelische und körperliche Schmerz gefühlt werden kann.

Dieser Schmerz kann selbst wieder zu viel werden. Der Teil, der immer noch nicht gefühlt werden kann, zeigt sich in verunsichernden Erfahrungen von Dissoziation, das heißt der Schmerz wird abgespalten. Menschen erleben sich manchmal wie von außen, als sich selbst fremd. Menschen, die unter dieser Depersonalisation leiden, haben dann das Gefühl, neben sich zu stehen und sich selbst zu beobachten, von oben oder wie in einem Film. Oft beschreiben sie ihre Sicht als verschwommen oder wie in einem Traum. In solchen Momenten können sie leblos wirken, nehmen in diesem veränderten Bewusstseinszustand Objekte größer oder kleiner wahr, als sie sind, oder hören Geräusche verzerrt.

Schutzfaktoren gegen Stressverarbeitungsstörungen

Doch es gibt auch Schutzfaktoren und Schutzmechanismen gegen die Widrigkeiten des Lebens, die einerseits in unserer Natur angelegt sind und die andererseits von der Gesellschaft entwickelt wurden:[14]

- seelische Robustheit, Humor, Extraversion
- sichere Bindung zu einem anderen Menschen, sei es die Kinderfrau, der Großvater, eine Nachbarin, ein Lehrer
- Großfamilie
- Entlastung der Erziehungsverantwortlichen durch private oder institutionelle Unterstützung, sowohl seelisch als auch materiell
- soziale Förderung, z. B. durch Musizieren, Sport, Jugendarbeit oder Betreuung in der Schule
- lebenszeitlich späte Familiengründung
- stabile Partnerbeziehung mit befriedigender Sexualität und emotionaler Intimität

Bereits einer dieser Faktoren kann – trotz einer schwierigen Kindheit – die subjektive seelische und körperliche Gesundheit deutlich steigern, sowie Depressionen, Schlafprobleme und den Übergebrauch stimmungsverändernder Substanzen vermindern. Bereits zwei dieser Schutzfaktoren können dazu führen, dass Kinder mit Missbrauchserfahrungen genau so gesund erwachsen werden wie Kinder ohne solch schlimme Kindheitserfahrungen.[15]

Und es gibt einen weiteren Trost. Auch wenn Sie Ihre Kindheit nicht mehr nachbessern können, können Sie sich bewusster an all das Schöne und Gute erinnern, das es trotz der schwierigen Zeiten auch gab. Am besten ganz genau, in allen Einzelheiten. Und immer wieder. So schaffen Sie sich selbst einen konstanten Zugang zu positivem Erleben und laufen nicht Gefahr, Ihre Kindheit zu verdrängen oder als »schrecklich« zu verallgemeinern.

Intelligenz ist ebenfalls ein wichtiger Schutzfaktor, allerdings ist sie im Laufe des Lebens nicht so einfach zu verändern. Je höher die Intelligenz, umso geringer das Risiko von Stressverarbeitungsstörungen. Offenheit für Neues, gesunde Neugier helfen ebenfalls.

Risikofaktoren

Bei den Risikofaktoren für Stressverarbeitungsstörungen gibt es veränderbare, aber auch solche, an denen man nichts machen kann. Das Geschlecht beispielsweise. Männer haben ein größeres Risiko als Frauen, eine Stressverarbeitungsstörung zu entwickeln. Vermutlich sind Mädchen und Frauen aber nicht nur durch ihre Gene geschützt, sondern auch durch ihr Verhalten: In schwierigen Lebenssituationen suchen sie eher Unterstützung bei anderen. Sie weinen sich bei einer Freundin aus über die erlittene Beschämung oder Verletzung, den tiefen Schmerz, suchen Trost und vermeiden das Alleinsein.

Auf der subjektiven Ebene, im Denken und Verhalten, führen (frühe) Erfahrungen von Hilflosigkeit und Ohnmacht allerdings oft zu Durchhalteparolen als vorherrschender Strategie der Lebensbewältigung. Beispielsweise »Ich bin ein Kämpfer« oder »Ich gebe niemals auf«. So werden die Grenzen der eigenen Belastbarkeit nicht wahrgenommen und die Betroffenen brechen dann irgendwann zusammen und sind dann tage-, wochen- oder gar monatelang nicht mehr in der

Lage, ihr Leben aktiv zu bewältigen. Stark belastete Menschen zeigen sich oft nach außen stark, sind anspruchslos. Sie fühlen sich moralisch dem Aggressor überlegen, pflegen Friedens- und Weltrettungsideale, sind vorschnell bereit zur Vergebung und beschwören häufig ein fiktives gemeinsames »Wir« mit den Verursachern ihres Leids. Das kann die Familie sein, die Klassengemeinschaft, ein bestimmter sozialer Status oder ein spiritueller Inhalt. Das Wichtigste für sie ist dazuzugehören.

Im Extremfall kann das sogar dazu führen, dass die Opfer Verständnis für ihre Täter zeigen und diese verteidigen. Das wird auch als »Stockholm-Syndrom« bezeichnet, weil es dort zum ersten Mal genauer beobachtet und untersucht wurde. In der schwedischen Kreditbank in Stockholm wurden Bankangestellte und Besucher im Jahr 1973 von Linksradikalen festgehalten. Zum Erstaunen aller zeigen die Opfer nach ihrer Befreiung viel Verständnis für die Täter. Ähnlich reagierte auch Jan Philipp Reemtsma, der entführt und wochenlang festgehalten wurde, und danach ein Buch über seine verstörenden Erfahrungen schrieb. Auch Natascha Kampuschs erstes Buch[16] liest sich als »gehaltvolle Dokumentation zum Stockholm-Syndrom«.[17] Natascha Kampusch wurde als Zehnjährige auf dem Nachhauseweg von der Schule von einem jungen Mann entführt und jahrelang in einem Einfamilienhaus eingesperrt, anfangs im Keller. Im Verlauf der Gefangenschaft durfte sie immer öfter auch in den oberen Teil des Hauses, um dort für ihren Entführer den Haushalt zu führen. Nach 3096 Tagen schließlich konnte sie flüchten.

Negativspiralen

Risiken können sich auch wechselseitig verstärken und dann Negativspiralen ausbilden. Körperliche Überaktivierung mit schneller Atem- und Herzfrequenz und hohem Blutdruck führt zu körperlichen Verspannungen und zu Somatisierung, also zum körperlichen Erleben negativer Gefühle. Menschen mit perfektionistischem Anspruch sind ebenso gefährdet wie solche, die sich bei harmlosen Begebenheiten sofort ausmalen, wie es am allerschlimmsten enden könnte – also jede Alltagsbegebenheit als potenzielle Katastrophe erleben, die sie hilflos und ohnmächtig zurücklässt. Beide Denkmuster führen zu noch mehr körperlichen Verspannungen. Das verstärkt die Schmerzwahrnehmung. In der Schmerztherapie ist das als »Bermuda-Dreieck S-A-D« aus Schmerz, Angst und Depression bekannt, die sich gegenseitig aufschaukeln.

In schwierigen Lebenssituationen, die nicht aktiv bewältigt werden können und in denen negative Gefühle wie Hilflosigkeit und Ängste das Lebensgefühl lange Zeit beherrschen, sinkt die Schmerzschwelle. Das bedeutet, dass der gleiche Reiz anfangs als harmlose Berührung empfunden wird und dann später immer deutlicher als Schmerz.[18] WissenschaftlerInnen gehen auf Zellebene von einer Wechselwirkung zwischen Entzündungsfaktoren (proinflammatorische Zytokine, insbesondere Interleukin 6 IL-6) und dem Stresshormon Adrenalin aus, die die Schmerzempfindlichkeit insgesamt erhöht.[19] Menschen mit mehr Angst und ängstlicher Selbstbeobachtung sowie vielen körperlichen Beschwerden und geringer Lebensqualität haben ein 15–20-mal höheres Risiko, eine Fibromyalgie, ein Schmerzsyndrom, zu entwickeln als andere PatientInnen.

Schmerz wird von Menschen mit einer Stressverarbeitungsstörung und von Menschen, die sich in einer akuten Stresssituation befinden, als bedrohlicher erlebt als von Menschen mit einer unbeschwerten Lebensgeschichte. »Normale« Situationen werden häufiger als überfordernd erlebt. In dieser Negativspirale von Fühlen und Verarbeiten versuchen die Betroffenen, ihre negativen Gefühle zu beherrschen, statt praktisch und problemlösend mit den normalen Anforderungen des Alltags umzugehen. Mit einer solchen Fixierung auf negative Gefühle werden harmlose Alltagssituationen bedrohlich. Gleichzeitig nimmt die Zuversicht ab, den Alltag mit seinen kleinen Hürden zu meistern. Katastrophisierende Denkmuster verstärken negative Gefühle wie Angst und Depression immer weiter. Beispiele für solche vernichtenden Denkmuster sind: »Wenn ich diese Prüfung nicht schaffe, dann ist alles aus. Dann lande ich in der Gosse, unter der Brücke. Dann lachen mich alle aus. Ich kann mich nirgends mehr blicken lassen.« Oder: »Wenn ich diese Schmerzen nicht bald loswerde, dann lande ich im Rollstuhl und muss vor mich hin vegetieren, hilflos, total abhängig von anderen.«

Belastete Menschen geben auffallend mehr körperliche Beschwerden an.[20] Besonders schwer zu ertragen nach schweren Belastungssituationen ist es, dass die körperlichen und seelischen Einschränkungen sich manchmal erst nach einigen Monaten zeigen, beispielsweise nach einer »Rosenkrieg«, einer schwierigen Scheidung, oder nach dem Tod eines Menschen, den man jahrelang betreut und gepflegt hat. Diese negativen Gefühle von Ohnmacht und Hilflosigkeit führen oft zu Suizidfantasien, Selbstschädigungen und riskantem Verhalten, beispielsweise im Verkehr, durch den Übergebrauch stimmungsverändernder Substanzen oder auch durch das Ausüben von Extremsportarten mit der entsprechend höheren Gefahr von Verletzungen.[21] Typisch für belastete Menschen ist auch, dass sie sehr leicht zu kränken sind, zu Eifersucht neigen. Ihr dominierendes Gefühl ist die Scham, die sich aber oft hinter Angst, Wut oder Jähzorn versteckt.[22]

Die posttraumatische Belastungsstörung

Eine Form solcher Stressverarbeitungsstörungen ist die posttraumatische Belastungsstörung (PTBS). Diese zeigt sich im Gehirn durch eine geringe Aktivität im rechten Temporallappen und eine höhere Aktivierung des Mandelkerns (Amygdala). Der Mandelkern ist beteiligt an der negativen »Einfärbung« von Erlebtem. Bei Erwachsenen mit belastenden Kindheitserfahrungen ist der Mandelkern vergrößert – und spiegelt damit die vielen negativen Lebenserfahrungen wider. Der Hippocampus, der für Gedächtnisbildung und Erinnerung zuständig ist, ist hingegen im Erwachsenenalter eher kleiner als bei Menschen mit einer unbelasteten Kindheit. Diese wertvollen Erkenntnisse verdanken wir vor allem rumänischen Kindern, die in den 1990er Jahren in erbarmungswürdigem, verwahrlostem Zustand in Waisenhäusern gefunden wurden. Soweit möglich wurden sie dann an Adoptiv- oder Pflegeeltern vermittelt oder in gut geführten Kinderheimen versorgt und angemessen betreut. Daneben wurden sie regelmäßig medizinisch und psychologisch untersucht, um ihre Entwicklung aufzuzeigen.[23]

Mit den neuen Messverfahren wachsen die Erkenntnisse. Werden PTBS-PatientInnen im

Rahmen einer Psychotherapiestudie an ihre schmerzlichen Erfahrungen erinnert, ist ihre rechte Gehirnhälfte, in der besonders räumliche Informationen verarbeitet werden, überaktiv. Hingegen ist das Sprachzentrum in der linken Hemisphäre (Broca-Areal) überhaupt nicht aktiv. Entsetzen macht also tatsächlich sprachlos.[24]

Dem Begründer der Psychosomatik, dem Mediziner Thure von Uexküll (1908–2004), war vor ca. 80 Jahren aufgefallen, dass die meisten seiner PatientInnen entweder körperlich oder seelisch krank waren, aber selten beides gleichzeitig. Der Emotions- und Stressforscher Harald Traue hat 1998 diese unterschiedlichen Formen der Stressverarbeitungsstörungen durch drei Faktoren erklärt: zum einen mit der Stärke der Belastung, zum anderen mit den persönlichen Kompetenzen und dem Verarbeitungsstil. Er fand heraus, dass Menschen, die nach einem belastenden Lebensereignis externalisieren, also ihr Leiden nach außen tragen, anderen Menschen davon erzählen, belastende Erfahrungen eher unbeschadet überstehen. Dann nämlich, wenn sie Trost und Unterstützung und Sicherheit bei anderen finden. Dafür gibt es vermutlich ein kritisches Zeitfenster von wenigen Stunden nach einem solchen gefühlten Extremereignis. Wer dann schnell genug Geborgenheit und Sicherheit bei anderen Menschen sucht und findet, kann Gefühle von Ohnmacht und Hilflosigkeit überwinden (mehr dazu im vierten Kapitel »Was wirklich wirkt«, Seite 82).

Doch ist Externalisieren leider nicht in jedem Fall ein Schutzfaktor. Im schlechtesten Fall entwickeln extrovertierte Menschen seelische Erkrankungen wie Depressionen, Zwangsstörungen, Angsterkrankungen und Panikattacken bis hin zu Persönlichkeitsstörungen. Das häufige Erinnern und Erzählen belastender Erfahrungen verstärkt diese Gefühle. Leicht fühlen sich die Betroffenen ohnmächtig und hilflos und werden dann überängstlich und depressiv. Dies erklärt auch, warum Gesprächstherapie in solchen Fällen nicht immer hilfreich ist, sondern destabilisiert (mehr dazu im dritten Kapitel »Warum reden meist nicht reicht«, Seite 68). Besonders belastend für die Betroffenen sind unerwünschte Ratschläge, nach denen sie sich dann noch ohnmächtiger fühlen.

Im Gegensatz dazu werden Menschen mit einem internalisierenden Bewältigungsstil, die ihre negativen Gefühle allein verarbeiten, eher körperlich krank. Dabei spielt es keine Rolle, ob die Introvertiertheit kulturell bedingt ist oder aus Scham- oder Schuldempfinden entstand. Sehr häufig sind Kopfschmerzen, Bluthochdruck, Herz- und Kreislauferkrankungen, aber auch Störungen des Immunsystems wie Allergien, Neurodermitis, Diabetes Typ 2, Autoimmunerkrankungen oder Krebs, insbesondere Rachen-, Lungen- und Gebärmutterkrebs.[25]

Auswirkungen unsicherer Bindung im Erwachsenenalter

Lange Zeit wurden die Auswirkungen belastender Kindheitserfahrungen auf das spätere seelische und insbesondere das körperliche Wohlbefinden massiv unterschätzt. Erst in den letzten Jahren wurden Ergebnisse aus Langzeitstudien veröffentlicht. Sie zeigen, dass seelische und körperliche Gewalt und Vernachlässigung in der Kindheit auch noch im Erwachsenenalter durch veränderte Gehirnstrukturen sichtbar sind. Ebenso unterscheidet sich das Immunsystem auf Zellebene von dem Gesunder. Die Wirkmechanismen sind noch nicht in allen Einzelheiten geklärt, aber die Hauptrolle dabei spielt die chronifizierte Aktivierung des Sympathikus, die sich auf Zellebene beispielsweise in einer Überaktivität der Mitochondrien (Zellkraftwerke) oder mehr entzündungsfördernden Zytokinen zeigt.[26]

Unsicherheit führt zu einer Überaktivierung unseres Organismus. Verunsicherte Kinder und Erwachsene überprüfen ständig ihre Umgebung auf möglicherweise bedrohliche oder gar gefährliche Hinweise. Im Gehirn zeigt sich das dadurch, dass im Hypothalamus ein chemischer Botenstoff ausgeschüttet wird, das Corticotropin-Releasing-Hormon (CRH). Dieses CRH regt in der Hirnanhangdrüse (Hypophyse) die Produktion des adrenocorticotropen Hormons (ACTH) an, das wiederum in der Nebennierenrinde die Produktion von Kortisol anregt und über die Stresshormone Adrenalin und Noradrenalin in den verschiedensten Organen weitere Reaktionen aktiviert, z. B. die Verengung der Blutgefäße, die Erhöhung von Herzschlag, Atemfrequenz und Anspannung. Das angeborene Immunsystem wird kurzfristig aktiviert durch eine Erhöhung der sogenannten »natürlichen Killerzellen«, die auf die Vernichtung von Viren und Krebszellen spezialisiert sind. Langfristig führt das Stresshormon CRH beispielsweise in der Lunge zu verstärkter Kapselbildung von Erregern, die auf diese Weise für unser Immunsystem unangreifbar werden. Dann wirken auch Antibiotika nicht mehr.

Dieses Grundmuster der Aktivierung hemmt alle Reaktionen des Körpers, die eher mit Regeneration verbunden sind (Verdauung, Schlaf, Immunsystem, Zellteilung). Aus der Fülle von Forschungsbefunden beschreiben wir in der Folge nur einige wenige, dafür aber zentrale Abläufe von chronischem Stress. Vielleicht können Sie bei den konkre-

Die Folgen einer belasteten Kindheit

Inzwischen sind die Zusammenhänge ziemlich gut bekannt.[27] Frühe Stresserfahrungen, körperliche und seelische Misshandlung, andauernde Überforderung sowie emotionale Vernachlässigung führen zu

- psychobiologischen Dysfunktionen
  - Überaktivierung, Veränderung der Wahrnehmung und Gedächtnisbildung;

dies wiederum führt zu

- emotionaler und kognitiver Beeinträchtigung
  - Gedächtnisstörungen, Fehlfunktionen des Immunsystems;

und dies begünstigt

- gesundheitliches Risikoverhalten
  - frühe Schwangerschaften, Extremsportarten, riskantes Verhalten im Verkehr, häufigen Wechsel der SexualpartnerInnen, Übergebrauch psychoaktiver Substanzen etc.,

mit vielen nachteiligen Folgen wie

- Erkrankungen, soziale Probleme
  - z. B. durch viele, wechselnde Partnerschaften, Kinder von verschiedenen Vätern, keine Unterstützung durch die Herkunftsfamilie, schlechte schulische und berufliche Qualifikationen

ten Auswirkungen das eine oder andere bei sich oder anderen wiedererkennen?

CRH und Kortisol sind chronisch erhöht

Wie gerade beschrieben führt CRH zur Kortisolausschüttung. Bei chronischem Stress führen die Stresshormone zu verschiedenen negativen Entwicklungen. CRH vermittelt das Gefühl der Angst und koordiniert die entsprechenden Stressreaktionen im Körper und im Gehirn. Langfristig verstärkt Kortisol allergische, chronisch-entzündliche und Autoimmunerkrankungen. Beispielsweise hemmt Kortisol die Verdauung und begünstigt damit Magen- und Darmgeschwüre. Ein weiterer Nebeneffekt chronisch erhöhter Kortisolausschüttung ist die Schädigung des Hippocampus. Damit werden noch mehr CRH und Kortisol ausgeschüttet, was den Hippocampus noch weiter schädigt und damit auch zu merklichen Beeinträchtigungen des Gedächtnisses führt.

Die Stresshormone Adrenalin und Noradrenalin

Kurzfristig führen Stresshormone zu verminderter Schmerzwahrnehmung. Im verlängerten Rückenmark (Medulla oblongata) werden aus der Körperperipherie zum Gehirn aufsteigende Schmerzsignale blockiert. Langfristig hingegen führt Adrenalin über entzündungsverstärkende Zytokine zu einer Überempfindlichkeit der Schmerzrezeptoren und damit zur Verstärkung des Schmerzes.

Untersuchungen an Minderheiten liefern Belege dafür, dass nicht die objektive Situation, sondern ihre individuelle Wahrnehmung die Stärke von Stressreaktionen und Stresserkrankungen bestimmt. Wissenschaftler konnten im Labor zeigen, dass die subjektive Einschätzung der Zugehörigkeit zu einer bestimmten Ethnie den erhöhten systolischen Blutdruck besser vorhersagen konnte als die objektive Hautfarbe und weitere typische Merkmale (Gesichtsmerkmale, Haarstruktur, ökonomische Verhältnisse und familiärem Hintergrund oder genetische Bestimmung).[28] Bei US-AmerikanerInnen mit afrikanischen Wurzeln bestimmt die erlebte Benachteiligung die geringeren Wach- und Durchschnittswerte von Kortisol. Die Kortisolwerte lassen auf die aktive Lebensbewältigung und die Erholungsfähigkeit rückschließen. Ähnliche Ergebnisse fanden sich in Honduras. Das subjektive Empfinden von Ungleichheit und Benachteiligung führt bei den untersuchten Jugendlichen zu einem schwächeren Kortisolanstieg im Tagesverlauf und damit auch zu geringerer Motivation, aktiv zu werden.[29]

Wie Stresshormone unser Mikrobiom beeinflussen

Faszinierende Zusammenhänge gibt es auch zwischen Stressreaktionen und all den nützlichen Kleinstlebewesen auf und in unserem Körper, dem sogenannten Mikrobiom. Grundsätzlich verstärkt das Stresshormon Noradrenalin entzündliche Prozesse, also beispielsweise das Anschwellen und Röten der Schleimhäute sowie die Absonderung von Schleim. So begünstigt Noradrenalin das Wachstum einzelner Bakterienstämme und verändert damit die Zusammensetzung des gesamten Mikrobioms, z.B. der Pneumokokken auf der Haut und damit die Ausbreitung dieser Bakterien. Das kann zu Nasennebenhöhlen-, Lungen- oder Hirnhautentzündungen führen. Treten die Bakterien in die Blutbahn über (zumeist infolge vorheriger Infektion der Lunge), kann das zu einer Blutvergiftung führen. Am stärksten gefährdet sind Kinder in den ersten beiden Lebensjahren und alte Menschen. Das Immunsystem von Babys ist noch nicht vollständig ausgebildet, das alter Menschen funktioniert nicht mehr vollständig.[30]

Erwähnt werden soll auch noch das Zusammenspiel von Stresshormonen, dem Immunsystem, dem Mikrobiom und Pneumokokken. Pneumokokkenbefall ist meist symptomlos und ohne Krankheitsbild. Allenfalls durchleben wir eine leichte Erkältung. Pneumokokken jedoch stören die Abwehrmechanismen. So können sie sich in roten Blutkörperchen einnisten, um einer Entdeckung durch einen speziellen Typ weißer Blutkörperchen (Neutrophile) zu entgehen. Sie tragen dadurch zu vermehrten Erkrankungen bei, insbesondere durch Viren, die chronische Krankheiten verursachen. Betroffen sind insbesondere Menschen mit einem durch chronischen Stress oder andere Erkrankungen ohnehin geschwächtem Immunsystem.

Mikrobiom und Bauchhirn

Das Bauchhirn, wissenschaftlich als enterisches Nervensystem bezeichnet, steuert unser Verdauungssystem. Es besteht aus ca. 500 Mio. Nervenzellen und hat eine beeindruckend große Kontaktfläche mit den Organen im Bauchsystem, die ca. 100-mal größer ist als unsere Haut.[31] Diese Kontaktfläche ist besiedelt mit Mikroorganismen, den Mikrobiota, die die Erregbarkeit des Bauchhirns mitbestimmen. Über diese Kontaktfläche werden die Muskelzellen der Darmwand und Nervenfasern aktiviert.

Die Mikrobiota ist die Summe aller Eukaryonten, Bakterien, Archaeen, Viren und Pilze in unserem Organismus sowie deren Stoffwechselprodukte, z. B. Vitamine, Hormone, Nervenbotenstoffe und kurzkettige Fettsäuren. Der Begriff Mikrobiom bezeichnet die Gesamtheit der Gene all dieser Mikroorganismen. Es gibt ungefähr so viele Zellen im Mikrobiota wie Zellen im Menschen existieren. Die größte Vielfalt findet sich in der Mundhöhle und im Darm: um die 1000 verschiedene Arten. Die geringste Vielfalt liegt im Magen mit ca. 130 Arten vor; in der Speiseröhre leben bis zu 200 verschiedene Arten.[32] Die Mikrobiota im Darm wiegen insgesamt bis zu 500 g.

Jedes Individuum hat ein eigenes Mikrobiom, das sich sogar bei eineiigen Zwillingen unterscheidet.[33] Das Mikrobiom entwickelt sich abhängig von äußeren Lebensumständen von der Geburt bis in die Kindheit bzw. bis zur frühen Jugend weiter. Veränderte Konzentrationen von Sexualhormonen, z. B. durch Menstruation und Schwangerschaft, verändern auch das Mikrobiom. Nach der Menopause wird das Mikrobiom »männlicher« und damit weniger artenreich.[34] Die Zusammensetzung der Mikrobiota kann sich auch innerhalb von 20 Minuten verändern und damit flexibel auf wechselnde Lebensbedingungen reagieren wie Tageszeit, Ernährung, Bewegung oder Stress.[35]

Viele chronische und degenerative Erkrankungen sind gekennzeichnet durch eine verminderte Vielfalt im Mikrobiom und die damit verbundene Veränderung der Stoffwechselprodukte. Schizophrene Erkrankungen gehen einher mit Magen-Darm-Entzündungen, veränderten Darmbewegungen und einem veränderten Mikrobiom.[36] Bevor Menschen an Alzheimer oder Parkinson erkranken, leiden sie 10 bis 20 Jahre vorher an Verdauungsstörungen.[37]

Kurzkettige Fettsäuren unterstützen unser seelisches Wohlbefinden

Die Mikrobiota mit ihren über 40 Stoffwechselprodukten stehen in Wechselbeziehung zum Gehirn und beeinflussen damit Gefühle, Gedächtnis und Lernen. Besondere Aufmerksamkeit in der Forschung genießen derzeit die drei kurzkettigen Fettsäuren Acetat, Butyrat und Propionat, die die Darmbakterien aus Polysacchariden herstellen. In einem gesunden Mikrobiom hat die kurzkettige Fettsäure Acetat den größten Anteil von ca. 60 %, dazu kommen Propionat und Butyrat mit je 20 %. Veränderungen in diesem Verhältnis gehen meist mit Gesundheitsstörungen einher.

Diese Fettsäuren regulieren die Aufnahme von Glukose sowie die Fettverbrennung in Leber und Muskeln. Sie stabilisieren auch die Blut-Hirn-Schranke. Wird diese durchlässiger, gelangen Entzündungsstoffe ins Gehirn und verursachen vermutlich psychische Symptome, die mit chronischer Müdigkeit in Verbindung gebracht werden.[38]

Abweichungen des Mikrobioms im Vergleich zu gesunden Personen gehen einher mit Gesundheitsbeschwerden.[39] Bei Angst- und Essstörungen finden sich nur wenig Unterschiede, bei Depression, bipolaren Störungen, Schizophrenie und Psychosen gibt es zunehmend stärkere Abweichungen.[40]

Gestörte Verdauung oder krankmachende Ernährung: Was war zuerst?

Verschiedenste Krankheiten sind gekennzeichnet durch ein verarmtes Mikrobiom und eine Zunahme lokaler und systemischer Entzündungen.[41] Dieses verarmte Mikrobiom produziert weniger kurzkettige Fettsäuren, sodass die Darmschleimhaut durchlässiger wird – d.h. leaky gut – und mehr Entzündungsstoffe in den Kreislauf gelangen.

Ungeklärt ist noch, was Ursache und Folge ist: Führt die größere Durchlässigkeit des Darms und der Blut-Hirn-Schranke vermehrt zu Gesundheitsbeschwerden oder ist die größere Durchlässigkeit des Darms ein Selbstheilungsversuch, weil so der Vagus stimuliert wird und damit wieder ein besseres Gleichgewicht zwischen sympathischem und parasympathischem Nervensystem erreicht werden kann?

Ein typischer Teufelskreis ist das gemeinsame Auftreten von depressiven Verstimmungen und Übergewicht. Menschen in Stimmungstiefs essen gerne kohlenhydratreiche Nahrungsmittel. Diese führen zu einer erhöhten Durchlässigkeit des Darms. Damit gelangen Entzündungsstoffe leichter in die Blutbahn und führen zu einer systemischen Entzündung, die mit erhöhter Ängstlichkeit und Stimmungstiefs einhergeht. Diese durchlässigere Darmwand erscheint auf den ersten Blick problematisch. Allerdings könnten diese Entzündungsfaktoren auch den Vagusnerv anregen, der wiederum entzündungshemmend wirkt – kohlenhydratreiche Ernährung als Selbstmedikation gegen Stimmungstiefs.[42]

Körperliche Bewegung und Mikrobiom

Wie Sport wirken auch Atemübungen, Musizieren oder religiöse Praktiken sowohl vom Gehirn auf den Körper, als auch vom Körper zurück ins Gehirn. Muskelbewegungen führen zur Ausschüttung von Laktat, verändern den pH-Wert und damit die Erregbarkeit der Nervenzellen und beeinflussen das Abwehr- und Nervensystem.[43] Die Darm-Blut-Schranke wird stabilisiert, weil mehr von der kurzkettigen Fettsäure Butyrat hergestellt wird, und das vermindert Ängste und Depression.[44] Aufgrund der veränderten Genaktivität im Lymphgewebe des Verdauungssystems und den Lymphozyten werden mehr entzündungshemmende Zytokine und antioxidante Enzyme hergestellt sowie weniger entzündungsfördernde Zytokine.

Biota und kein Ende: Mikro-, Prä-, Post-, Pro-, Psycho- ...

Findige Hersteller befeuern die Hoffnung auf einfache und schnelle Heilung von Beschwerden durch Substanzen, die das Mikrobiom beeinflussen sollen. Als vielversprechende »Psychobiotika« gelten die Bakterienstämme Lactobacilli, Streptococci, Bifidobacteria, Escherichia und Enterococci.[45]

Präbiotika sind wasserlösliche Quellstoffe, meist Mehrfachzucker, die im Dickdarm als gelartige Masse für einen regelmäßigen und leichtgängigen Stuhlgang sorgen und die Ausscheidung von Giftstoffen erleichtern.[46] Präbiotika werden von den Mikroorganismen des Darms in Postbiotika verstoffwechselt[47], v. a. in die kurzkettigen Fettsäuren, die überall im Körper nützliche und wohltuende Funktionen erfüllen.[48]

Bewegung: Sport, Bewegung im Alltag wie Einkaufen, Singen, Musizieren uvm.	Mikrobiom	Butyrate-produzierende Bakterienarten Butyrat Barrierefunktion ↑	Bacterial translocation, entzündungs-fördernde Zytokine ↓
Eingeweide	**Gehirn**	**Übergewicht & Muskeln**	**Andere Organe?**
Darmkrebs ↓	BDNF Brain-derived neurotropic factor ↑	Insulinsensitivität ↑	Leber, Nieren
Entzündliche Darmerkrankungen ↓	Funktion der Blut-Hirn-Schranke ↑	Energieverbrauch ↑	Herz
Divertikulose (entzündete Darmausstülpungen) ↓	Depression, Angst ↓	Entzündungen ↓	Knochen, Haut

Daten basieren auf www.acsm-essr.org 2019, American College of Sports Medicine

Dabei wäre die Umstellung auf ballaststoffreiche Ernährung die günstigste und lustvollste Art der Zufuhr von Präbiotika – so wie es der auf Essstörungen spezialisierte Psychotherapeut Giorgio Nardone empfiehlt: nur essen, wenn man Hunger hat und nur das, auf das man Appetit verspürt.[49]

Mikrobiom und Immunsystem

80% der menschlichen Immunzellen sind in der Darmschleimhaut angesiedelt, im darmassoziierten Immunsystem (GALT - »Gut-associated lymphoid tissue«), anzutreffen. Immunzellen im Darm haben die wichtige Aufgabe, zwischen guten und schlechten körperfremden Stoffen zu unterscheiden. Nützliche Nahrungsbestandteile, Mikrobiota und körpereigene Zellen sollen sie tolerieren, Krankheitserreger dagegen abwehren. Die Darmbakterien trainieren und stimulieren das Immunsystem über Signale, damit es zwischen guten und schlechten Fremdkörpern unterscheiden und entsprechend reagieren kann.[50] Die folgende Abbildung (Seite 42) zeigt, wie Stress auf zwei unterschiedlichen Wegen, über die enterischen Nervenzellen und über die Stützzellen des enterischen Nervensystems, unterschiedliche Zellen des Immunsystems beeinflussen[51], und so zum einen Entzündungen auslösen, zum anderen die Darmbewegungen so beeinflussen, dass sie schwächer oder unregelmäßiger werden.

Stress wirkt sich auch auf unser Immunsystem aus

Bei Fallschirmspringern erhöht sich vor dem ersten Sprung kurzfristig die Zahl der natürlichen Killerzellen um das Vierfache. Wenige Stunden nach dem Sprung geht deren Anzahl wieder auf das normale Niveau zurück. Eine langfristig hohe Kortisolausschüttung bei chronischem Stress verhindert diesen Anstieg der natürlichen Killerzellen. Dies führt zu einer verminderten Produktion von Abwehrzellen wie Lymphozyten, die wiederum weniger Interleukine bilden (insbesondere IL1 und IL 2). Interleukine vermitteln beispielsweise die Kommunikation zwischen den Abwehrzellen (Leukozyten und Makrophagen). Werden weniger Interleukine produziert, wird auch die Immunabwehr schwächer. Neben vielen anderen Einzelbefunden kann das die erhöhte Anfälligkeit für Erkältungen erklären.

Schon lange ist bekannt, dass bei Menschen, die sich depressiv oder einsam fühlen, oder die schwerwiegende Lebensbelastungen erlebten, das Immunsystem geschwächt ist. Im Vergleich zu Menschen ohne solche Belastungen haben sie weniger Abwehrzellen (B-Lymphozyten, natürliche Killerzellen, T-Helfer-Zellen, T-Lymphozyten) und weniger Antikörper im Speichel (Immunglobulin IgA). Chronischer Stress und negative Gefühle führen zu Ausschüttung von mehr Interferon IL-6, das Entzündungen fördert. Auch sind bei den belasteten Menschen Gene überaktiv, die Entzündungsreaktionen in Gang setzen. Beispielsweise führt viel Adrenalin im Blut zu mehr Monozyten, die wiederum Entzündungsreaktionen fördern sowie die Interferone hemmen. Damit werden Menschen mit negativen Gefühlen anfälliger für chronische Erkrankungen wie Arthritis oder Darmentzündungen. Nur folgerichtig führt andererseits die Einnahme entzündungshemmender Medikamente zu einer besseren Stimmung.

Bei Kindern und Jugendlichen in West-Samoa konnte gezeigt werden, dass ihre

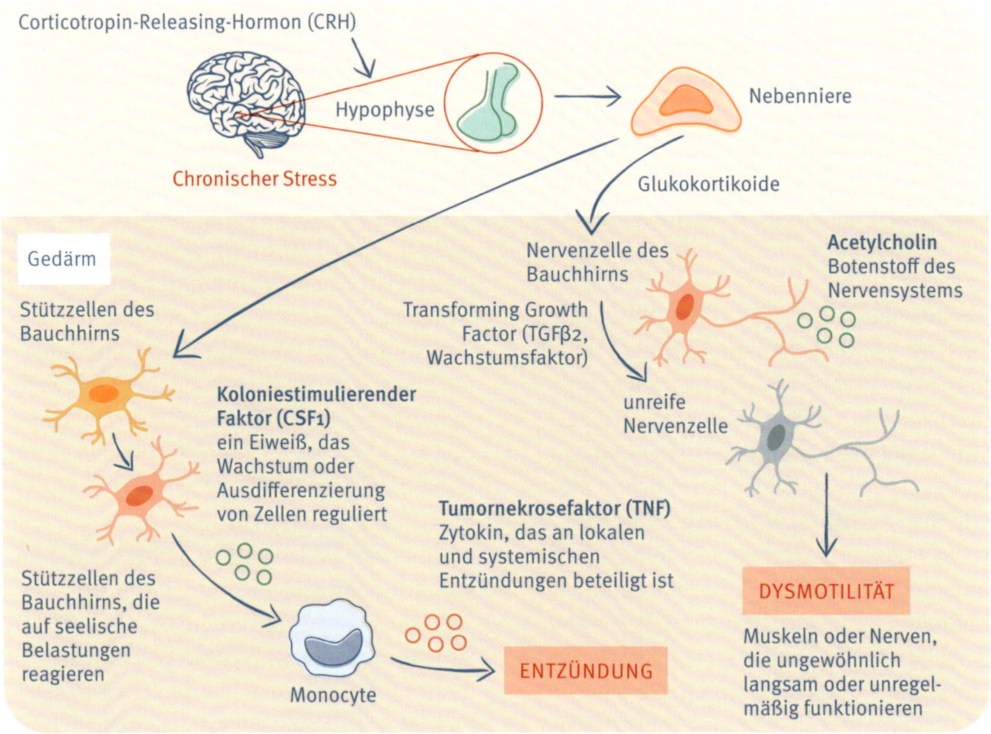

Seelische Belastungen führen zu Darmträgheit und Entzündungen.

zellabhängige Immunabwehr mit B- und T-Zellen umso schwächer ist, je mehr sie in einem städtischen Umfeld aufwachsen, das vom westlichen Lebensstil geprägt ist. Bei einer anderen Studie am Volk der Jakuten in Sibirien gelang der Nachweis, dass die wahrgenommene Ungleichbehandlung (Diskriminierung) die Zahl der Epstein-Barr-Antikörper im Blut erhöht. Dies lässt Rückschlüsse auf die Stärke der Infektion mit dem Epstein-Barr-Virus zu.

So verwundert es auch nicht, dass Impfungen nicht automatisch zu einem Schutz vor einer bestimmten Erkrankung führen. Für den Impferfolg ist entscheidend, dass das Immunsystem einigermaßen funktionsfähig ist und auf die abgeschwächten Krankheitserreger mit der erhöhten Produktion von Antikörpern reagiert. Tragischerweise reagieren gerade die Menschen, die des Impfschutzes am meisten bedürften, nämlich Kranke, Depressive oder chronisch Gestresste, am wenigsten auf die Schutzimpfung. Auch Menschen mit einer konfrontativen Einstellung gegenüber anderen, die sich also ständig im Kampf-Modus befinden, sprechen weniger auf Impfungen an. So führen Grippeimpfungen nur bei ca. 30–50 % der Geimpften zu einem verbesserten Schutz vor der Erkrankung.

Stress lässt unsere Zellen schneller altern

Untersucht wurde der Zusammenhang zwischen chronischer Stressbelastung und Zellalterung beispielsweise an Müttern mit chronisch kranken Kindern. Dafür wurden die Immunzellen im Blut dieser Mütter gewonnen und gemessen, wie lang die Enden ihrer Chromosomen sind, die sogenannten Telomere. Diese Telomere schützen und stabilisieren die eigentlichen Erbinformationen in der DNA. Bei jeder Zellteilung verkürzt sich das Telomer ein wenig. Unterschreitet dieses Telomer eine bestimmte Länge, kann sich die Zelle nicht mehr weiterteilen und stirbt ab. Die Immunzellen werden als Teil unseres körpereigenen Abwehrsystems besonders oft gebraucht, nämlich immer dann, wenn entsprechende Krankheitskeime in der Nähe sind. Die Telomere von Müttern mit chronisch kranken Kindern waren denn auch umso kürzer, je länger die Mütter sich schon um dieses Kind kümmerten.

Verkürzte Telomere finden sich auch bei Erwachsenen mit Gewalterfahrungen in der Kindheit, aus instabilen Familienverhältnisse oder wenn die Mutter in der Schwangerschaft belastende Erfahrungen durchlebt hat. Aber diese Verkürzung der Telomere ist kein unabwendbares Schicksal. Maßnahmen zur Minderung des Stresserlebens können die Verkürzung der Telomere verlangsamen oder ihr sogar entgegenwirken, wenn das Enzym Telomerase, das die Endstücke wiederherstellt, besonders aktiviert wird.[52]

Oxidativer Stress und Zellalterung

Als oxidativen Stress bezeichnet man eine Stoffwechsellage, bei der überdurchschnittlich viele reaktive Sauerstoffverbindungen (ROS – reactive oxygen species) in einer Zelle vorhanden sind. Diese reaktiven Sauerstoffverbindungen entstehen auch im Rahmen des normalen Stoffwechsels in einem gewissen Umfang. Solange sich die Konzentration reduzierender und oxidierender Stoffe im Gleichgewicht befindet bzw. die Zelle ausreichend reduzierende Stoffe produzieren kann oder gespeichert hat, um die ROS zu neutralisieren, bleiben die Zellen funktionsfähig. Ein Problem entsteht erst dann, wenn die ROS überwiegen und nicht mehr unschädlich gemacht werden können. Dann werden Moleküle innerhalb und außerhalb der Zelle geschädigt, sodass die Zelle dadurch in ihrer Leistungsfähigkeit beeinträchtigt ist.

Von Misshandlungen in der Kindheit ist bekannt, dass sie über die Erhöhung des Entzündungsfaktors Zytokin zu vermehrter ROS-Bildung führen und damit zu einer Verminderung der Nitrate und Nitrite im Urin. Diese werden als Indikatoren für »oxidativen Stress« in den Zellen gemessen. Auf den Organismus bezogen zeigen sie die körperliche Überaktivierung.

Unsichere Bindungserfahrungen in der Kindheit wirken sich im Erwachsenenalter als relativ geringfügige chronische Entzündung (»chronic low grade inflammation«) aus.[53] Sie erhöhen das Risiko von Herz-Kreislauf- und Krebserkrankungen, aber auch von Depression.[54] Wenn diese Entzündungsreaktionen nicht unterbrochen werden, entsteht ein Teufelskreis in den Mitochondrien, den

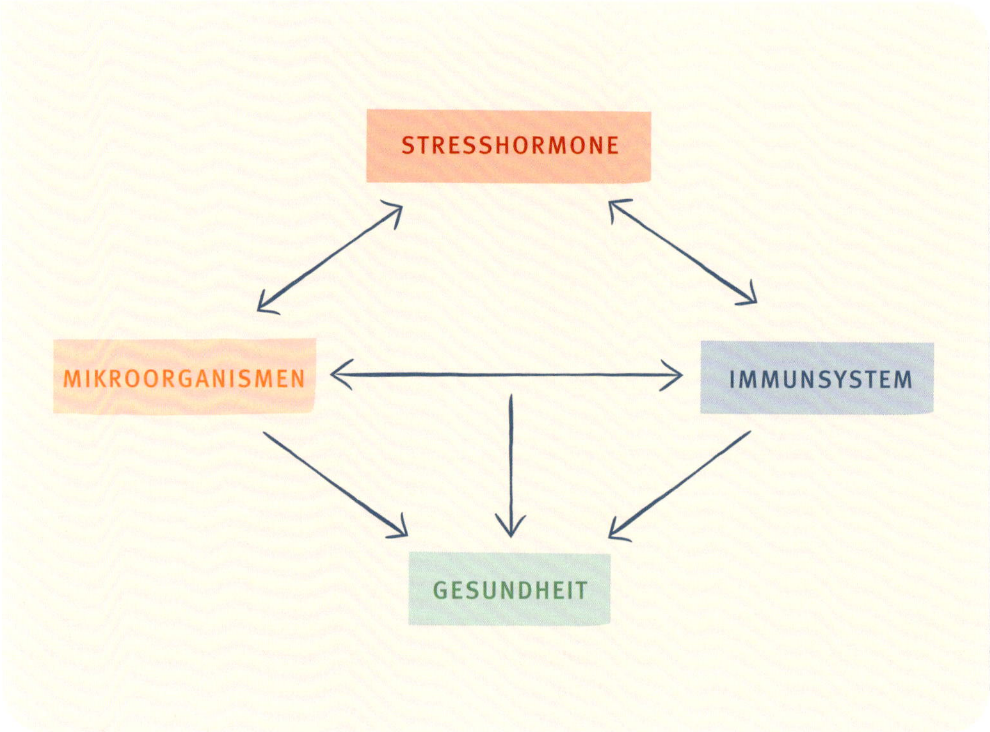

Unsere Gesundheit steht in direktem Zusammenhang mit Stresshormonen, dem Immunsystem und körperfremden sowie eigenen Mikroorganismen.

Atmungsorganen der Zellen. Die von den Zellen selbst stimulierte Ausschüttung von Entzündungssignalen führt zu vermehrten Entzündungen, die die Zellen selbst angreifen, z. B. die Membranlipide, Proteine, die DNA und die Mitochondrien, sodass die Zellen immer schlechter funktionieren.

Bei aller naturwissenschaftlichen diagnostischen Raffinesse auf Molekularebene liefert die beste Vorhersage der Sterblichkeit jedoch immer noch die subjektiv eingeschätzte Gesundheit.[55] Herzinfarktpatienten konnten anhand ihrer gesundheitlichen Selbsteinschätzung ihre Überlebenswahrscheinlichkeit für das kommende Jahr gut vorhersagen. Es ist beeindruckend, dass sie bei wahrgenommenen Verbesserungen der Gesundheit ihr Sterblichkeitsrisiko sogar für die nächsten dreizehn Jahre gut vorhersagen konnten.

Das neurogene Zittern

Das spontan entstehende, unwillkürliche Zittern unseres Körpers löst Erstarrung im Gewebe und hilft dabei, Stress- und Traumafolgen sowie chronische Anspannung zu senken.

Wie im vorigen Kapitel dargelegt, können Stressverarbeitungsstörungen und entsprechendes Krankheitsgeschehen nicht nur auf der körperlichen Ebene betrachtet werden. Der Mensch ist ein körperlich-seelisches Wesen, das in eine öko-soziale Lebenswelt eingebettet ist. Es war George Engel, der 1977 das sogenannte biopsychosoziale Modell von Krankheit und Gesundheit (Seite 49) entwickelte.

Bei Stressverarbeitungsstörungen hat der Organismus auf der biologischen, psychischen und sozialen Ebene seine Fähigkeit zur Lebensbewältigung eingebüßt. Die Beschwerden können sich sowohl auf der körperlichen als auch der psychologischen und sozialen Ebene zeigen: Bluthochdruck, Herzrasen, Herzrhythmusstörungen, Sprach- und Gedächtnisstörungen und schlechtere soziale Beziehungen. Bei einer solchen Betrachtungsweise geht es weniger darum, die Ursachen für das entstandene Problem zu finden. Sondern mehr darum, die wechselseitigen Beeinflussungen und Abhängigkeiten der Ebenen für gesundheitsförderliche Entwicklungen zu nutzen.

Die Übungen, um die es in diesem Buch geht und die Sie nun näher kennenlernen, stellen genau so eine Methode dar, die gesundheitsfördernd wirkt, ganz unabhängig davon, wie es zu chronischem Stress oder einer Stressverarbeitungsstörung bei Ihnen gekommen ist. Die Methode nennt sich »Tension and Trauma Release Exercises«, also »Anspannung und Trauma lösende Übungen« und wird mit TRE abgekürzt.

TRE besteht aus sieben aufeinander aufbauenden Körperübungen. Sie haben die Kraft, das Körpererleben unmittelbar zu verändern. Deshalb geht es in diesem Kapitel – entgegen seinem Titel – nicht nur um das neurogene Zittern. Es ist der gesamte Ablauf der sieben Körper- und Bewegungsübungen, der Homöostase fördert und Selbstheilung anregt. Ein lebendiger Körper zeigt seine Lebendigkeit in Bewegung. Und umgekehrt wirkt die Bewegung auf den Körper zurück und macht ihn lebendig. Nimmt die Bewegung ab, ist das oft ein Zeichen dafür, dass sich das Befinden verschlechtert. Umgekehrt zeigt eine wachsende Beweglichkeit, Flexibilität und Körperkoordination beim Üben, dass Sie Fortschritte machen.

Auch wenn heute viele Geheimnisse des Körpers gut erforscht sind – über das Zittern weiß man noch nicht viel. Spontan halten die meisten Menschen Zittern für etwas eher Schlechtes. Für ein Zeichen von Schwäche, einen Hinweis auf eine schwere seelische oder körperliche Erkrankung. In den meisten Fällen ist Zittern jedoch eine gesunde und gesunderhaltende Reaktion des Körpers, zum Beispiel nach einer großen Anspannung. Das Zittern hilft Ihnen dann, die Anspannung zu lösen, wenn die Gefahr vorüber ist, und wieder in einen entspannten Zustand zurückzufinden. Doch bevor wir zum gesunden und TRE-Zittern kommen, beschreiben wir, welche Arten des krankhaften Zitterns es gibt.

Zittern als Zeichen von Krankheit?

Zittern kann auf eine seelische Störung oder körperliche Erkrankung hinweisen, z.B. Schüttelfrost mit Fieber bei schweren Infektionen; nach einem Schlaganfall, bei Morbus Parkinson, Chorea Huntington oder beim Entzug psychoaktiver Substanzen. Überall da kann Zittern auftreten. Zähneklappern und Zittern kann ein Zeichen von Angst sein oder einfach nur, dass jemandem kalt ist. Auch bei Aufregung, nach einer großen Anstrengung, z.B. nach einer Geburt, beim Aufwachen nach einer Narkose oder nach schlimmen Erlebnissen kann man Zittern bei den Betroffenen beobachten. Erstarrung kann sich nach einer existenziellen Bedrohung durch Zittern wieder lösen.

In der Medizin werden verschiedene meist schwere Erkrankungen beschrieben, bei denen auffälliges Zittern zu den Leitsymptomen gehören kann. Beispielsweise der sogenannte Intentionstremor bei der Parkinson-Erkrankung. Dieser Tremor ist mit 2–3 Schlägen pro Sekunde besonders stark, wenn ein Erkrankter eine Bewegung plant. Je näher das angestrebte Ziel, umso schwächer wird das Zittern. Typisch für die Erkrankung kann auch ein Ruhetremor sein, also das Zittern in Ruhe. Wenn die Arme locker im Schoß liegen, ist das Zittern stark. Sobald hingegen die Hand bewegt wird, wird das Zittern schwächer.

Genau umgekehrt verhält es sich mit dem Zittern, wenn das Kleinhirn erkrankt: Der Tremor ist am Anfang einer Bewegung schwach und wird immer stärker, je mehr sich jemand dem Bewegungsziel nähert.

Noch ungeklärt ist die Ursache des essenziellen Tremors, eines Haltetremors, der mit einer Frequenz von 5–10 Schlägen/Sekunde beidseitig auftritt. Am häufigsten erkranken Menschen um das 40. Lebensjahr.

Als krankhafte Formen des Zitterns gelten

- bei einer fortgeschrittenen Alkoholerkrankung das Delirium tremens
- der symptomatische Tremor, der bei degenerativen Gehirnerkrankungen wie Morbus Parkinson oder Chorea Huntington durch eine Hirnschädigung entsteht

Es gibt aber auch viele Formen des Zitterns aufgrund von besonderen seelischen Befindlichkeiten oder von Mangelzuständen im

Körper, die meist schnell wieder verschwinden, wenn der Mangel behoben wurde. Unterschieden wird

- das Kältezittern, normal = überlebensnotwendig, wenn die Körpertemperatur unter 35°C sinkt
- der gesteigerte physiologische Tremor – beim aufrechtem Stehen bei Unterzuckerung, Unterfunktion der Schilddrüse, Vitamin-B_{12}-Mangel
- Schüttelfrost, bei Infektionen, Sonnenstich, Blutvergiftung (Sepsis)
- Zittern, das durch außergewöhnliche oder besonders intensive Zustände ausgelöst wird wie Angst, Schmerz, Erschöpfung, Stress, Überforderung, Trauma
- durch Substanzen ausgelöstes Zittern (Medikamente wie Neuroleptika, Kaffee, Brom, Lithium usw.)

Die verschiedenen Arten des Zitterns

Bei der medizinischen Beschreibung und Einordnung des Zitterns wird unterschieden nach der

- **Frequenz:** niederfrequent ≤ 4 Hz; mittelfrequent = 4–7 HZ; hochfrequent = 7–15 Hz
- **Amplitude:** fein – mittel – grobschlägig
- **Lokalisation:** Ist das Zittern in einer einzelnen Körperregion = fokal, isoliert, z. B. an einer Hand; asymmetrisch (einseitig) oder symmetrisch (beidseitig) oder generalisiert, das heißt, am ganzen Körper zu beobachten?

Normales, gesundes Zittern

Nun zu den vielen Arten des Zitterns, die vollkommen gesund und normal sind. Zittern tritt in verschiedenen Körperpositionen, bei verschiedenen Tätigkeiten und in verschiedenen Muskeln auf und wird wie folgt unterschieden:

- Aktionstremor – nur bei willkürlichen Bewegungen
- Bewegungstremor (nicht zielgerichtet)
- Haltetremor (gegen die Schwerkraft)
- Intentionstremor – vor Beginn einer willkürlichen Bewegung
- isometrischer Tremor
- Zittern der Augenmuskeln (Nystagmus)
- Stimmtremor
- Schreibtremor

Das myofasziale System (Seite 56) arbeitet immer, auch wenn wir es im Alltag nicht wahrnehmen. Selbst in Ruhe werden Kalorien verbraucht. Wer mehr Muskeln hat, muss deshalb auch mehr essen. Durch ihre Eigenaktivität erzeugen Muskeln vor allem Wärme. Es ist eine völlig gesunde Reaktion auf Kälte, dass sich die Muskelfasern zusammenziehen und wieder entspannen und so Körperwärme erzeugen.

Die Eigenaktivität der Muskeln des Bewegungsapparates kann als leichtes und nicht wahrnehmbares Zittern beschrieben werden. Das liegt daran, dass unser Körper Bewegungen stärker plant, als eigentlich nötig wäre, und das sogenannte extrapyramidale System, das im Zwischen- und Stammhirn sitzt, diese Aktivierung so weit wie nötig herunterreguliert. So gelingt dann die Bewegung als antagonistisches und komplexes Zusammenspiel zwischen einem Beuge- und einem Strecker-Muskel am Ende zielgenau.

Heilsames Zittern

Die Idee, dass Zittern heilsam sei, ist für die meisten Menschen der westlichen Welt eher ungewöhnlich. Ganz anders bei vielen sogenannten Naturvölkern, bei denen Zittern Teil von religiösen oder heilenden Ritualen ist.

Ein Gedicht der Inuit-Schamanin Uvavnuk veranschaulicht dies sehr stimmungsvoll:[56]

» *Das große Meer hat mich in Bewegung versetzt*
lässt mich treiben,
bewegt mich wie Weiden sich im Strom bewegen.
Das Himmelsgewölbe und die Gewalt der Stürme
haben die Seele in mir bewegt,
bis ich weggetragen wurde.
Zitternd vor Freude. «

Die meisten von uns kennen Zittern während oder nach einem außergewöhnlichen Ereignis, z. B. nach einem Unfall oder Beinahe-Unfall. Wenn Sie aus dem Auto ausgestiegen sind oder nach einem Sturz wieder aufstehen und feststellen, dass nichts wirklich Schlimmes passiert ist, geht es los: Ihre Beine werden weich wie Butter. Vielleicht fangen dann schon Ihre Knie an zu zittern, Ihre Hände oder andere Körperteile oder gar Ihr ganzer Oberkörper. Das Zittern ist ein Zeichen dafür, dass Sie eine übergroße Anstrengung gut überstanden haben. Die Erstarrung nach der Bedrohung lässt nach. Der Organismus schätzt die Situation als sicher ein und findet langsam wieder zu einem normalen Zustand im »grünen Bereich« zwischen Ruhe und Aktivierung zurück.

Dieses Zittern nach einer großen Anspannung wird von Mustergeneratoren im Rückenmark reflexartig ausgelöst, so wie der Kniesehnenreflex oder die Verengung der Pupillen auf einen starken Lichtreiz. Es gibt auch kompliziertere Bewegungsmuster und Reflexe wie Gähnen, Niesen oder Husten oder eine Migräneattacke (Central Pattern Generators in Tremorgenesis, CPG).[57] Diese automatisiert ablaufenden Bewegungsmuster werden durch Sinnesreize aktiviert und können willentlich nur sehr eingeschränkt gesteuert und verändert werden.

Noch komplexere Bewegungsmuster wie Laufen oder Schwimmen werden zwar bewusst im Frontalhirn von nur wenigen Nervenzellen ausgelöst, aber der Bewegungsablauf wird im Rückenmark gesteuert und löst eine Kaskade von Nervensignalen aus. Diese aktivieren mit ihrem eigenen rhythmischen Muster verschiedenste Muskel- und Nervenverbindungen, die wiederum auf neue Weise die Muskeln und Nervenfasern im Körper aktivieren. Diese Muster basieren auf gegenseitiger Verstärkung und Hemmung und sind genetisch festgelegt. Gleichzeitig feuern die Sinneszellen im Körper ständig Informationen über ihren Spannungszustand und ihre Lage im Raum ans Gehirn, sodass der Organismus stetig lernt und sich damit verändert.

Good Vibrations

Zittern, Schütteln und Vibrieren scheinen die körperliche Selbstheilung zu begünstigen. In den 1960er Jahren wurden Vibrationen zur Leistungssteigerung bei SportlerInnen eingesetzt, niederfrequent und niederamplitudig, die sogenannte Elektromuskelstimulation (EMS). Diese myofasziale Stimulation erlebt derzeit ein Revival, auch in Zusammenhang mit den neuesten Trainingsempfehlungen aus der Faszienforschung. Für untrainierte ältere Menschen und für LeistungssportlerInnen ist das EMS-Training besonders interessant, weil es die Muskulatur zu Regeneration und Wachstum anregt. Gleichzeitig ist gegenüber herkömmlichem Training das Risiko von Verletzungen und Unfällen kleiner. In den letzten Jahren wurden verschiedenste Vibrationsgeräte entwickelt, die Muskeln bei der Lockerung unterstützen, sogar für Zuhause. Im Massagesessel und auf Vibrationsplatten muss man sich nicht anstrengen und fühlt sich trotzdem aktiv(-iert). Biomechanische Stimulation wird auch in der Therapie eingesetzt, um zu verhindern, dass Muskeln verkümmern, oder nach Rückenmarkverletzungen, um die Heilung zu unterstützen. Weit verbreitet, häufig empfohlen und auch leicht zuhause durchzuführen ist das Training mit dem Rebounder, einem Minitrampolin. Das Schwingen aktiviert den Stoffwechsel jeder einzelnen Zelle und damit auch ihre Selbstheilungskraft.

Verschiedene Forschungsgruppen haben in den letzten Jahren die Wirkung von Vibrationen auf das Mikrobiom bei Mäusen untersucht und insbesondere auf Entzündungsprozesse und Diabetes als Spezialfall einer entzündlichen Autoimmunerkrankung. Ganzkörpervibrationen vermindern den Anteil von M1-Makrophagen, die Entzündungsprozesse verstärken, und erhöhen den Anteil von M2-Makrophagen und des Zytokins IL-10, die entzündungshemmend wirken. Darüber hinaus erhöht sich der Anteil des Bakteriums Alistipes, das Glukose in kurzkettige Fettsäuren verstoffwechselt. Diese Bakterienart kommt bei Menschen mit entzündlichen Darmerkrankungen seltener vor, aber häufiger bei depressiv erkrankten Menschen.

Erste Forschungsergebnisse zum menschlichen Mikrobiom zeigen, dass dieses weniger vielfältig ist, wenn die Menschen sich gestresst fühlen, übergewichtig sind oder unter Angst und Depressionen leiden.[58]

Möglicherweise wirken Vibrationen dadurch, dass die Mikrobiota, die aus mehreren Schichten bestehen, durch die Vibrationen besser geordnet werden und damit die Darmbarriere wieder besser funktioniert. Aufgrund dieser Forschungsergebnisse hofft man, die Medikamentendosis für Menschen mit Darmerkrankungen zu reduzieren, wenn sie gleichzeitig ca. 10–20 Minuten pro Tag Ganzkörpervibrationen ausgesetzt werden.[59]

TRE verstehen: das biopsychosoziale Krankheitsmodell

Die theoretische Erklärung für diese Ergebnisse liefert das biopsychosoziale Krankheitsmodell: Wird die Anpassungsfähigkeit eines Lebewesens überfordert, wird es krank. Oft zeigt sich die Krankheit auf einer anderen Ebene als der, auf der sie entstanden ist.[60] Eine Erkrankung auf der psychischen Ebene kann sich also z. B. auf der biologischen Ebene zeigen, also körperliche Beschwerden verursachen. Es lässt sich aber auch die Gesundheit auf einer anderen Ebene fördern als der, auf der die Krankheit entstanden ist. Eine seelische und/oder soziale Problematik kann daher auch auf der körperlichen Ebene gelöst werden. Genau diesen Zusammenhang macht man sich bei den TRE-Übungen zunutze.

Diese setzen auf der körperlichen Ebene an. Auf der biologischen Ebene von Muskeln und Faszien wird durch die TRE-Übungen

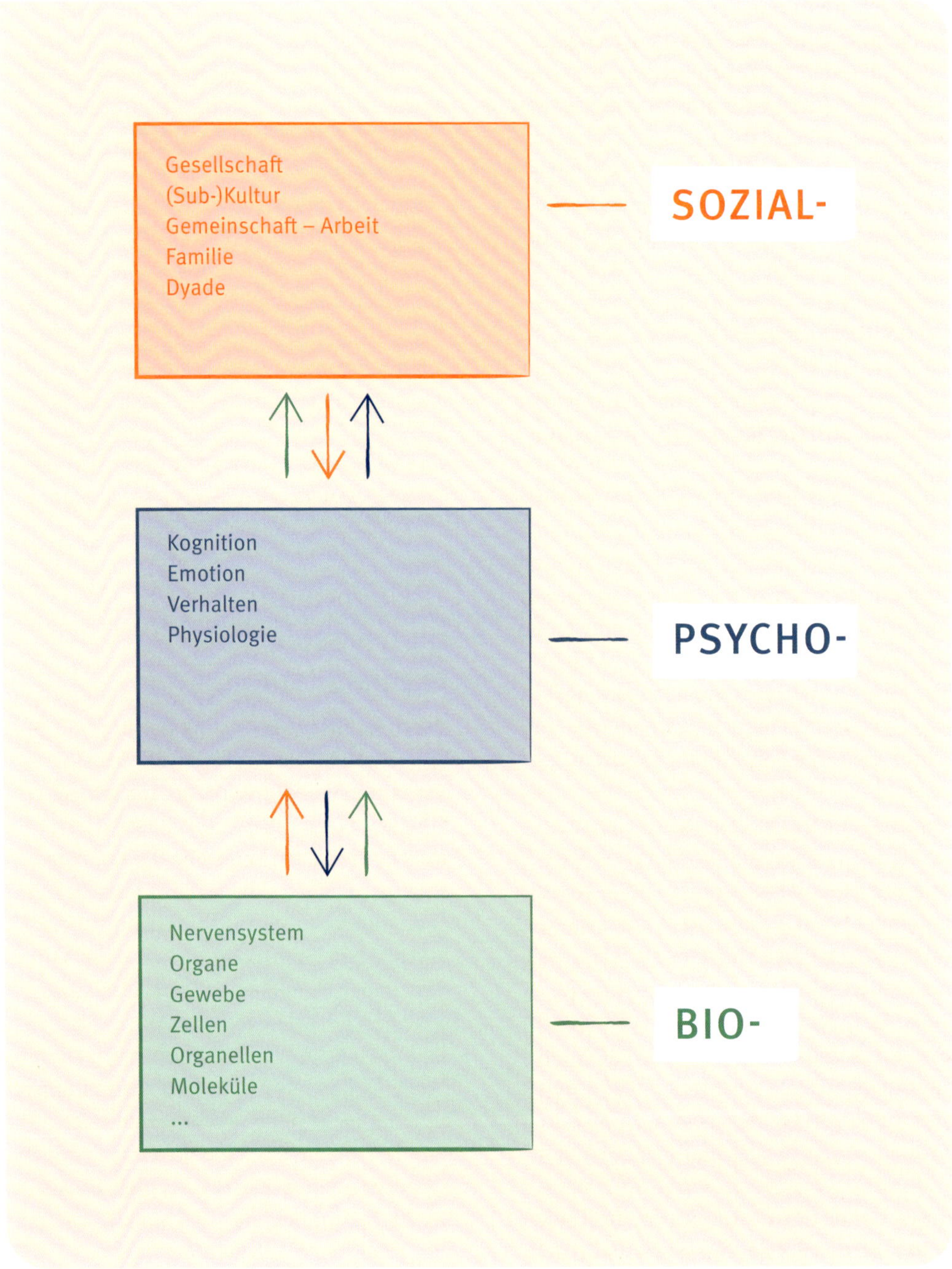

Das biopsychosoziale Krankheitsmodell erklärt Krankheiten als Versagen der Bewältigungsmechanismen. Die Krankheitszeichen können sich auf einer anderen Ebene zeigen als die Ursache. Dies bietet die Chance, sie auch auf anderen Ebenen als der Entstehungsebene zu behandeln.

die gestörte Stressverarbeitung so verändert, dass wieder eine gesunde Selbstregulation möglich wird. Beispielsweise löst sich verspanntes Gewebe, sodass sich das gesamte Körpergefühl wohltuend verändert, die Haut besser durchblutet und der Schlaf wieder erholsamer wird. Im Schlaf arbeitet das Immunsystem besser, sodass die Betroffenen morgens sowohl körperlich widerstandsfähiger als auch seelisch erholter und zuversichtlicher den neuen Tag beginnen. Auf der Verhaltensebene werden die Menschen umgänglicher, Konflikte eskalieren seltener, das Zusammenleben und Zusammenarbeiten wird insgesamt ungestörter, im besten Fall harmonischer.

Cicely Saunders (1918–2005) hat dieses Modell noch erweitert um die Sinnorientierung. Scheitern ist häufig im Leben mit seelischen oder körperlichen Krankheiten verbunden, die durch Sinnkrisen ausgelöst werden. Sinnschmerz, also der Mangel an Sinn, kann sich auch in körperlichem Schmerz äußern.

Dieses biopsychosoziale Grundmodell kann beispielsweise die Wirksamkeit von stimmungsverändernden Medikamenten erklären: Jemand ist durch eine Trennung in eine seelische Krise geraten und nicht mehr arbeitsfähig. Krankhaftes Grübeln in diesem Zustand der Trauer kann zu einer verminderten Aktivität des Temporallappens führen, des Ortes im Gehirn, wo positive Erwartungen erzeugt werden. Ohne positive Erwartungen verharrt dieser Mensch in seiner Wohnung, seinem Bett, pflegt sich nicht mehr, isst weniger oder nur noch das, was mit dem allergeringsten Aufwand zu beschaffen ist. Im obigen Modell findet die ursächliche Störung auf der Ebene der Dyade, also einer innerfamiliären Zweierbeziehung (Elternteil-Kind, Partnerschaft), statt. Das hat Auswirkungen auf der psychologischen Ebene des alltäglichen Funktionierens und der sozialen Ebene. Stimmungsverändernde Medikamente können das Nervensystem auf der Ebene der Zellen und Organellen beeinflussen. Aber auch die soziale Ebene der Dyade kann sich verändern. Eine gelungene Verständigung mit einer Ärztin erzeugt auf der seelischen Ebene die Hoffnung auf Besserung. Diese Vorfreude führt dann tatsächlich dazu, dass der leidende Mensch wieder ins Handeln kommt.

Aber es funktioniert auch in die umgekehrte Richtung: In der medizinischen Hypnose werden Schmerzen auf der dyadischen Ebene mit heilsamer Sprache behandelt, also mit Ideen, Anregungen, Vorschlägen, wie sich der derzeitige Zustand zum Besseren wenden könnte. Negativspiralen von zwanghaftem Grübeln und Hoffnungslosigkeit können unterbrochen werden. Auf der biologischen Ebene verändern sich Konzentrationen von Molekülen in den Zellen. Die chemischen Veränderungen beeinflussen die Aktivität des Gehirns und des Gedächtnisses und stabilisieren die Verbesserung.

Auf dem faszinierenden neuen Forschungsgebiet der Epigenetik werden immer neue Beispiele dafür entdeckt, wie die Umwelt die Gene beeinflusst. Bewältigungsverhalten in einer unsicheren Familie führt dazu, dass Gene zur Produktion von Stresshormonen in den Zellen häufiger abgelesen werden und sich dadurch die Enden der Gene, die sogenannten Telomere, mit jedem Ablesen verkürzen und so zu vorzeitigem Zelltod führen.[61]

Doch zurück zu TRE und der Frage, wie Sie diese Methode am wirkungsvollsten für sich nutzen können. Auf der biologischen

Ebene bringen Sie Ihren Körper zum Zittern, was auf der seelischen Ebene zu weniger Schmerzen und einem besseren Schlaf führt. Auf der sozialen Ebene verbessern sich Beziehungen und die Arbeitsfähigkeit. Lassen wir dazu zunächst wieder TRE-Praktizierende zu Wort kommen.

Johannes, 54, und zwei ukrainische Soldaten

Hilfe bei schmerzhafter Gürtelrose

» *Er ist technischer Berater in einem großen Nahrungsmittelkonzern. Johannes spürte Anfang September Schmerzen, die langsam zunahmen. Er recherchierte im Internet, konnte aber keine Diagnose finden, die zu seinen Beschwerden passte. Gürtelrose hatte er ausgeschlossen, weil er keine Bläschen hatte, sondern eine offene Wunde am Rücken. Die führte er darauf zurück, dass er sich beim Arbeiten an einer Wand oder einer Maschine aufgeschürft hatte. Als die Schmerzen immer schlimmer wurden, 10 auf einer Skala von 0 bis 10, ging er zu einem Arzt, der ihm ein Medikament gegen Viren und ein opiathaltiges Schmerzmittel verordnete. Außerdem wurde er krankgeschrieben. In den nächsten Tagen gingen die Schmerzen auf 7–8 zurück.*

Als er ein paar Tage später wieder die Arbeit aufnahm, war die Schmerzstärke bei 4–5, und nach dem ersten Tag war er abends ziemlich kaputt. Dann begann er mit dem Zittern; die Zeichnungen und eine Beschreibung halfen ihm dabei, sich wieder an die Zitterübungen zu erinnern (ich hatte ihm die Zitterübungen schon vor einigen Jahren empfohlen, bevor er als technischer Berater zu einem großen Unternehmen ins Ausland ging; dort empfand er das Zittern als wechselnd erfolgreich: Manchmal fühlte er sich sehr gut dabei und danach, manchmal schien gar nichts zu passieren).

Schon nach zweimaligem Zittern spürte er eine deutliche Besserung seines Allgemeinzustandes, und auch die Schmerzen gingen zurück auf 3.

Am Samstag, bevor er eine Urlaubsreise antrat, nahm er die letzte Schmerztablette, und spürte abends leichte Kopfschmerzen, die er als Entzugserscheinung auf das Schmerzmittel interpretierte. Eigentlich hatte ihm der Arzt empfohlen, das Schmerzmittel zu nehmen, bis die Schmerzen vollständig abgeklungen waren, aber er wollte es lieber ohne Medikamente probieren. Die Schmerzen stiegen dann kurzfristig wieder auf 6. Er machte weiterhin zwei Mal am Tag die TRE-Übungen. Als besonders wohltuend empfindet er die fünfte Übung. Innerhalb der nächsten vier Tage hörten die Schmerzen ganz auf. Am Sonntag nahm er sein gewohntes und geliebtes Joggen wieder auf und schaffte fast so viele Kilometer wie vor seiner Erkrankung. Es war anstrengender als sonst, er hat den Eindruck, dass ein letzter Rest der Medikamente noch in seinem Körper ist, schaut nun aber zuversichtlich auf die kommende Arbeitswoche.

Es folgen zwei exemplarische Fälle der Einzelbegleitung mit Soldaten in der Rehabilitation nach ihrem Militäreinsatz in der Anti-Terrorist-Operation-Zone (ATO) im Osten der Ukraine. Beide Fälle sind in einer ukrainischen Fachzeitschrift publiziert.[62]

TRE in der Reha bei einem Soldaten nach einem Militäreinsatz, Fall 1

In einer psychiatrischen Klinik in der Ukraine wurden mit einem Soldaten, der aus der ATO-Zone zurückkehrte, zehn TRE-Sitzungen abgehalten. In der ersten Lektion machte der Soldat alle Übungen in einer vereinfachten Version, da er aufgrund von Verletzungen nicht alle Bewegungen durchführen konnte. In den ersten Sitzungen spürte er ein Zittern in seinen Beinen und seinem Körper, dort aber irgendwo tief im Inneren. Äußerlich war wenig vom Zittern zu bemerken. Nach wenigen Sitzungen wurde zuerst ein Zittern im rechten Bein sichtbar (er hatte eine Verletzung am linken Bein). Dann begann das Zittern in beiden Beinen deutlich sichtbar zu werden, wurde immer ausgeprägter. Der Soldat gab an, dass er das Zittern nun auch im Körper spüre. Trotz verschiedener Variationen bei der Durchführung der Übungen konnte weder im Oberkörper noch in den Armen ein Zittern ausgelöst werden, nur ein leichtes Zittern der Fingerspitzen. In der letzten Sitzung konnte das Zittern in den Beinen im Stehen und Liegen deutlich wahrgenommen werden. Um Zittern im Oberkörper zu provozieren, sollte der Soldat im Liegen ein Handtuch mit seinen beiden Händen auswringen. Danach war ein Zittern in seinen Schultern und Händen beobachtbar. Das Zittern war zwar nicht sehr stark, aber doch deutlich festzustellen.

Der Soldat gab an, dass er sich sehr tief entspannt und ruhig fühle. Später im Gespräch sagte er, dass er sich seit seiner Rückkehr aus der ATO-Zone überhaupt nicht mehr entspannt habe. Seit Beginn der TRE-Therapie könne er besser schlafen, habe keine inneren Spannungen mehr und keine Kopfschmerzen.

Fall 2: TRE half gegen Anspannung, Steifigkeit und Schmerzen nach einem Kampfeinsatz

Einzelsetting bei einem Psychologen mit einem Soldaten in einer Rehabilitationsklinik. Während eines Kampfeinsatzes war der Soldat von einer Schockwelle weggeschleudert worden und hatte Prellungen, allerdings keine schweren Verletzungen erlitten. Er klagte während der Rehabilitation über Schmerzen in den Armen und Beinen, über einen steifen Körper und angespannte Muskeln. Er schlief schlecht und litt unter Angst. Es wurden vier TRE-Sitzungen durchgeführt.

Weil der Patient Prellungen hatte, wurden nur Übungen mit den Beinen – ohne Rumpfbeugen und Senken des Kopfes – im Liegen auf dem Rücken durchgeführt.

Während der ersten Sitzung begannen die Muskeln des Körpers schnell und aktiv zu zittern. Die Waden- und die Oberschenkelmuskulatur arbeiteten aktiv. Das Zittern lief von oben nach unten bzw. von unten nach oben. Später begann sein Becken zu zittern. Die Augen des Patienten bewegten sich stark; deshalb wurde er gebeten, die Augen offen zu halten und in ständigem Kontakt mit dem Psychologen zu bleiben und über seine Empfindungen zu berichten. Die erste TRE-Sitzung dauerte nicht mehr als 5 Minuten. Am Ende der Sitzung erzählte der Patient, dass seine Füße sich wie »Watte« angefühlt hatten, als er von einer Schockwelle weggeschleudert wurde und Panik hatte. Der Psychologe bat ihn, zuerst mit den Füßen auf den Boden zu stampfen, half ihm dann aufzustehen und zu gehen und mit mehr Kraft aufzutreten. Als das Gefühl von »Watte« in den Füßen verschwand, teilte der Soldat mit, dass er müde sei und schlafen wolle.

Die nächsten drei Sitzungen waren ebenfalls sehr bewegt. Das Zittern in den Armen und der Brust wurden nun deutlich sichtbar. Das Gefühl von »Watte« in den Beinen trat nicht wieder auf. Während der Übung war die Atmung erst oberflächlich, dann tief, begleitet von einem Brummen. Nach den TRE-Übungen berichtete der Patient, dass er keine Muskelschmerzen und Verspannungen mehr spüre, sondern zuerst eine starke Entspannung empfunden habe. Später fühlte er mehr Kraft und konnte besser schlafen.

Denken und Verstehen

Hilflosigkeit und Ohnmacht können reduziert werden mit einem Krankheitsmodell, das die belastenden Symptome erklären kann, die das Erleben weiterhin bestimmen (siehe im ersten Kapitel »Grundproblem Stress«, Seite 14). Das Befinden und Erleben wird verstehbar und beeinflussbar. Beispielsweise ist es für viele Menschen unverständlich, dass sie nach einer längeren Stressphase in ihrem Leben nicht einfach wieder fröhlich, leistungsfähig und zufrieden sein können wie vorher. Sie gehen davon aus, dass sie jetzt, wo die stressige Phase vorbei ist, sich eigentlich endlich befreit oder erlöst fühlen müssten. Stattdessen sind sie ständig irgendwie erschöpft oder gar krank, leiden unter starken Stimmungsschwankungen und Antriebslosigkeit. Das Stufenmodell des Selbstschutzes kann erklären, warum das so ist: Bisher haben sie einfach automatisch funktioniert, auf der »Kampfstufe« und auch den »Stufen der Erstarrung«.

Das Selbstschutzmodell macht nachvollziehbar, dass die chronische körperliche und seelische Überaktivierung nur langsam abfällt und auch die damit verbundenen negativen Gefühle. Das Modell kann aber auch motivieren, mehr von dem zu machen, was sich irgendwie angenehm oder gut anfühlt, sodass gute Gefühle von Ruhe, Geborgenheit und angenehmer Aktivierung wieder häufiger werden und mehr Platz im Leben einnehmen. So können Betroffene mehr Geduld mit sich selbst entwickeln und auch einen anderen Zeithorizont: Es ist unmittelbar einsichtig, dass eine mehrjährige chronische Überforderung genauso lang brauchen kann, um wieder abgebaut zu werden. Ein gebrochener Knochen heilt auch nicht von einem Tag auf den anderen. Warum wird einem gebrochenen Herzen nicht genauso viel Zeit zum Heilen zugestanden wie einem gebrochenen Bein?

Die heilsame Wirkung des Zitterns entsteht dadurch, dass die ursprünglich mit Bedrohung verbundene Körpererfahrung des Zitterns in einer anderen, als sicher empfundenen Umgebung wiederholt und dann als angenehm und wohltuend erlebt wird.[63]

Diesem Heilungsprinzip folgt beispielsweise auch die Idee »Kunst kann heilen«.[64] Beim künstlerischen Tätigsein und beim Kunsterleben, z. B. bei einem Konzert, können diese unbewussten traumatischen Körperempfindungen auf der Verhaltensebene ausgedrückt und nochmals erlebt werden, an sich (selbst) beobachtet und dann allenfalls auch reflektiert und benannt werden. So gewinnt der Verstand wieder die Kontrolle über das Handeln. Überaktivierung oder Erstarrung werden schwächer oder können sich nach und nach ganz auflösen.

Bewusste Selbstregulation und -kontrolle

TRE ermöglicht einen positiveren Selbstbezug. Das Erleben von Selbstwirksamkeit fördert das Selbstvertrauen. Damit wird die Voraussetzung dafür geschaffen, dass übersteigerte Kontrollbedürfnisse bei Zwangserkrankungen oder das Vermeiden von angstauslösenden Situationen bei Angst- und Panikerkrankungen, nach und nach auf ganz natürlichem Weg schwächer werden.

Körperstruktur und -haltung

Die TRE-Übungen beeinflussen einen zentralen Reflex, die sogenannte »fetal response«, also das Einrollen und Zusammenziehen des Körpers in eine schützende Fötusstellung. Beobachtungen von David Berceli (Seite 78) und anderen zeigen, dass das Iliopsoas-System in der Körpermitte, die myofasziale Verbindung von Ober- und Unterkörper, sich bei extremer Gefährdung spontan zusammenzieht. Der Oberkörper wird dadurch nach vorne unten gezogen, die aufrechte Haltung verunmöglicht.

Die anatomischen Zusammenhänge verdeutlicht die Abbildung (Seite 57): Zum Iliopsoas-System gehören der große Lendenmuskel (Psoas-Muskel, Musculus psoas major) und der Darmbeinmuskel (Iliacus-Muskel, Musculus iliacus). Gemeinsam ergeben sie den kräftigsten Beuger im Hüftgelenk.

Durch die Dehnung des Iliopsoas und die Anspannung der Rückenstrecker kann der Körper in die aufrechte Haltung zurückkehren. So können sich Beschwerden und Schmerzen des Halte- und Bewegungsapparates verringern. Zudem werden die Durchblutung der Beine und der Rückfluss der Lymphe und des venösen Blutes aus den Beinen verbessert.

Mit Körperhaltungen ist immer auch die Selbstwahrnehmung verbunden. Bei RückenschmerzpatientInnen konnte gezeigt werden, dass ihre Eigenwahrnehmung schlechter ist als bei Gesunden, das heißt, sie nehmen den Zustand ihres Körpers, insbesondere die Anspannung und ihre Körperhaltung, weniger gut wahr.[65] Auch PatientInnen mit Magersucht (Anorexie) nehmen ihren Körper anders wahr als er ist: Sie haben den Eindruck, ihre Hautoberfläche sei viel weiter weg von ihrem Körper, als sie tatsächlich ist. Ihr Körper sei also voluminöser, als er tatsächlich ist. Mithilfe eines eng anliegenden Tauchanzuges konnten sie ein realistischeres Körpergefühl entwickeln.[66]

TRE hilft dabei, die Selbstwahrnehmung zu verbessern und damit auch das genauere Erspüren dessen, was guttut und was nicht. SchmerzpatientInnen könnten mit einer verbesserten Selbstwahrnehmung früher und schneller auf Situationen reagieren, die ihnen nicht guttun. Sie vermeiden dadurch weitere Aktivierung und mehr Körperspannung, die Negativspirale von Anspannung und Schmerz löst sich auf. Aber auch ohne Schmerzen ist es mit einer aufrechten Körperhaltung eher möglich, sich selbstsicher, handlungsfähig und selbstwirksam zu fühlen, als mit gesenktem Kopf und gebeugtem Oberkörper. Die Körperhaltung beeinflusst zudem unsere Wirkung auf andere. Mit einer aufrechteren Körperhaltung werden wir von anderen eher wahrgenommen.

Myofasziales System

Der vielleicht wichtigste Wirkmechanismus des neurogenen Zitterns wie auch der gesamten TRE-Übungsabfolge liegt im myofaszialen System begründet. Myo steht für Muskel und mit »Faszie« wird das Bindegewebe bezeichnet. Es ist ein zusammenhängendes Netzwerk von kollagenhaltigen Fasern und gelartiger extrazellulärer Matrix, das den gesamten menschlichen Körper durchzieht und durch das jedes Organ (auch das Gehirn), jeder Muskel (und jede Muskelfaser), jeder Knochen, jedes Blutgefäß und jede Nervenbahn eingehüllt und eingebunden wird.

Faszien machen mit mehreren Kilogramm einen großen Anteil an Körpergewebe aus. Sie reagieren auf Botenstoffe des autonomen Nervensystems, indem sie sich zusam-

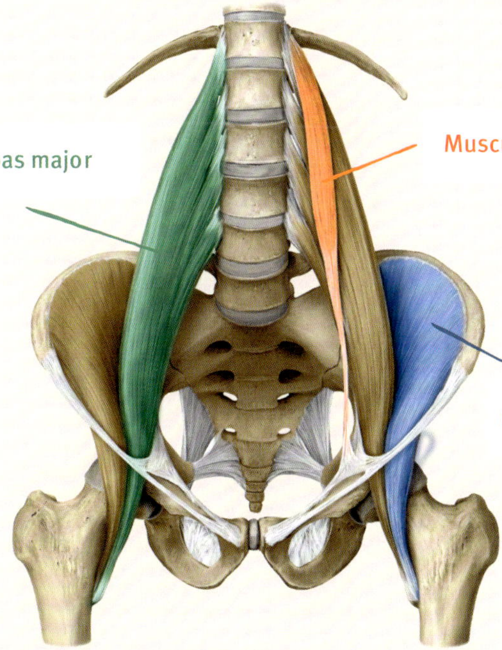

Iliopsoas-System

menziehen und dadurch den Wasseranteil reduzieren, aber auch autonom wieder entspannen. Über die Faszien steuert das autonome Nervensystem die Stabilität und die Beweglichkeit des Bewegungssystems – in der Körperhaltung zeigen sich Stütz- und Haltespannungen.

Sinnesorgan Faszie Faszien sind so reich innerviert, dass einige Faszienforschende heute davon ausgehen, dass es sich bei den Faszien um unser reichhaltigstes Sinnesorgan handeln muss. Die Forschung ist aber erst dabei zu entdecken, welche grundlegende integrative Funktion die Faszien nicht nur für die Körperhaltung und Bewegungsorganisation, sondern auch für unsere Gefühle haben. In den letzten Jahren wurden viele aufschlussreiche Zusammenhänge zwischen Sinnesreizen und dem myofaszialen System bekannt, die die wohltuende Wirkung verschiedenster Körperübungen auch für strenge NaturwissenschaftlerInnen nachvollziehbar macht. Beispielsweise aktiviert eine starke Dehnung der Augenmuskeln den Trigeminus-Nerv, der wiederum den Vagusnerv aktiviert, was eine Entspannungsreaktion begünstigt. Faszien reagieren auf Stress, indem sie sich zusammenziehen und die Beweglichkeit, den Wasseranteil wie auch den Stoffwechsel insgesamt reduzieren. Sie besitzen ein zelluläres Gedächtnis. Sie können zwar Belastungen und Unregelmäßigkeiten wie ungleich lange Knochen oder Verletzungen bis zu einem bestimmten Ausmaß ausgleichen. Wenn das nicht (mehr) gelingt, resultieren Entzündungen und Schmerzen. Nicht nur bei Überbelastungen, sondern auch bei Bewegungsmangel. An Laboraffen wurde nachgewiesen, dass Käfighaltung zu Gelenkdegenerationen führt.

Faszien beeinflussen die Selbstwahrnehmung Verändern sich Faszien aber strukturell durch zu wenig, Über- oder Fehlbelastung, verändert sich auch die Weiterleitung von neuronalen Impulsen – und dies beeinflusst die Selbstwahrnehmung. Deformationen oder Verletzungen der Faszien haben Auswirkungen auf das Körperempfinden, da sich alles, auch das Muskelgewebe, an der Architektur der Faszien ausrichtet. Störungen in der Bewegungskoordination und in den Bewegungsabfolgen können sich daraus ergeben, bis hin zu einer Beeinträchtigung der Tiefensensibilität. Auch werden heute Erkrankungen wie Angststörungen, Depressionen oder das Reizdarmsyndrom vermehrt als Störungen im Körpergewahrsein verstanden. Dasselbe gilt für Stressverarbeitungsstörungen und PTBS. Faszien sind hochgradig anpassungsfähig und reagieren jederzeit auf innere und äußere Anforderungen an unseren Körper. Beispielsweise verändert ein saures pH-Milieu im Gewebe die fasziale Architektur hin zu Verklebungen, Fibrose und Wucherungen. Wesentliche Einflussfaktoren auf die Faszien sind Alter, Verletzungen, Bewegung und Ernährung – und eben: Stress.

Stress macht steif Die Hypothese, dass das autonome Nervensystem die Faszienspannung mit Stresshormonen wie Adrenalin zentral beeinflusst, wurde von Robert Schleip bestätigt.[67] Die Faszienzellen reagierten nach 24 Stunden und erhöhen den Wachstumsfaktor TGF-β1. Durch diesen verwandeln sich Fibroblasten in kontraktile Fibroblasten, die vermehrt Kollagen bilden und sich vermehrt zusammenziehen. Über die Kontraktion der Arterienwände verschlechtert sich die Versorgung des Organismus. Ein Teufelskreis entsteht, bei dem seelischer Stress immer zu mehr körperlichem Stress führt, was wiederum den seelischen Stress verstärkt. Wer dann Bewegung aus seinem Leben wegstreicht, macht durch Schonung und Vermeidung alles nur schlimmer, da eine Sensibilisierung folgt, bei der Nervenendigungen auf immer kleinere Reize mit gleicher Intensität reagieren. Mit der richtigen Behandlung der Faszien kann das autonome Nervensystem in Richtung Entspannung beeinflusst werden. Intrafasziale Nervenendigungen lassen sich durch Bewegung, Dehnung und Rhythmus stimulieren.

Bewegung senkt Anspannung Mit 80 % Vorkommen sind freie Nervenendigungen am häufigsten vertreten. Sie sprechen besonders gut an auf abwechselnden Druck oder Zug, denn ca. die Hälfte dieser freien Nervenendigungen können leicht erregt werden, die andere Hälfte ist eher träge; einige Rezeptortypen reagieren nur auf Veränderungen, andere hingegen reagieren konstant auf Reize. Das neurogene Zittern ist genau die richtige Art von Bewegung für die freien Nervenendigungen. Beim neurogenen Zittern wechseln sich Anspannung und Loslassen mehr oder weniger rhythmisch ab. Wenn das Zittern dann noch durch bewusste Pausen mit Hineinspüren unterbrochen wird, kann die therapeutische Wirkung noch gesteigert werden.

In den Körper hineinspüren reduziert Schmerzen 90 % der freien Nervenendigungen sind über das Rückenmark mit der Inselrinde verbunden, wo besonders die vordere Inselrinde daran beteiligt ist, dass die Körperempfindungen (insbesondere auch zur körperlichen Versorgungslage) zu negativ oder positiv gefärbten emotionalen Erfahrungen werden, die sowohl das Bewusstsein als auch das Selbstempfinden beeinflussen[68] (Barnett Feldmann 2021). Das absichtliche Aktivieren dieser freien Nervenendigungen durch leistungsfreies Hineinspüren stößt selbstregulative Prozesse in den Faszien an und verbessert die Gewebeversorgung. Ein verbessertes Körpergewahrsein wirkt Schmerzen entgegen. Das autonome Nervensystem leitet Körperempfindungen bevorzugt weiter, so dass Schmerzsignale unterdrückt oder ausgeblendet werden (können). Praxisbeispiele und Übungen zur Verbesserung des Körperempfindens finden Sie im Kapitel «Was wirklich wirkt». 20 % der faszialen Innervierung besteht aus weiteren Rezeptoren wie dem Golgi-Sehnenorgan, das auf Muskelspannung reagiert, aus Golgi-Rezeptoren, die auf starke Dehnreize ansprechen, aus Pacini-Körperchen in den Muskel-Sehnen-Übergängen und in den Bändern der Wirbelsäule, die auf Belastungswechsel ansprechen und aus Ruffini-Rezeptoren in den peripheren Gelenken, die ebenfalls auf wechselnde Belastung ansprechen sowie auf Dehnungen, die mehrere Gelenke einbeziehen. Das Besondere an diesen Rezeptoren ist, dass sie – richtig stimuliert – den Tonus in Muskeln und Faszien senken und sympathische Aktivierung hemmen. Gerade die fünf vorbereitenden Übungen der TRE sprechen besonders diese Rezeptoren an. Um Selbstempfinden und Selbstheilung positiv zu beeinflussen, sollten alle faszialen Rezeptoren im gesamten Körper angesprochen werden. Die sieben Körperübungen des TRE-Übungsprogramms sind dafür optimal.

Meridiansystem

Neuere wissenschaftliche Untersuchungen vermuten in den myofaszialen Strukturen die biologische Basis für das Meridiansystem.[69] Daraus könnte auch die aktivierende und harmonisierende Wirkung von TRE auf die Energieleitbahnen abgeleitet werden, die Basis der fernöstlichen, traditionellen Medizinsysteme sind, wie der traditionellen Chinesischen Medizin TCM, der japanischen

Medizin sowie des Ayurveda. Daraus resultiert eine entsprechende Rückwirkung auf die biologische und – über die Verbesserung der seelischen Befindlichkeit – auch auf die soziale Ebene.

Samuel, 31, und Charlotte, 61

Yoga und TRE sind eine gute Kombination

» *Der großgewachsene Mann erhielt vor wenigen Jahren die Diagnose »Multiple Sklerose« (MS). Seine Gesundheit zwang ihn, sein Leben als Manager einer internationalen Firma mit vielen Flugreisen zu beenden, und führte ihn in die Arbeitslosigkeit und beinahe in die Erwerbsunfähigkeit. Seine Suche nach Besserung brachte ihn zur Alternativmedizin, zur Homöopathie und zur Körpertherapie. Er meditierte, lernte Yoga. Die Kombination wirkte, die Symptome nahmen ab, doch sie verschwanden nicht dauerhaft. Dann lernte er TRE kennen. »Das erste Mal, als ich TRE gemacht habe, war sehr erstaunlich. Ich kam durch das neurogene Zittern in eine Tiefenentspannung, die ich durch andere Methoden bisher nicht erreichen konnte. Es passierte auf der muskulären, neuronalen und psychischen Ebene etwas, das konnte ich deutlich spüren.«*

Am Anfang hat Samuel die ganze TRE Übungsreihe jeden zweiten Tag durchgeführt. Und dies zusätzlich zu seiner Meditationspraxis, die oft mehrere Stunden pro Woche umfasste, und zum Yoga, das er ebenfalls zuhause praktiziert. Oft kombinierte er auch Yoga und das neurogene Zittern, das er aber nur dann an die Yoga-Asanas anfügte, wenn es sich richtig anfühlte. Nach einigen Monaten waren seine MS-Symptome ganz verschwunden. Als es ihm besser ging, sagt er, hat er TRE nicht mehr so fleißig angewendet – er ging lieber wieder ins Fitness-Studio trainieren. Er ist aber sehr froh, »Tools« zu kennen, die er zuhause für sich anwenden kann, sobald er sich nicht mehr wohl fühlt in seiner Haut.

Heute führt Samuel ein ausgefülltes Leben. Er hat sich selbständig gemacht und eine trendige Snack-Marke entwickelt, selbst produziert und in Eigenarbeit auf den Markt gebracht. »Das war nicht immer leicht«, sagt er. Er habe anfangs Fehler gemacht. Sein Körper reagierte dann jeweils schnell auf Ängste und alte Gedankenmuster und brachte auch zeitweilig die MS-Symptome wieder zum Vorschein. Doch Samuel hat gelernt, was er dann braucht. Und dass er sich selbst regulieren kann. »Durch meine regelmäßige Praxis in Vipassana, Yoga und TRE. Durch gutes, gesundes Essen, vor allem ohne Zucker.« Mit seinem Leben ist Samuel wieder zufrieden. Obwohl er lange Flugreisen immer noch nicht verträgt. Die Produktion seiner Snacks besorgt heute eine Partnerfirma. Er verbringt lieber mehr Zeit mit neuen Ideen und Projekten und mit seiner neuen Partnerin. Und bald wird auch einer der größten Versandhändler Europas seine Marke im Angebot führen.

»TRE und das Zittern bringt mich sehr zu mir, in meine Mitte«

Charlotte ist ein Bewegungsmensch. Sie ist verheiratet und hat vier erwachsene Kinder. TRE hat sie gemeinsam mit ihrer Schwiegertochter in einem mehrteiligen Abendkurs kennengelernt. Das war vor zwei Jahren. Seitdem sind das neurogene Zittern und TRE ein fester Bestandteil ihres Lebens geworden.

Charlotte lebt sehr bewusst, ernährt sich biologisch vegetarisch. Bewegung ist ein wichtiger Teil ihres Lebens. Heute geht es Charlotte sehr gut. Das war nicht immer so. In ihrer Kindheit musste sie früh schwerste Traumata erleben. Sie wuchs von Geburt an bis im Alter von fünf Jahren in einem Kinderheim auf. Dann kann sie zu ihren Eltern. Traf auf eine desinteressierte Mutter. Und wurde vom Vater bis im Alter von 23, als sie das Elternhaus verließ, sexuell missbraucht. Den Schmerz hat sie heute hinter sich gelassen, sich zu einer empathischen, herzlichen Frau entwickelt. An den ersten TRE-Gruppenabend erinnert sie sich noch gut. Dass sie anfangs immer dachte: »Hoffentlich mache ich nichts falsch«, und sich nach dem ersten Kursabend nicht traute, alleine zu üben. Doch das gab sich schnell. Schon am zweiten Kursabend erlebte sie ein »Flash«, wie sie sagt. »Wenn ich das Zittern beendet und die Beine gestreckt habe, kam ein unglaubliches Glücksgefühl in mir auf. Ein himmlischer, einzigartiger Moment. Das hat mich enorm fasziniert, gerade weil ich es im normalen Erleben bisher nicht kannte.«

Heute ist das neurogene Zittern in Charlottes Körper integriert. Wenn sie lange stehen muss oder irgendwo sitzt, fängt ihr Körper häufig von selbst zu zittern an. Auch beim Fitnesssport macht sie oft zwischen den Geräteübungen eine Zitterpause. Sie kombiniert das Zittern auch mit dem Rebounding, zittert liegend auf dem Minitrampolin. »TRE und das Zittern bringt mich sehr zu mir, in meine Mitte. Mein Körper entspannt sich. Ich muss nicht mehr daran denken, das neurogene Zittern ist jetzt wie ein Teil meines Körpers und gehört heute einfach zu ihm dazu.« Natürlich hat sie in ihrem Leben schon viele Therapien gemacht. Seit 20 Jahren arbeitet sie mit Schwingungen als Rebounder-Instruktorin. TRE hat ihr einen neuen Weg gezeigt, wie sie auf sehr einfache Weise in eine tiefe Entspannung kommen kann. »Da mich TRE in meine Mitte bringt, habe ich auch das Gefühl, dass sich mir neue Kraftquellen aus mir selbst heraus erschließen«, sagt sie. Um in das unglaubliche Glücksgefühl zu kommen, reicht das »Alltagszittern« nicht. Dafür muss sie sich auf die TRE-Übungsabfolge konzentrieren. Im Gruppenkurs hatte sie dieses Glücksgefühl erstmals gespürt, mit fortschreitendem Üben dann allerdings immer mehr auch allein zuhause. Manchmal besucht sie heute noch TRE-Gruppenabende. Und es scheint ihr, dass das Glücksgefühl in der Gruppe etwas intensiver ist.

Autonomes Nervensystem und Stressverarbeitung

Wenn Säugetiere aus einer Erstarrungsreaktion herauskommen, fangen sie spontan an zu zittern. Ein gutes Zeichen, dass die Bedrohung verschwunden ist und der Organismus sich so sicher fühlt, dass er wieder in den Normalzustand zurückkehren kann. Die TRE-Übungen können diese vergangene Erstarrung zur Sicherung des Überlebens reaktivieren und die Rückkehr in aktives Bewältigen mit positiven Erfahrungen von Sicherheit verbinden, sodass bestehende Stressverarbeitungsstörungen aufgelöst werden. Zittern direkt nach einer Extrembelastung hilft dem Organismus auch, sofort wieder aus Ohnmacht und Verwirrung heraus in die Gegenwart zu kommen und wieder handlungsfähig zu werden.

Frühkindliche Reflexe

Die symmetrischen Bewegungen der TRE-Übungen fördern die Verbindungen zwischen den Gehirnhälften und zwischen den verschiedenen Verarbeitungszentren im Gehirn. Durch neue Nervenverbindungen findet Lernen statt und die zunehmende Integration verschiedenster Reize. Auf der neurophysiologischen Ebene hat dies einen Einfluss auf die Integration und Ausreifung frühkindlicher Reflexe. Diese sind angeboren, erleichtern unser »Zur-Welt-Kommen« und steuern die menschliche Frühentwicklung in mehr oder weniger klar voneinander abgrenzbaren Entwicklungsphasen. Frühkindliche Reflexe sind für unsere Entwicklung zentral. Wenn sie jedoch ihre Aufgabe erfüllt haben und im Laufe der Entwicklung nicht gehemmt und integriert werden, müssen sie willentlich kontrolliert werden. Das macht das Leben anstrengend, d.h. es wird viel Energie gebraucht, die ansonsten für kognitive Leistungen zur Verfügung stünde. Das kann sich in Lernstörungen und Konzentrationsproblemen zeigen, in Problemen mit der Körperkontrolle und in impulsivem Verhalten, aber auch in Asthma und anderen chronischen Krankheiten.

Die Problematik der ungenügend gehemmten frühkindlichen Reflexe wurde in Pädagogik und Entwicklungspsychologie denn auch vor allem im Zusammenhang mit AD(H)S, der Aufmerksamkeitsdefizit-Hyperaktivitätsstörung diskutiert und heute immer mehr in Zusammenhang mit (psychophysiologischem) Stress verstanden.[70] TRE kann deshalb nicht nur Erwachsenen, sondern auch Kindern eine wertvolle Hilfe sein, die Reste der frühkindlichen Reflexe zu integrieren. Wir empfehlen jedoch aus entwicklungsphysiologischen Gründen, erst im Schulalter, ab ca. 6–8 Jahren, mit den Körperübungen zu beginnen. Besonders wichtig für Kinder sind – neben der Begleitung durch Eltern und Bezugspersonen – der spielerische Zugang und eine entsprechende altersgerechte Vermittlung.

Was sich durch TRE verändern kann

Für Menschen, die viele schwierige und belastenden Lebenserfahrungen überstanden haben, sind die Wirkungen von TRE anfangs manchmal etwas beunruhigend: Typisch für die passiven Selbstschutzreaktionen ist – wie im ersten Kapitel »Grundproblem Stress« dargelegt – eine veränderte Körper-, Raum- und Zeitwahrnehmung. Wenn Sie also durch TRE solche Erstarrungszustände auflösen, kann dies zu ungewohnten und unerwarteten, schon lange nicht mehr oder überhaupt noch nie gekannten Körpererfahrungen führen. Die bisher eher schlaffe Muskulatur kann sich anspannen oder sogar verkrampfen, was mitunter auch schmerzhaft sein kann. Oder bisher empfindungslose Körperstellen fühlen sich plötzlich kühl oder schmerzhaft an, oder einfach nur ungewohnt. Sie können ein feines Kribbeln oder Vibrieren fühlen, wie wenn Sie unter Strom stünden, oder auch ein Fließen. Der Herzschlag wird schneller und stärker, ebenso Ihr Atemrhythmus und Ihr Atemvolumen wird grösser. All diese Veränderungen sind nur vorübergehend und verschwinden in den kommenden Stunden und Tagen wieder. Spätestens wenn Sie ein paar Mal geschlafen haben, werden all diese Veränderungen wieder verschwinden und Ihr Körper wird sich dann wieder ganz normal anfühlen.

Die Anspannung löst sich

Auf der anderen Seite erleben Menschen mit chronischen Verspannungen – typisch für die beiden aktiven Stressreaktionen Kampf und Flucht – das Lösen dieser Anspannung, häufig auch verbunden mit Wärme oder gar Hitze in bestimmten Körperpartien. Erklären lässt sich dies damit, dass die chronisch verengten Gefäße sich weiten und damit Muskeln und Faszien viel besser mit Nährstoffen und Sauerstoff versorgt werden und die Nervenzellen diesen veränderten körperlichen Zustand an das Gehirn zurückmelden. Dieses neue Fühlen und Erleben ist anders als bisher und führt im Gehirn zu intensiverer Aktivierung des Körperempfindens.

Die Verdauung wird besser

Die verminderte Aktivierung des Sympathikus durch TRE kann auch dazu führen, dass die vom Frontallappen ausgehende Blockierung von Schmerzreizen aus der Körperperipherie reduziert wird und damit Sinnesreize im Gehirn ankommen, die bisher aufgrund der erhöhten Aufmerksamkeit auf (scheinbare) Bedrohung ausgeblendet wurden. Möglicherweise empfinden Sie deshalb plötzlich Schmerzen, wo bisher keine waren.[71] Die verminderte körperliche Aktivierung kann auch dazu führen, dass Sie weniger Sodbrennen haben, Ihr Magen weniger empfindlich ist als bisher, dass Nahrungsmittelunverträglichkeiten verschwinden, Verdauung wieder intensiver und besser gelingt. Anfangs ist das manchmal mit (peinlichen) Körpergeräuschen verbunden wie Aufstoßen, Rülpsen oder Blähungen. Auch können sich andere Sinneseindrücken verändern und damit auch die Vorlieben für Nahrungsmittel. Ihre Stimme kann prosodischer werden, also irgendwie wohlklingender oder rhythmischer, aber auch lauter oder tiefer, ebenso kann sich die Wahrnehmung von Stimmen und Geräuschen verändern.

Das Miteinander entspannt sich

Gelingt es, durch die TRE-Übungen sich mehr mit anderen verbunden zu fühlen, sich aufgehoben in einer Gemeinschaft mit anderen zu erleben, werden die Stimmen dieser anderen Menschen intensiver und genauer wahrgenommen, mit all ihren Gefühlsschwingungen. Gleichzeitig werden Umgebungsgeräusche weniger laut und störend wahrgenommen. Dafür ist der Musculus stapedius (Seite 64) im Mittelohr verantwortlich. Dieser Muskel spannt sich an, um die Stimmen der Mitmenschen zu verstärken und die Umgebungsgeräusche auszufiltern. Normalerweise spannt sich der Musculus stapedius an, wenn man mit anderen zusammen ist, also der ventrale Vagusnerv (Seite 64) aktiviert ist. Ist

Der Musculus stapedius: unser natürlicher Geräuschfilter

Mit unserer Stimme vermitteln wir immer auch unseren momentanen Gefühlszustand, zwischen Geborgenheit und Panik. Diesen Gefühlszustand besonders genau wahrzunehmen, ermöglicht im Mittelohr aller Säugetiere ein winziger Muskel, der Musculus stapedius. Wenn wir uns in Sicherheit fühlen, ist dieser Muskel angespannt, sodass wir besonders gut hören können, was andere Menschen uns sagen oder singen; Geräusche in anderen Wellenbereichen, unter 100 Hz und über 4000 Hz, werden gedämpft oder gar ganz ausgefiltert. Fühlt sich ein Mensch hingegen bedroht, dann erschlafft dieser Musculus stapedius. So können wir besonders gut alle Arten von Umgebungsgeräuschen hören, die bedrohlich sein könnten, z. B. das Geräusch eines Flugzeugs in großer Entfernung.

hingegen der Sympathikus oder der dorsale Vagusnerv aktiv, weil wir uns gestresst fühlen, dringen die Umgebungsgeräusche ungefiltert in voller Lautstärke in unser Innenohr.

Nicht zufällig berichten viele Befragte, die einige Zeit TRE angewendet haben, dass sich ihre sozialen Beziehungen verbessern, sowohl privat als auch bei der Arbeit.[72] Wir führen das mit darauf zurück, dass die Befragten die Gefühle, die in der Stimme immer mitschwingen, besser deuten können, sich also nicht immer gleich angegriffen, abgelehnt oder kritisiert fühlen, sondern positive Gefühle anderer besser und öfters wahrnehmen. Ähnlich argumentiert auch Ruth Lanier: Schwer belastete Menschen empfinden bei freundlichen Gesichtern oft Beschämung. Sie nennt das die »therapeutische Empathie-Falle«: Je freundlicher und zugewandter die Therapeutin ist, umso beschämter fühlen sich diese PatientInnen. Sie reagieren mit Abwehr oder gar Aggression, mit Wut oder Therapieabbruch. Diese Zuwendung kann auch durch Augenkontakt ausgedrückt werden. Menschen mit Stressverarbeitungsstörungen empfinden diesen Augenkontakt oft als bedrohlich oder beschämend.

Die Polyvagaltheorie erklärt die Effekte

Zusammenfassend können all diese Erfahrungen durch die Polyvagaltheorie von Stephen Porges erklärt werden. Dieser hat erst vor wenigen Jahren entdeckt, dass das parasympathische Nervensystem aus zwei Nervensträngen besteht: dem ventralen (bauchwärts, also zur Körpervorderseite hin) und dem dorsalen (zur Körperrückseite hin). Schon lange war WissenschaftlerInnen aufgefallen, dass wir Ruhe sowohl als angenehm wie auch als unangenehm erleben können. Ruhe nach einem langen Arbeitstag, einer anstrengenden Wanderung, einem Saunagang kann sehr genussvoll und erholsam sein. Wir fühlen uns sicher, mit anderen Menschen zusammen aufgehoben. Dann ist der ventrale Vagusnerv aktiv: Der Herzschlag ist gleichmäßig, die Atemzüge tief und regelmäßig.

Ruhe kann aber auch als lähmend und daher als überaus unangenehm empfunden werden. Genau das ist der Fall, wenn man sich in einer Situation völlig überfordert oder ohnmächtig fühlt. Dann ist der dorsale Vagusnerv aktiviert und wir erstarren. Der Organismus funktioniert auf Sparflamme, bis die Gefahr vorüber ist oder sich doch noch ein Ausweg zeigt. Dann wird blitzartig der Sympathikus aktiviert, der uns ausreichend Energie für Flucht oder Kampf zur Verfügung stellt. Typisch für diesen seelischen Zustand der Stressverarbeitungsstörung sind daher auch die Stimmungsschwankungen zwischen Depression und Flucht, zwischen Verzweiflung und Wut, zwischen Kampf und Erstarrung.

Wenn eine Stresssituation sehr lange andauert, geht die spontane Erstarrungsreaktion in den Zustand der chronischen Erstarrung über. Der dorsale Vagusnerv ist dauerhaft aktiviert. Dabei können körperliche oder seelische Auffälligkeiten im Vordergrund stehen. Körperliche Kennzeichen sind ein verlangsamter Herzschlag bis zum Herzstillstand, schlaffe Muskeln, flache Atmung, blasse, wenig durchblutete Haut usw. Zu den seelischen Symptomen gehören Denk- und Gedächtnisstörungen, auch aufgrund der verminderten Sauerstoffversorgung des Gehirns, und Depression.

Weitere positive TRE-Effekte

Auch die Haut kann sich durch TRE verändern. Viele Menschen geraten durch die TRE-Übungen ins Schwitzen, obwohl die Übungen eigentlich nicht anstrengend sind. Der natürliche Säureschutzmantel wird durch vermehrten Schweiß wieder stabiler, mit einem pH-Wert zwischen 3 und 5. Damit verändert sich die Zusammensetzung des Mikrobioms auf der Haut. All diese für uns Menschen so hilfreichen Kleinstlebewesen können sich vermehren und die unerwünschten großen und kleinen Eindringlinge auf unserer Haut außer Gefecht setzen. Die Haut wird besser durchblutet und Hautkrankheiten wie Ekzeme nehmen ab.

Sie erleben mehr Lebendigkeit

Manchmal werden diese körperlichen und seelischen Veränderungen aber auch als beunruhigend erlebt. Weil die chronische Schmerzdämpfung aus dem Gehirn mit zunehmender Sicherheit wegfällt, empfinden TRE-AnwenderInnen ein Fließen und Kribbeln, nehmen bisherige Verspannungen wahr oder spüren gar einen »Lustschmerz« in den früher erstarrten und tauben Bereichen. Vielleicht empfinden Sie nun auch wohltuende Spannung, wo vorher Verspannung und krankmachende Überaktivierung waren. Freuen Sie sich auf Mut machende Empfindungen, die aufzeigen, wo und welche bisher bestehenden Selbstschutzreaktionen sich nun aufzulösen beginnen.

» *Ich weinte ..., weil ich die Schutzschichten nicht mehr brauchte, die ich um mich herum aufgebaut habe, mich von diesen Schutzschichten zu trennen aber viel schwerer ist, als ich es mir je habe vorstellen können.* «[73]

Psychosomatische und körperliche Beschwerden nehmen ab

Insgesamt können Sie aufgrund unserer Forschungsergebnisse davon ausgehen, dass die Anzahl und Stärke verschiedener psychosomatischer und Körperbeschwerden sich durch die TRE-Übungen deutlich reduzieren.

Insbesondere unangenehme Befindlichkeiten wie depressive Verstimmungen und starke Stimmungsschwankungen nehmen an Dauer und Stärke ab und die Schlafqualität nimmt deutlich zu.[74]

Dass TRE ein super »Schlafmittel« sein kann, berichtet auch Frieda.

Frieda, 33

»TRE hilft mir nach einem aufwühlenden Arbeitstag, innerhalb kürzester Zeit einen tiefen und erholsamen Schlaf zu finden«

» *Frieda wuchs in einem liebenden und umsorgenden Elternhaus auf und war die Erste in der Familie, die studieren konnte – sie wählte Biologie. Das Studium schloss sie mit der Bestnote ab. Ihr Berufseinstieg war dann allerdings sehr belastend. Sie, die gewohnt war, sich zu fordern, überforderte sich. Sie erlitt eine Fehlgeburt. Durch ihre Körpertherapeutin lernte sie TRE kennen und besuchte einen Einführungskurs. »Ich hatte Stress, aber nie das Gefühl, dass ich ein therapiewürdiges Trauma erlitten hätte. Es war für mich deshalb wichtig, ein Werkzeug zu erlernen, mit dem ich mir in dieser Krisensituation helfen konnte«, sagt sie. Es überzeugte sie, dass TRE ohne Sprechen funktioniert, dass es keine Therapeuten braucht, dass sie es jederzeit alleine machen kann. »TRE war für mich der Notfall-Plan, um mich selbst aus dieser starken Stresssituation zu befreien.«*

Heute, 1½ Jahre später, ist Frieda Mutter einer gesunden Tochter und hat in ihrem Beruf erfolgreich Fuß gefasst. Sie ist froh, TRE zu kennen, auch wenn sie es während der Schwangerschaft nicht eingesetzt hat. TRE habe ihr damals ein besseres Körpergefühl gegeben und das Vertrauen, dass sie sich selbst helfen kann. Dass sie leistungsfähig bleiben kann. »TRE half mir beispielsweise nach einem langen und aufwühlenden Arbeitstag, als ich erst um 1 Uhr nachts nach Hause kam und wirklich nicht abschalten konnte, innerhalb kürzester Zeit einen tiefen und erholsamen Schlaf zu finden. Ich würde behaupten, dass ich normalerweise nach einem solchen Arbeitstag noch lange todmüde am Grübeln gewesen wäre«, sagt sie. TRE sei einfach perfekt, um körperlichen Beschwerden oder Schlafprobleme, mit denen sie manchmal auf Alltagsprobleme und »die Summe von kleinen zwischenmenschlichen Verletzungen« reagiert, zu verarbeiten und einfach wieder vergessen zu können. «

Sie schlafen besser

Mit der besseren Schlafqualität verbessert sich auch schlagartig die gesamte Befindlichkeit: Wachen wir morgens ausgeruht auf, beginnen wir den neuen Tag mit seinen Aufgaben mit mehr Zuversicht. Die Aufgaben gelingen besser, was von anderen bemerkt und anerkannt wird. Damit fühlen wir uns sicherer und wohler, und nehmen Aufgaben und Pflichten mit mehr Zuversicht in Angriff. Anerkennung von anderen führt dazu, dass sich pessimistische Ursachenzuschreibungen in optimistische verwandeln. Wir führen nun also Erfolge auf unsere eigenen Anstrengungen und Fähigkeiten zurück und Misserfolge auf ungünstige Umstände.

Ganz nebenbei wird unser Immunsystem mit dem verbesserten Schlaf auch leistungsfähiger. Wir sind weniger anfällig für ansteckende Erkrankungen und gleichzeitig verbessert sich die Wirkung von Impfungen.

Spontane Aussagen von KursteilnehmerInnen, die wir ergänzend zu den standardisierten Fragebogenantworten erhoben haben, weisen auf sehr starke Anfangseffekte hin. Manche TeilnehmerInnen sind euphorisch durch die Wirkung der TRE-Übungen: Sie fühlen sich wie befreit, erleichtert, gelöst und locker, wie schon lange nicht mehr. Und sie erleben ihren Körper als etwas Positives, ein bisher ungekanntes oder lange vermisstes angenehmes Körpergefühl.

Warum Reden meistens nicht reicht

Bei Traumata oder chronischem Stresserleben ist es oft hilfreicher, nur oder zumindest auch mit dem Körper zu arbeiten, um zurück zur Lebendigkeit zu finden.

Lange Zeit ist man davon ausgegangen, dass bei Menschen mit schweren traumatischen Erfahrungen oder langanhaltenden Belastungsphasen Strategien zur Stabilisierung dauerhaft helfen würden, ihre seelischen und körperlichen Verletzungen mit der Zeit zu überwinden. In den letzten Jahren mehren sich jedoch die Hinweise, dass zwar stabilisierende Therapien in Krisensituationen helfen, um überhaupt wieder im Alltag zu funktionieren, und auch einzelne Symptome zu reduzieren. Allerdings lässt sich damit anscheinend die Lebensqualität nicht dauerhaft verbessern oder gar ein gutes Leben ohne Unterstützung durch das Gesundheits- und Sozialversicherungssystem ermöglichen. Stabilisierungstherapie stabilisiert vor allem die Symptome.[75] Insbesondere starke Stimmungsschwankungen und schlechter Schlaf beeinträchtigen das Befinden und die Leistungsfähigkeit, sowohl im privaten als auch im beruflichen Bereich. Für die Betroffenen ist das besonders frustrierend, weil diese alten belastenden Erinnerungen genau dann in ihr Leben dringen, wenn sie glauben, alles überstanden zu haben und endlich in ruhigerem Lebensfahrwasser angekommen zu sein. Die in der Vergangenheit ausgebildeten Selbstschutzreaktionen verändern, färben und verzerren aber immer noch – zeitweilig oder dauernd – das Erleben.

Heute geht man deshalb davon aus, dass sich Betroffene einige Zeit nach der Stabilisierungsphase wieder mit dem Trauma konfrontieren müssen. Aufgrund der derzeitigen wissenschaftlichen Befundlage sollen Behandlungsansätze, bei denen sich Betroffene konfrontativ mit den traumatischen Ereignissen auseinandersetzen, am wirksamsten bei posttraumatischen Belastungsstörungen sein.[76] Doch wie genau soll man dabei vorgehen? Viele Konfrontationsversuche führen nicht zu dem erwarteten Erfolg, sondern vergrößern das Leid der Betroffenen. Diese Heilungsversuche scheitern oft daran, dass die Betroffen selber nicht spüren, wo ihre Belastungsgrenze ist, und sich deshalb maßlos überfordern. Danach fühlen sie sich schlechter, hilfloser und ohnmächtiger als je zuvor.

» *Die Klappmesser der Erinnerung, die sein Leben lang aufgeschnappt waren, tauchten wieder auf und brachten ihn zum Schweigen ... Es waren Erinnerungen, über die er nicht sprechen konnte ... Ich dachte immer, die Wahrheit würde mich befreien, ... dabei macht sie einen bloß verrückt. ... Er griff nach der Gabel und stach sich die Zinken diskret, aber sehr fest in die Innenseite seines Handgelenks, um in die Gegenwart zurückzukehren.* « [77]

Das Geheimnis erfolgreicher Überwindung von Stressfolgestörungen ist ein kleinschrittiges Vorgehen. Die Dosierung und das Tempo sind entscheidend. Es muss sehr langsam und sehr vorsichtig vorgegangen werden. Zum anderen müssen bereits Bewältigungsstrategien zur Überwindung negativer Zustände erarbeitet und so gut geübt worden sein, dass sie jederzeit und überall abgerufen werden können.

Zuerst sollten die unterschiedlichen Problemfelder ausgemacht werden wie beispielsweise Umgang mit Nähe und Konflikten, Autoritäten, Substanzmissbrauch, mangelnde Selbstfürsorge und Tendenzen der Selbstverletzung. Dann geht es darum, vorsichtig eine kleine Veränderung auzuprobieren, um dann erneut zu überprüfen, ob und wie sich Erleben verändert hat. So können behutsam die Grenzen der Belastbarkeit entdeckt und der Handlungsspielraum ausgedehnt werden. Phasen der Entdeckung sollten sich abwechseln mit Zeiten der Sicherheit und des Rückzugs in vertrautes Gelände.

Dieses Vorgehen mit kleinschrittigen Konfrontationen mit früheren belastenden Erfahrungen wird in der Traumatherapie als Vergrößern des »Window of Tolerance« beschrieben, also die allmähliche Vergrößerung des Bewusstseinsfensters.[78] Nach einer Bedrohung und dem Entkommen aus der Gefahr ist dieses Fenster oft sehr klein. Die meisten Sinneseindrücke fühlen sich irgendwie unangenehm oder gar gefährlich an. Aber die Zeit heilt Wunden und so vergrößert sich dieses Fenster unter glücklichen Umständen wieder. Allerdings gibt es auch Grenzen der heilenden Konfrontation.

Traumata können oft nicht bewusst erinnert werden

Zum einen liegt es daran, dass sehr viele dieser sehr belastenden Erfahrungen nicht erinnert werden können. Entweder weil sie in Zeiten im Leben stattfanden, in denen noch keine bewusste Wahrnehmung und Erinnerung möglich war, die deshalb heute auch nicht möglich ist. Beispielsweise bei Erlebnissen im Mutterleib oder in den ersten Lebensjahren, in denen sich die Gehirnstrukturen und die Sprache erst nach und nach ausbilden. Dass solche frühen Erlebnisse als Entwicklungsdefizite ihre Spuren in der gesamten (Gehirn-) Entwicklung hinterlassen, wird derzeit weltweit unter dem Stichwort »Adverse Childhood Experiences (ACE)« – belastende Kindheitserfahrungen – erforscht.[79] Im ersten Kapitel »Grundproblem Stress« erhielten Sie einen Einblick in die Zusammenhänge zwischen Gefühlen und körperlichen Reaktionen. Die Auswirkungen bestimmter Erziehungsstile oder gesellschaftlicher Strukturen, die von Kindern als traumatisierend erlebt werden, betreffen nicht nur einzelne Menschen, sondern letztlich die Gesellschaft als Ganzes. Beispielsweise galt es im Nachkriegs-

»Reden reicht nicht!?«

Dies ist der Titel einer Tagungsreihe, die seit 2014 von der Trenkle Organisation, Rottweil, organisiert wurde. Bei diesem Zusammentreffen stehen körperorientierte Verfahren zur Behandlung von Stressverarbeitungsstörungen im Mittelpunkt, wie Brainspotting, Embodiment, EMI, EMDR (Seite 76) und eben auch TRE. Wir haben daher die Überschrift dieses Kapitels bewusst in Anlehnung an den Tagungstitel gestaltet und stellen Ihnen hier einige spannende Erkenntnisse vor.

deutschland als größte Erziehungssünde, Kinder zu verwöhnen. Mit der Folge, dass Kinder sehr viel weniger Zärtlichkeit, Berührungen und Hautkontakt erfahren haben, als sie sich eigentlich gewünscht oder gebraucht hätten. Und wie wir heute wissen, ist Berührung sowohl für die seelische als auch die körperliche Entwicklung sehr förderlich.[80]

Zum anderen gibt es auch schlimme Erlebnisse, die epigenetisch oder über soziale Beziehungen und Abhängigkeiten von einer Generation auf die nächste übertragen werden – im familiären Umfeld, in Gemeinschaften ebenso wie in gesellschaftlichen und kulturellen Rahmen.[81] Gemeint ist die Weitergabe von Traumata über Generationen hinweg. Nicht nur die Kriegskinder (2. Generation), sondern auch die Kriegsenkel (3. Generation) sind von posttraumatischen Stressverarbeitungsstörungen betroffen.[82]

Aber genauso existenziell bedrohlich wie körperliche Bedrohungen können auch Verleumdung und Verrat wirken. Ralf Vogt beschreibt in seiner Einführung zu seinem Sammelband Beispiele aus Vergangenheit und Gegenwart, wie der deutsche Verrat an der Sowjetunion 1941– trotz eines Nichtangriffspaktes von 1939.[83] Die Stasi hat sehr viele Menschen schwer traumatisiert durch Vertrauensbrüche in politischen, sozialen und familiären Zusammenhängen, während der DDR-Zeit und nach Veröffentlichung der Stasi-Akten. Erschütternde Menschheitserfahrungen werden sowohl genetisch vererbt wie auch durch Beziehungserfahrungen übertragen.[84]

Sowohl bei pränatalen und frühkindlichen wie auch bei generationsübergreifenden Traumata ist es schwierig, überhaupt Worte für das Grauen zu finden, das sich im eigenen Ich aufhält. Und noch schwieriger ist es, sich – selbst wenn man Worte dafür gefunden hat – nicht mit diesen Worten zu identifizieren. Auf der Suche nach Erklärung für das eigene Erleben kann Angelesenes, Fantasiertes und von anderen Erzähltes dann genau zu dem Etikett werden, das man dem eigenen unerwünschten Erleben aufklebt. Und weil sowohl die eigene wie auch die gesellschaftliche und kulturelle Vergangenheit nicht veränderbar sind – weil eben vergangen –, lassen solche Etiketten und Narrative die Betroffenen oft mit einem diffusen Gefühl unveränderbarer Beschädigung zurück – in Scham, Schuld und Schande.

Johanna, 39

»TRE hilft mir dabei, aus den Blockierungen wieder zurück in den Fluss des Lebens zu kommen«

» *Die Informatik-Projektleiterin erlebte vor fünf Jahren einen Zusammenbruch, der sie hilflos, ohnmächtig und immobil machte. Von einer Nierenentzündung erholte sie sich nicht, Antibiotika schlugen nicht an. Als sie nach einem halben Jahr wieder in Teilzeit einsteigen wollte, wurde sie vom Arbeitgeber entlassen. Ein Schock für sie, da sie ihrem Vorgesetzten kurz vor ihrer Erkrankung im Vertrauen von einer Vergewaltigung erzählt hatte. »Die unvermittelte Kündigung war schlimm«, sagt sie. Wie damals, als ihr weder Opferhilfe noch Anwälte halfen und Freundschaften nicht hielten. Sie ging in Psychotherapie, in die wöchentliche Achtsamkeitsgruppe, nahm Medikamente. Die Diagnosen wechselten, erst eine Anpassungsstörung, dann Depression. Sie wurde für lange Zeit erwerbsunfähig. »Die meiste Zeit über war ich gar nicht in meinem Körper anwesend«, sagt sie. »Ich war die ganze Zeit wie betäubt. Nicht nur die Medikamente machten das, es war auch mein Körper«. Die Nierenentzündung – in der Regel sehr schmerzhaft – spürte sie nicht. Zu schaffen machten ihr nur die pausenlosen Knieschmerzen. Als sie nach einem Jahr der Arbeitsunfähigkeit vor die Wahl gestellt wurde, ihr Kniegelenk durch ein künstliches zu ersetzen, wachte sie aus ihrer Betäubung ein Stück weit auf, da sie ihr Knie behalten wollte. Dann stieß sie auf TRE.*

»Ich habe mir die Übungen zuerst aus dem Buch von David Berceli (Seite 78) selbst beigebracht«, sagt sie. Aber sie wirkten irgendwie nicht. Dann hat sie eine TRE-Einführung besucht. Durch die intensive Erfahrung in der Gruppe lernte sie, sich auf ihren Körper vertrauensvoll einzulassen. »Es war wie ein Wunder«, erzählt sie. »Da ich trotz intensiver zweijähriger Suche und trotz Unterstützung des Arbeitsamts keine Arbeit fand, fasste ich den Mut, mich gegen den Rat aller selbständig zu machen. Ich wurde von Woche zu Woche leistungsfähiger. Es dauerte etwa drei Monate und ich konnte genug arbeiten, um mir meinen Lebensunterhalt wieder zu verdienen«. Und nicht nur das. »Nach etwa 18 Monaten mit TRE und mit viel körperlicher Bewegung blieben die Knieschmerzen immer öfter weg, heute sind sie ganz verschwunden.«

Ihre Selbstwirksamkeit hat sie zurück. »Ich spüre heute deutlich, wenn ich nicht ganz im Körper präsent bin, und habe die Werkzeuge, das zu ändern«. Nach und nach konnte sie auch die belastenden und schweren Geschichten nochmals vornehmen und ihren Frieden damit machen. Die Kindheit, in der sie von ihren Eltern vernachlässigt und geschlagen worden war. Das Leistungsdenken, dem sie genügen wollte. Beziehungen, in denen sie nicht gesehen wurde, zwei Aborte, mehrere Vergewaltigungen. »Ja es gibt sie, die grauenvollen Episoden in meinem

Leben. Und es gibt sie, die wundervollen, lebendigen und glückseligen Episoden. TRE half und hilft mir immer wieder dabei, aus den Blockierungen wieder zurück in den Fluss des Lebens zu kommen.«

Konfrontation kann retraumatisieren

Doch sogar wenn das grauenvolle und schreckliche Erleben ganz individuell stattfand und es erinnerbar und erzählbar ist, ist das Hauptproblem bei der Konfrontation die Art und Weise, wie Gedächtnis entsteht. Normalerweise funktioniert das Gedächtnis episodisch: Das heißt, dass Gedanken, Emotionen, Körperempfindungen etc. zusammen abgelegt werden.[85] Ein ganzes »Erinnerungsnetzwerk« wird neuronal gebildet. Bei einem schlimmen Erleben mit Erstarrungsreaktion werden Sinneseindrücke und Wahrnehmungen, die in einer Beziehung zum schlimmen Erleben stehen, in unverbundenen »Erinnerungssplittern« abgespeichert. Jeder auch noch so kleine Bestandteil dieses Erinnerungsnetzwerks – ein Geruch, ein Gesichtsausdruck, ein diffuses Gefühl – kann nun als Auslöser, Trigger oder Reiz funktionieren, der das gesamte Erinnerungsnetzwerk wieder aktiviert. Dies nennt man dann Flashback. Wenn die Erinnerungsnetzwerke aktiviert werden, reagiert der Körper darauf und bildet aus dem unwillkürlichen Erinnern ein Erleben, das nun eben nicht mehr dem Hier und Jetzt, sondern dem Vergangenen entspricht. So wird Vergangenes körperlich wieder erlebt, als ob es im Hier und Jetzt stattfände. Bei einem solchen Flashback sind die Gesetze der Zeit ausgehebelt. Es spielt keine Rolle, wie viele Jahre inzwischen vergangen sind.[86] Ohnmächtiges Erleben, das sich wiederholt, bahnt sich mit jedem Mal tiefer und prägt sich noch dauerhafter ins Gedächtnis ein. Hilflosigkeit wird – wie alles andere auch – gelernt, sodass sich die Sensibilität für Reize stetig erhöht und mit der Zeit gar kein Rückbezug zu einem früheren Erleben mehr erkennbar ist. Beim Schmerzgedächtnis ist diese Sensibilisierung auf der Zellebene gut belegt.[87]

Über hundert Jahre lang wurde in psychotherapeutischen Lehrbüchern vielfach die Meinung vertreten, dass eine »Redekur«, das Sprechen über belastende Gefühle, diese auflösen kann. Gemäß dem Leitsatz von Sigmund Freud »Wo Es war, soll Ich werden« soll durch freies Assoziieren das Unbewusste erinnert und ins Bewusstsein gebracht werden. Auch heute noch wird die »Gesprächstherapie« in Büchern und Zeitschriften empfohlen, die sich mit psychologischen Themen auseinandersetzen. Doch sehr oft reicht Reden nicht – aus den obengenannten Gründen und noch einem weiteren Grund: Sprache und lineare Logik finden eher in der linken Gehirnhälfte statt. Diese ist allerdings am schlimmen Erleben und am empfundenen Stress gar nicht beteiligt. Bei Erlebnissen, die unsere Bewältigungsmöglichkeiten übersteigen, die hilflos und ohnmächtig machen, hemmen Stresshormone die Durchblutung der linken Gehirnhälfte. Bewusstes Denken und Gedächtnisbildung finden nicht mehr statt, damit das autonome Nervensystem blitzschnell und instinktiv auf vermeintliche Gefahr reagieren kann, innerhalb von 80 Millisekunden. Und dies ist Sekundenbruchteile schneller als es mit

Einbezug des Denkens möglich wäre – ca. 140–190 Millisekunden.[88]

Was in natürlichen Umwelten ein Überlebensvorteil war, ist im heutigen Alltag für viele Menschen irritierend. Ob man eine Gefahr bewusst wahrnimmt oder ob sie nur unbewusst registriert wird, ob man sie bewusst als Gefahr bewertet, ob diese Gefahr in der Außenwelt vorhanden ist oder nur in der Vorstellung, in einem Computerspiel oder in einem Film oder einem Buch, spielt für das autonome Nervensystem keine Rolle. Es reagiert und, wie oben dargelegt – je häufiger und langanhaltender, desto sensibler und stärker (siehe erstes Kapitel »Grundproblem Stress«, Seite 14).

Ursache-Wirkung-Denken stabilisiert das Problem

Sprache und lineare Logik kommen erst im Nachhinein ins Spiel. Dann nämlich, wenn es darum geht, einen Sinnzusammenhang für das eigene spontane Reagieren, Erleben und Verhalten herzustellen: wenn wir versuchen, aus Zufall Sinn zu machen. Dann laufen wir Gefahr, über uns selbst nachzudenken, als wären wir Maschinen, die monokausal und linear funktionieren. Monokausal meint, dass es zu jeder Wirkung eine und nur eine Ursache gibt, die linear auf der Zeitachse weiter hinten in der Vergangenheit liegt. Weil die Zündkerze kaputt ist (Ursache), springt das Auto nicht an (Wirkung). Wer so über sich nachdenkt, als wäre er eine Maschine, kreiert für das eigene Leben Glaubenssätze und Dogmen: »Weil sich meine Eltern getrennt haben, als ich klein war (Ursache), bin ich depressiv (Wirkung).« Ein Dogma ist ein Erklärungsmodell für das gesamte vergangene und künftige Erleben. Ja, auch für das zukünftige Erleben. Die Ursache liegt in der Vergangenheit und ist nicht veränderbar. Da die Vergangenheit nicht veränderbar ist, sind wir den darauf beruhenden Wirkungen in alle Ewigkeit ausgeliefert. Und dies verstärkt Hilflosigkeit und Ohnmachtserleben gegenüber einem vermeintlichen Schicksal, das man nicht ändern kann.

Auch wenn Sprechen über Erlebtes im Rahmen einer Psychotherapie hilfreich sein kann, um die eigene Geschichte zu ordnen und in einen zeitlichen Ablauf im Lebensstrom zu bringen, bleibt sehr oft die erwartete befreiende Wirkung des Darüber-Sprechens aus. Weil man das frühere Erleben als Ursache für heutige Schwierigkeiten annimmt, deren verheerender Wirkung man in der Gegenwart und in alle Zukunft ausgeliefert ist. So kann sich die Fixierung auf das traumatische Erleben unter Umständen sogar verstärken. Und viele Betroffene sind nach jahrelangen Therapien erschöpft, verzweifelt und hoffnungslos.

Veränderung ist möglich

Aber ist das tatsächlich so? Bestimmt früheres Erleben unser Schicksal, dem wir hilflos ausgeliefert sind? Offenbar nein. Auch depressive Menschen können frohe und sogar glückliche Momente erleben. Auch Kinder aus ganz schwierigen Familienverhältnissen können zufriedene, erfolgreiche, glückliche Erwachsene werden. Erleben ist nicht vorhersagbar wie bei einem kaputten Auto. Das kennen Sie sicher auch von sich selbst: Wenn Sie gut gelaunt sind, dann kann wenig Ihre gute Stimmung trüben. Die verpasste S-Bahn? – Eine gute Gelegenheit, um noch einen leckeren Kaffee bei dem charmanten Barista zu trinken. Sind Sie hingegen schlecht gelaunt, kann alles, was nicht perfekt funktioniert oder nicht am richtigen Platz steht, Ärger oder gar Wut oder auch Hilflosigkeit bei Ihnen auslösen: »Schon wieder ist mir das passiert. Immer mache ich die gleichen Fehler, aus mir wird nie etwas werden ...«

Aber wie kann Erinnerung bewusst und dauerhaft zum Positiven hin verändert werden? Werfen wir einen Blick in die Heiltraditionen der Menschheitsgeschichte. Die fernöstliche Medizin pflegt seit mehreren tausend Jahren körperorientierte Methoden wie Yoga, Tai Chi oder Qi Gong. Sie sollen unser Befinden, unsere Gefühle und unsere Gesundheit positiv beeinflussen: Sie helfen, ausgeglichen zu werden, innere Ruhe und Wohlbefinden zu finden. Auch die christliche Tradition kennt viele solcher Techniken, die bis heute in kontemplativen Orden gepflegt werden, aber auch in der täglichen religiösen Praxis. Von der Mystikerin und Kirchenlehrerin Teresa von Avila (1515–1582) stammt die Aufforderung:

» *Tu deinem Leib etwas Gutes, damit deine Seele Lust hat, darin zu wohnen.* «

Der Zugang zu unserer Lebendigkeit, Vitalität, zum ganzen Selbst findet über den Kontakt zu unserem Körper statt. Dies ist die zentrale These neuerer psychotherapeutischer Ansätze. In den letzten Jahrzehnten sind die verschiedensten Therapierichtungen entstanden, die aus dem reichen Fundus kultureller, spiritueller und religiöser Traditionen aus Ost und West gleichermaßen schöpfen. Kern all dieser Techniken ist es, körperliches mit seelischem Erleben zu verbinden. Dabei reorganisieren sich die betreffenden Teile in unserem Gehirn.

Es war Donald Olding Hebb, der 1949 in seinem Buch »The Organization of Behavior« (Die Organisation des Verhaltens) die Neuroplastizität beschrieb. Wie Nervenzellen aufeinander reagieren und wie im Gehirn Lernen stattfindet. Je häufiger nämlich ein Neuron A gleichzeitig mit einem Neuron B aktiv ist, desto stärker werden die beiden Neuronen auch in Zukunft reagieren, aufeinander und miteinander. »What fires together, wires together«. Wenn zwei Nervenzellen gleichzeitig aktiv sind, verbinden sie sich und sind auch künftig gemeinsam aktiv. Hebbs Thesen wurden in den 1960er und 1970er Jahren experimentell bestätigt und sind inzwischen unumstritten.

Lena, 21

»TRE gibt mir eine Sicherheit, die ich sonst nirgendwo erlebe«

» *Lena hatte keine behütete Kindheit. Die Eltern trennten sich als sie klein war, und sie wurde bereits als Baby zwischen den Eltern hin- und hergeschoben – musste ihr Zuhause mehrmals unter der Woche wechseln. Schon sehr früh war sie gezwungen, Verantwortung für sich selbst zu übernehmen und an die Dinge zu denken, die sie am jeweiligen Ort benötigte. Zudem zogen die Eltern mehrfach um und Lena erlebte auch die wechselnden Partnerschaften ihrer Eltern nicht als stabil. Als ihre Mutter vor wenigen Jahren einen seelischen Zusammenbruch erlitt, zog sie ganz zum Vater. Doch dort machten ihr die häufigen, aggressiven Auseinandersetzungen zwischen ihrem strengen Vater und ihrer pubertierenden Schwester zu schaffen. »Auch beim Vater habe ich mich nie in Sicherheit gefühlt, auch nicht in meinem Zimmer«, sagt sie.*

Vor knapp einem Jahr lernte sie durch ihre Körpertherapeutin, die sie auf Rat der Mutter aufsuchte, TRE in einem Gruppenkurs kennen. Seitdem besucht sie regelmäßig die TRE-Gruppentreffen. »TRE gibt mir eine Sicherheit, die ich sonst nirgendwo erlebe«, sagt sie. »Weil ich mit meinem Körper diese Erfahrung machen kann und ich mir selbst den Raum und die Sicherheit geben kann, unabhängig von dem, was andere mir zugestehen oder für mich gedacht haben. An den TRE Treffen werde ich immer nach meinen Bedürfnissen gefragt. Anfangs hatte ich Mühe, diese zu spüren und sie zuzulassen. Doch jetzt kann ich meinen Raum immer besser einnehmen, auch zusammen mit anderen.«

Als sie TRE in ihrem Zimmer beim Vater üben wollte, merkte sie ein großes Bedürfnis nach ihrem eigenen sicheren Raum. Mutig zog sie vor einem halben Jahr in eine eigene Wohnung. »Vor kurzem habe ich mich entschieden, mein Studium abzubrechen«, sagt sie. Es war keine leichte Entscheidung. Aber sie hat offenbar genug Sicherheit für sich im Innen und Außen aufgebaut, um sich auf die eigene Suche zu machen. Nach dem, was ihr wirklich entspricht. Sie geht begleitend zur Gesprächstherapie und malt in ihrer Freizeit. »Heute früh bin ich aufgewacht und fühlte mich nicht gut. Dann habe ich TRE gemacht und es ging mir sofort besser. Es ist immer anders. Manchmal ist es schwieriger, mich darauf einzulassen, dass man mit sich Geduld hat, dem Körper Zeit gibt, ihn liebevoll behandelt. Ich habe aber das Gefühl, dass ich heute mehr Raum habe und dass es noch viel zu entdecken gibt.«

Lena hat TRE ihrer Mutter empfohlen, die sie als schnell gestresst erlebt. Und Freundinnen und Kolleginnen, die mit Ängsten und Selbstwert hadern. »TRE ist eine Körpererfahrung, das ist etwas ganz anderes, als über Probleme zu sprechen. Zur Gesprächstherapie gehe ich gerne, aber über die Körpererfahrung kann ich mir die Sicherheit und den Raum selbst geben. Dann wenn ich es brauche. TRE wird mich noch lange begleiten.«

Die Struktur des Heilens

Genauso wie sich durch Überbetonung der Vernunft und durch falsche Denkmodelle problematisches Erleben verstärken und Hilflosigkeit bis zur totalen Ohnmacht lernen lässt, lässt es sich auch wieder verlernen. Aber nicht durch Denken und nicht durch Sprechen. Und nicht durch Schweigen. Sondern durch Umlernen und Verändern. Und dafür braucht es die als positiv erlebte körperliche Erfahrung, die sich auf der neurologischen Ebene immer stärker mit der seelischen Erfahrung verknüpft und dadurch das ursprüngliche problematische Erleben verändert. »What fires together, wires together.« Das Faszinierende an den zahlreichen seit den 1960er Jahren entstandenen körperorientierten Verfahren ist, dass sie die Belastung und Beeinträchtigung durch Stressverarbeitungsstörungen deutlich wahrnehmbar abschwächen. Lernen von guten Erfahrungen findet statt und wird durch Wiederholung verankert und nachhaltig.

Auf dieser Basis entstanden, und diese Aufzählung ist nicht abschließend:

- 1955 die rational-emotive Verhaltenstherapie von Albert Ellis
- 1960 Focusing von Eugene Gendlin
- 1969 Somatic Experiencing von Peter A. Levine
- 1975 das Neurolinguistische Programmieren (NLP) von Bandler & Grinder
- Ende der 1970er Jahre die Thought Field Therapy (TFT) von Roger J. Callahan und ihre vielen Weiterentwicklungen wie Emotional Freedom Technique (EFT), Meridian-Energie-Technik (MET), Negative Affect Erasing Method (NEAM) usw.
- 1988 das Eye Movement Desensitization and Reprocessing (EMDR) von Francine Shapiro, von dem es auch mehrere Weiterentwicklungen wie Eye Movement Integration (EMI) und Brainspotting von David Grand (2015) gibt.[89]

Viele dieser Methoden haben mittlerweile ihren festen Platz im Coaching und in der Psychotherapie, die sich heute Körperpsychotherapie, Energiepsychologie, Body-Mind-Psychotherapie oder Embodiment-fokussierte Therapie nennt, um sich von sprachlich orientierten Verfahren abzugrenzen.

EMDR ist inzwischen gut beforscht und weltweit empfohlen zur Behandlung von posttraumatischem Stressverarbeitungsstörungen bei Erwachsenen – von der WHO und vom Wissenschaftlichen Beirat Psychotherapie in Deutschland seit 2006.

EFT wird seit 2016 vom National Institute of Health in den USA und in Großbritannien als Therapiemethode der ersten Wahl bei Angsterkrankungen empfohlen. Die Überprüfung für PTBS und Depressionserkrankungen ist im Gange. EFT ist – wie TRE – als Selbsthilfetechnik entwickelt worden. Der Erfinder, Gary Craig, ein Elektroingenieur, stellt für die Selbstanwendung kostenlos Lernmaterial in mehr als 60 Sprachen zur Verfügung, v.a. Handbücher, Videos, Online-Kurse und Internet-Diskussionsforen für Fragen und Erfahrungsaustausch.[90] Diese Materialien beruhen meist auf der Mitarbeit von Freiwilligen oder wurden mit Spenden finanziert.

Heilung ohne Worte

Den oben aufgelisteten Therapierichtungen ist gemeinsam, dass sie immer noch einen mehr oder weniger großen Anteil von Sprechen und Erinnern beinhalten. Das Wiedererlangen von Ruhe und Wohlbefinden ist aber auch allein über den Körper möglich. Das bezeugen die großen Heiltraditionen der fernöstlichen Medizin, des Yoga, der Atemtherapien und der vielen Therapierichtungen, die sich mit der Haltung des Körpers und der Harmonisierung von Körperspannung beschäftigen. Auch ohne Sprechen und Erinnern lassen sich das Befinden und die Aktivierung des autonomen Nervensystems über die Veränderung von Körperempfindungen verändern.

1969, im Jahr der Mondlandung, beschäftigte sich der Biophysiker und Psychologe Peter A. Levine mit der Frage, warum Tiere in freier Wildbahn, die regelmäßig lebensbedrohlichen Situationen ausgesetzt sind, danach keine posttraumatischen Stressverarbeitungsstörungen zeigen. Levine glaubte die Antwort in der körperlichen Reaktion auf das Ereignis gefunden zu haben. Er beobachtete nämlich, dass das unwillkürliche Zittern und Schütteln des ganzen Körpers die Tiere aus Schock und Erstarrung löst und sofort wieder handlungsfähig macht. Damit schlug er den Bogen zu den fernöstlichen Heiltraditionen wie auch westlichen Meditations- und Ekstasetechniken. Dort ist das unwillkürliche oder neurogene Zittern schon seit Jahrhunderten bekannt und wird zur Auflösung von Körperstarre und Blockierungen sowie zur individuellen Vervollkommnung eingesetzt.[91]

TRE: ein Trauma-Selbsthilfeprogramm

Aufbauend auf den Erkenntnissen von Levine entwickelte David Berceli in den 1990er Jahren die »Tension, Stress and Trauma Release Exercises«, also »Spannung, Stress und Trauma auflösende Körperübungen«, kurz TRE. 2005 publizierte er erste empirische Forschungsergebnisse dazu in seiner Dissertation »Trauma Releasing Exercises. A revolutionary method for stress and trauma reco-

David Berceli: Der Entwickler der TRE

David Berceli ist 1953 geboren. Ende der 1970er Jahre hat er in Beirut im Libanon gelebt und den Krieg miterlebt. Zurück in den USA hat er sich intensiv mit seiner Traumaheilung beschäftigt und dann die Auswirkungen traumatischer Erfahrungen auf den Körper intensiv erforscht. Er ist bioenergetischer Psychotherapeut, Theologe und Massage-Therapeut und war als Trauma-Berater für die Mitarbeitenden von Konsulaten und Botschaften sowie internationalen Hilfsdiensten tätig. Darauf aufbauend hat er in den 1990er Jahren TRE entwickelt und 2005 seine Doktorarbeit in sozialer Arbeit über die Wirkung der TRE-Übungen veröffentlicht. Dies ist eine Selbsthilfemethode, die einfach erlernt werden kann, keine Hilfsmittel und keine TherapeutInnen benötigt und die kulturübergreifend unmittelbar wirkt.

TRE wird bereits weltweit in über 78 Ländern vermittelt.[70] David Berceli hat TRE in über 40 Ländern unterrichtet und bietet weltweit mit Hilfe seiner Non-Profit-Organisation TRE for All den Überlebenden von Gewalt, Kriegen und Naturkatastrophen seine Dienste an.

very«. TRE als Trauma-Selbsthilfeprogramm war eine Auftragsarbeit für Mitarbeitende von internationalen Hilfsorganisationen. So waren durch Erdbeben, Tsunamis, Kriegsgeschehen und Militäreinsätze traumatisierte Menschen die ersten AnwenderInnen.

Der Schlüssel der Wirksamkeit der TRE-Übungen sieht David Berceli darin, den natürlichen Selbstheilungsmechanismus des Körpers zu aktivieren:

» *Ich war vor einigen Jahren während des Krieges im Libanon. Als ein Gebäude zerbombt wurde, ist mir aufgefallen, dass die Menschen sich als Reaktion auf diese Bedrohung verkrampften. Jeder Organismus reagiert in dieser Angstsituation gleichermaßen. Unsere Muskeln reagieren also nach einem Schema. Es handelt sich um einen neurologischen Prozess, der uns vor Gefahr schützen soll. Ich dachte mir: ›Wenn wir automatisch verkrampfen, dann müssen wir auch automatisch wieder lockerlassen können.‹ Die nächste Erfahrung, die ich machte, war in einem Luftschutzbunker. Es waren Kinder anwesend, und als die Bomben in unserer Nähe einschlugen, haben die Kinder danach begonnen zu zittern. Anhand der Reaktion der Kinder habe ich festgestellt, dass das Zittern in unserer Natur liegt – zitternde Hände, schlotternde Knie. Als Erwachsene können wir diese Reaktionen unterdrücken, da sie mit Angst und Schwäche assoziiert werden. Die logische Konsequenz: Wir verkrampfen. Meine Schlussfolgerung: Ein verkrampfter Körper kann also durch Zittern gelöst werden.* «[93]

Die TRE-Körperübungen helfen vielen Menschen weltweit, ihre Symptome nach Entwicklungs- und Schocktraumata (Schlafstörungen, Angst, Schmerzen, Nervosität usw.) zu reduzieren. Bei TherapeutInnen nimmt das Risiko sekundärer Traumatisierung ab. Die Erfolge waren und sind so vielversprechend, dass die Wirkung von TRE von der US-Armee in einem PTSD-Forschungsprojekt sowie vom österreichischen Militär untersucht worden ist. In Dänemark wurde erfolgreich eine Studie mit MS-Patienten durchgeführt. Studien von Soziologen und Ethnologen zeigen die Wirksamkeit von TRE bei der Burnout-Prävention.[94]

Nach mehrmonatiger Anwendung zeigen TRE-Übungen deutliche positive Effekte:

- Die Häufigkeit und Stärke gesundheitlicher Störungen nimmt ab und die Lebensqualität nimmt spürbar zu.
- Die UntersuchungsteilnehmerInnen entwickeln mehr Vertrauen in ihre eigenen Fähigkeiten und in den eigenen Körper.
- Das Gesundheitssystem wird weniger in Anspruch genommen, der Konsum von Suchtmitteln und stimmungsverändernden Substanzen nimmt ab.

Diese Ergebnisse wurden von Hildegard Nibel auf der 2019 in Bremen stattfindenden Tagung »Reden reicht nicht!?« (Seite 70) vorgestellt. Sie beruhen auf fünf Jahren TRE-Forschung in Deutschland, Österreich, der Schweiz und der Ukraine.

TRE fokussiert auf positive Körpererfahrungen und Neugier. Da es leicht und schnell erlernbar ist, günstig, fast überall einsetzbar, ist es ideal für die betriebliche Gesundheitsförderung oder Risikogruppen, die anders schwer erreichbar sind. Das könnten z. B. Mitarbeitende mit geringen Sprachkenntnissen, an Einzelarbeitsplätzen oder ohne festen Arbeitsplatz sein wie ServicetechnikerInnen oder LokomotivführerInnen.

Weitere sprachfreie Methoden

Neben dem Brainspotting, einer Weiterentwicklung der Traumatherapiemethode EMDR beeindruckt die von Liu & Trenkle (2021) entwickelte »Chinesische Truhentechnik« durch ihre schnellen und anhaltenden Verbesserungen des seelischen Befindens. Sie kombinieren Ansätze der Achtsamkeit aus der traditionellen chinesischen Medizin mit neuesten wissenschaftlichen Erkenntnissen zu Blickbewegungen und Hypnose.[95]

Brainspotting Beim Brainspotting wird ein emotional belastendes Ereignis in Erinnerung gerufen. Dabei folgen die Augen einer langsamen Handbewegung der TherapeutIn durch das Gesichtsfeld der KlientIn. Wird die gleichmäßige Bewegung der Augen unterbrochen, z. B. angehalten oder durch Blinzeln, hat man an dieser Stelle einen Brainspot entdeckt, also einen Punkt, der emotional »aufgeladen« ist. Der betreffende Brainspot wird dann weiter bearbeitet, indem die KlientIn versucht, ihren Blick auf den Punkt zu konzentrieren oder gleichmäßig über den entsprechenden Punkt hinwegzubewegen. So kann eine tiefgreifende Selbstheilung eingeleitet werden. Im Gehirn entstehen neue Verbindungen zwischen den Nervenzellen; bisherige Verbindungen, die das Problem erzeugt und aufrechterhalten haben, werden schwächer. Bisherige, belastende Symptome und Reaktionen lösen sich allmählich auf.

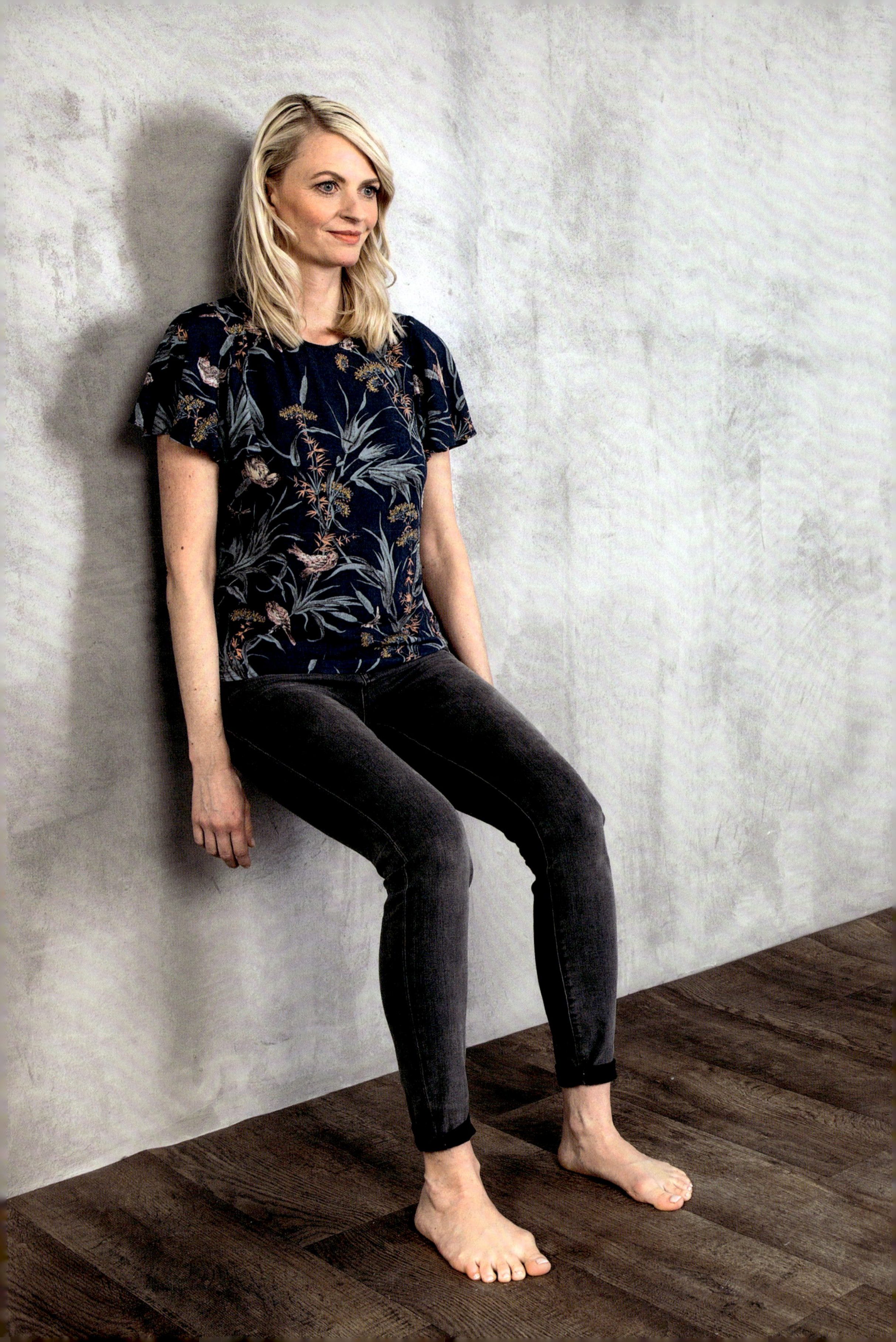

Neurogen zittern: So geht's

Bei TRE geht es um ein Geschehenlassen, ohne Leistungsdenken und Anstrengung. Durch die einfachen Übungen und Haltungen helfen Sie Ihrem Körper, sich selbst zu heilen.

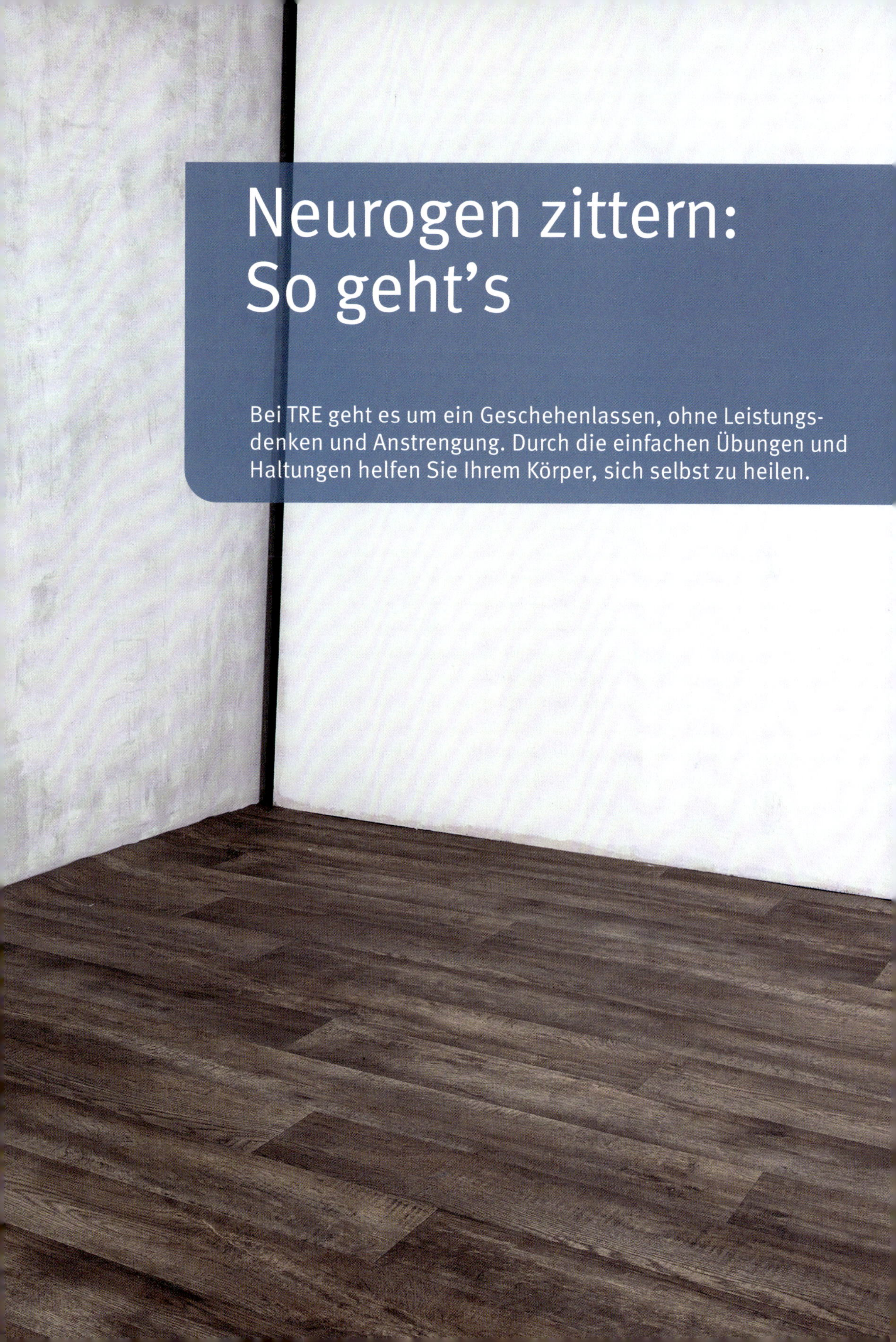

Was wirklich wirkt

Bevor Sie nun mit TRE eine Selbsthilfetechnik kennenlernen, die Sie wieder in Ihre eigene Kraft und innere Ruhe bringt, möchten wir Ihnen aufzeigen, was Sie selbst tun können, um Ihre Selbstheilung zu fördern.

Aus der Therapiewirkungsforschung weiß man heute ziemlich genau, was wirkt. So wirkt, dass die PatientInnen von der Hilflosigkeit zur Selbstwirksamkeit und zur Autonomie, zu einem selbstbestimmten Leben zurückfinden. Die Vorbedingung ist Hoffnung auf Linderung des Leidens. Ohne irgendeine Hoffnung macht man sich nicht auf den Weg. Dafür braucht es ein Krankheitsmodell, das plausibel ist und erklärt, warum man in diesen Zustand gekommen ist und wie man ihn wieder verlassen kann. Und schließlich braucht es ein Ritual, das – basierend auf dem Krankheitsmodell – Besserung bringt und den PatientInnen bedeutsame Erfahrungen vermittelt. Erfahrungen, die das Selbstwirksamkeitserleben stärken.[96]

Was wir aus der Therapieforschung wissen

Hoffnung ist eine starke Kraft. Das zeigen die Studien zu »open placebo«, also zu Scheinmedikamenten, von denen die PatientInnen sogar wissen, dass es Medikamente ohne Wirkstoff sind. Offen deklarierte Scheinmedikamente wirken deshalb so gut, weil die Studienteilnehmenden mit jeder Medikamenteneinnahme ihre bisherigen Lern- und Lebenserfahrungen aktivieren. Sie können sich überlegen, was ihnen bisher gut getan hat und was sie in ihrer derzeitigen Lebenssituation tun können, damit es ihnen besser geht. Diese Denkanstöße über mögliche Verbesserungen sind genauso wirksam, wie wenn Scheinmedikamente verdeckt abgegeben werden oder Medikamente mit dem Wirkstoff. Entscheidend für die Wirksamkeit des offen deklarierten Placebos ist, dass es regelmäßig angewendet wird – so wie man es mit einem Medikament auch machen würde.[97]

Aus den bisherigen Forschungsergebnissen über den Einfluss von Erwartungen weiß man, dass Operationen den größten positiven Erwartungseffekt auslösen (aber auch mit den größten Ängsten verbunden sind). Solche großen und gefährlichen Eingriffe können Erlösungsfantasien wecken: Einmal durchs Feuer gegangen oder durchs Tal der Tränen, und danach bin ich alle meine Leiden los. Deshalb ist der Heilungseffekt von Spritzen auch größer als der von Medikamenten zum Einnehmen. Hypnose ist wirksamer als nur positive Vorstellungen. Therapien oder Medikamente, die von ÄrztInnen abgegeben werden, sind wirksamer als solche, die von Pflegekräften durchgeführt oder abgegeben werden.

Wenn Medikamente beruhigend wirken sollen, sind blaue wirksamer als solche in anderen Farben. Rote Pillen sind wirksamer, wenn sie aktivierend oder belebend wirken sollen. Teure Medikamente sind wirksamer als weniger teure. Mehrere Einnahmen pro Tag sind, bei gleichem Anteil wirksamer Substanz, wirksamer als eine einmalige Einnahme pro Tag.

Bernhard Trenkle, der langjährige Vorsitzende der Internationalen Hypnose-Gesellschaft, erklärt das damit, dass Menschen bei jeder Medikamenteneinnahme gleichzeitig auch ihre Gedanken aktivieren und sich überlegen, warum will ich überhaupt wieder gesünder, aktiver, leistungsfähiger werden? Damit werden Assoziationen mit positiven Lebenszielen geweckt, und im besten Fall auch Ideen und Aktivitäten, um diese Wirklichkeit werden zu lassen.[98]

Ein anderes Ergebnis der Therapieforschung zeigt, wie viel Gutes die Aufmerksamkeit auf Gutes im eigenen Leben bewirken kann. Wir möchten hier ausdrücklich kein Loblied auf »positives Denken« anstimmen. Unser Leben wird nicht automatisch besser, wenn wir es uns schön denken und schön reden. Vielmehr geht es um den erstaunlichen Effekt, dass sich das Befinden von Menschen in 60–70% der untersuchten Therapieverläufe schon vor der ersten Therapiesitzung verbesserte. Dieser Effekt kann noch verstärkt werden, wenn bei der Terminvereinbarung gefragt wird:

1. Was soll sich ändern? Meist werden zuerst negative Beschreibungen genannt wie »Ich will weniger Schmerzen« oder »weniger launisch sein«. Die Kunst besteht nun darin, diese Nicht-Ziele in positive Ziele zu überführen. Hilfreich ist es, ganz genau zu beschreiben, was sich ändern soll, z. B.: mehr mit anderen unternehmen und nicht wegen der Schmerzen und schlechter Laune Verabredungen absagen. So können genau beschriebene positive Ziele zu sich selbst erfüllenden Prophezeiungen werden.
2. Während dieses Telefonats zur Vorbereitung eines Therapietermins fragt die Therapeutin genau nach, was für die KlientIn wichtig ist. Oder anders formuliert: »Was muss ich als Therapeutin wissen, damit ich Sie gut dabei unterstützen kann, Ihre Ziele zu erreichen?«
3. Was haben Sie schon alles versucht? Versuchen Sie sich bitte an möglichst vieles zu erinnern, auch wenn es nur kleine oder nur kurzfristige Veränderungen gebracht hat:
   - Was hat zu Besserungen geführt? Wie können Sie das ausbauen?
   - Was hat nicht geholfen? Hat sich eventuell sogar etwas verschlechtert?

Und natürlich sollte in der ersten Therapiesitzung nach den positiven Veränderungen gefragt werden, die zwischen dem Telefonat zur Therapievereinbarung und der ersten Therapiesitzung eingetreten sind.[99]

TRE als heilsames Ritual nutzen

Ein Ritual um Ihre Lebensenergien zu aktivieren und zu einem guten Gleichgewicht von Aktivierung und Ruhe zu kommen, ist TRE. Ein Werkzeug, mit dem Sie sich selbst regulieren und wieder in ein gutes Lebensgefühl bringen können. Mit dem Sie Stressempfinden reduzieren, Körperspannung abbauen, innere Ruhe wiedererlangen können. TRE hilft Ihnen dabei, eine Haltung der inneren Sicherheit und Stärke zu finden. Aus dieser Position finden Sie nicht nur immer wieder aus Lähmungen und Ohnmachtserleben heraus, sondern vergrößern auch Ihre Handlungsmöglichkeiten in Ihrem Alltag.

Dieses Buch wurde geschrieben, um Sie dabei zu unterstützen. Es will Ihnen das Wissen darüber vermitteln, was wirklich wirkt. So wirkt, dass die von Ihnen gewünschten Veränderungen auch tatsächlich stattfinden. Es will in erster Linie Ihre Selbstwirksamkeit und Ihr Selbstwertgefühl fördern. Auf dieser Basis können Sie sich vorsichtig wieder mehr öffnen, sich nach und nach wohltuende Beziehungen erschließen. Erinnerungen kehren zurück, Ihr Leben gehört wieder mehr Ihnen. Und vielleicht entdecken Sie sogar mit der Zeit von selbst und aus sich heraus einen Sinn, ein Ziel, eine Entwicklung zu einem Guten, zum Ausschöpfen Ihrer Lebendigkeit.

Sophie, 57

»Mir sind die Tränen gelaufen, alles hat sich gelöst«

Sophie lebt mit ihrem Mann am Bodensee. Seit Jahrzehnten setzt sie sich bereits mit Traumaheilung auseinander. Seit frühester Kindheit musste sie diverse Formen von Gewalt und Missbrauch erleben. Das führte sie in Abhängigkeiten und in Beziehungen, die ihr keine Geborgenheit gaben, in Süchte. Ihr körperlicher Zustand verschlechterte sich, Symptome nahmen zu. Ihr Körper versteifte sich fast bis zur vollständigen Bewegungslosigkeit. Mit 35 sei es losgegangen. In unsicheren Situationen erstarrte sie und konnte sich auch nicht mehr normal verhalten. »Ich merkte zwar, dass ich nicht funktionierte, wie ich es wollte, aber ich kam nicht raus aus diesem Kampf. Ich konnte fast nirgendwo mehr hingehen, wo Leute waren«, sagt sie. »Ich fühlte mich wie ein Fremdkörper.«

Sie machte viele Therapien. Setzte sich ein Bild ihrer Geschichte zusammen, verstand, was ihr passiert war. Vor sieben Jahren kam sie dann an einen Wendepunkt. Sie ließ sich in einem spirituellen Lebensweg schulen, aß kein Fleisch mehr, konsumierte keine Suchtmittel mehr. Aber sie merkte, dass sie noch mehr brauchte, vor allem auch auf der körperlichen Ebene. Somatic Experiencing hat seitdem viel in ihrem Leben verändert. Dann lernte sie TRE in einem Gruppenkurs kennen.

Zusammen mit ihrem Mann besuchte sie drei Abende. »In der Gruppe war es sehr einfach, TRE zu lernen. Alle waren mit sich beschäftigt, sodass ich mich ganz auf mich konzentrieren konnte.« Schon beim ersten Mal hat das neurogene Zittern viel bei ihr ausgelöst. Die Schmerzen im Rücken, die sie seit einem Sturz vor einem halben Jahr begleitet hatten, verschwanden und sind seit dem Abend nie wiedergekommen. »Mir sind die Tränen gelaufen, alles hat sich gelöst. Ich musste auch kurz aus dem Raum gehen.« Es kamen auch viele Erinnerungen. »So viele Bruchstücke, die mir fehlen, weil ich mich an meine Kindheit kaum erinnern kann.« Dies ist bei ihr heute noch so. Obwohl sie nach jedem Mal neurogenen Zitterns mehrere Tage zum Integrieren braucht, um sich selbst zu regulieren, möchte sie unbedingt dranbleiben. Jedes Mal fühlt sie sich entspannt und total gut. Zusammen mit ihrem Mann praktiziert sie TRE zuhause. Wie sie betont, viel zu selten. Sie glaubt, dass TRE viel dazu beigetragen hat, dass sie ihr Leben heute besser meistert. «

Vielleicht trauen Sie es sich im Moment nicht zu, sich die Übungen selbst beizubringen. Das kann ein Hinweis darauf sein, dass Sie zuerst genau überlegen wollen, wie und wann genau Sie die Übungen ausprobieren, wann der beste Zeitpunkt ist, eine Veränderung anzustoßen. Vielleicht möchten Sie es auch lieber mit jemand anderem zusammen ausprobieren?

Bedenken Sie auch, dass Sie sich genügend Zeit geben, einen für Sie stimmigen und wirksamen Ablauf zu entwickeln, um die wohltuenden Wirkungen der TRE-Übungen zu entdecken. Sollten diese Wirkungen nicht sofort oder nicht in der gewünschten Stärke eintreten, kann es verschiedene Gründe haben. Vielleicht hat sich die Wirkung noch nicht ganz entfaltet oder Sie können die Wirkung noch nicht wahrnehmen. Wenn Sie ungeduldig werden und sich wünschen, dass es irgendwie schneller gehen sollte, gibt es Unterstützung. TRE-ProviderInnen (TRE-AnbieterInnen), die ihre Aufgabe darin sehen, Ihnen nicht nur die Übungen sorgfältig zu vermitteln, sondern diese auch an Ihre körperlichen und seelischen Bedürfnisse anzupassen. Wohlgemerkt, ohne dass Sie über Ihre Beschwerden sprechen müssen. Auch gibt es TRE-Gruppen, in denen Menschen gemeinsam ihre Erfahrung vertiefen und sich bei Bedarf darüber austauschen. Doch ob Sie TRE alleine oder mit anderen zusammen anwenden, das Ziel ist immer, dass Ihr Zutrauen in die eigenen Fähigkeiten wächst, dass Sie Dinge wieder in Angriff nehmen, die Sie sich vielleicht nicht (mehr) zugetraut hätten. Dass Sie Ihre Lebensqualität und Lebendigkeit zurückgewinnen.

Im zweiten Kapitel »Das neurogene Zittern« (Seite 45) haben wir dargelegt, was bei TRE auf der biologischen, der seelischen und der sozialen Ebene passiert. Auch wenn Sie trotz dieses Wissens Ihre veränderte Körperwahrnehmung nach den TRE-Übungen vielleicht anfangs noch nicht vollkommen genießen können und dann und wann vielleicht noch ein bisschen aushalten müssen, können Sie sich ermutigen. Bereits das regelmäßige Einüben einer wertfreien Haltung zu Ihrem Körper lässt Sie gelassener und zuversichtlicher werden, vitaler und innerlich ruhiger. Durch die Arbeit mit und nicht gegen den Körper können Sie hilflose Passivität oder pausenlose Betriebsamkeit hinter sich lassen und Schritt für Schritt wieder selbstbestimmter werden.

Freunden Sie sich am besten mit Ihrem Körper wieder an, lassen Sie Ihre Beziehung zum Körper zu einer stabilen und tragfähigen Freundschaft anwachsen. Besonders hilfreich ist dies, wie die Psychologin Hanne Seemann bereits 1998 in ihrem Buch »Freundschaft mit dem Körper schließen« beschrieb, vor allem auch im Umgang mit psychosomatischen Schmerzen.[100] Die Ideen, die Sie in diesem Kapitel finden, werden Ihnen helfen, die Beziehung zu Ihrem Körper zu verbessern. Wenn Sie TRE üben, können die folgenden Übungen die Wirkung von TRE steigern und Ihren Fortschritt unterstützen.

Fragen, die Ihnen helfen

Wenn Sie TRE nicht bei einem Provider lernen wollen, sondern mithilfe dieses Buches, können Sie sich die schon genannten hilfreichen Fragen auch selbst stellen und sie für sich beantworten:

1. Was soll sich ändern?
   - Versuchen Sie ein oder zwei Ziele zu beschreiben, diese aber möglichst genau, mit ganz vielen Einzelheiten, und seien sie noch so unscheinbar und unwichtig.
2. Dann überlegen Sie, was für Sie wichtig ist. Was könnten Sie noch gebrauchen, um das zu erreichen? Wie müsste Unterstützung durch andere aussehen, damit Sie sie leicht annehmen könnten?
3. Was haben Sie schon alles versucht?
   - Bitte versuchen Sie, sich an möglichst vieles zu erinnern. Zum einen könnte Sie das deprimieren, wenn Sie schon vieles versucht haben. Aber auf der anderen Seite beweist das auch Ihre ungeheure Energie, immer wieder aufs Neue Ihr Leben in bessere Bahnen zu lenken. Ein ungebrochener Wille zum Guten.
   - Was von dem, was Sie versucht haben, hat zu Besserungen geführt? Wie können Sie das ausbauen?
   - Was hat nicht geholfen, was hat sich vielleicht sogar verschlechtert?
4. Was ist zwischen der Idee, es mit TRE zu versuchen, und dem jetzigen tatsächlichen Beginn schon an positiven Veränderungen eingetreten? Erinnern Sie sich an die kleinsten Verbesserungen, auch wenn diese nur kurz angehalten haben.

Im eigenen Körper präsent sein

Wo sind Sie, wenn nicht hier? Zumindest Ihr Körper ist es: immer hier. Er ist mit der Natur verbunden. Alles, was jetzt und hier ist, beeinflusst ihn. Sonnenlicht, Kälte und Wärme, Geräusche, Gerüche und Geschmäcker, Nahrung, Umgebungen, andere Menschen. Diese Umwelt bestimmt unsere menschliche, genetische Ausstattung, die Zellprogrammierung und damit die Körperfunktionen, und dies seit ca. 2.5 Mio. Jahren. Alles Empfinden, alles Erleben, alles Wahrnehmen findet körperlich gesehen immer im Hier und Jetzt statt. Dies ist die Basis für das, was wirklich wirkt. Ganz im Moment sein, ist die Voraussetzung dafür, sich ganz lebendig zu fühlen. Lebendigkeit bedingt Präsenz im Hier und Jetzt. Und mit TRE können Sie sich über angenehme Körperempfindungen wieder ganz in die Gegenwart bringen, so wie Niklas es erfahren hat.

Niklas, 42

»Ich spürte, dass ich einen Augenblick lang wieder ganz im Körper war«

›› Der Unternehmer realisierte vor einigen Monaten, dass sein Hauptproblem seine körperliche Aktivierung ist und nicht sein Charakter oder seine Art zu denken. Davor glaubte er, seine Unruhe, Rastlosigkeit, Reizbarkeit und erhöhte Wachsamkeit, die Konzentrationsstörungen, die Verspannungs- und Bauchschmerzen und die Schlafprobleme seien einfach von zu viel Arbeit verursacht. Mit seinem neuen Verständnis wandte er sich dem Körper zu. Durch Somatic Experiencing entdeckte er das neurogene Zittern. Ein Erlebnis im ersten TRE-Workshop beeindruckte ihn: »Ich spürte, dass ich nach Monaten oder Jahren einen Augenblick lang wieder ganz im Körper war. Die Welt sieht dann wirklich ganz anders aus.« Er verfolgte das neurogene Zittern weiter, besuchte einen weiteren Workshop, einige wenige Einzelbegleitungen, mehrere Gruppentreffen.

Was hat sich seitdem verändert? »Ich merke heute, wann ich im Körper drin bin und meine Gliedmaßen als zugehörig empfinde. Wenn ich in meiner Haut bin und ich mich über die Körperempfindungen verbunden fühle mit dem Körper und ihn als zugehörig wahrnehme, dann erübrigen sich ganz viele Fragen, die sonst nagend und schwierig sind. Grübeln hört auf, wenn ich so bei mir bin, es gibt keine Negativspirale im Denken mehr und auch meine depressiven Symptome gehen stark zurück.« Ein Selbstwert sei dann spürbar, eine Selbstintensität. Dabei haben ihm die TRE-Körperübungen sehr geholfen. »TRE hat mir ein Erleben der Verbundenheit gebracht – mit der Welt, meiner Seele, meinem Körper, einer Kraft in mir drin. Zudem ein Gefühl von Sicherheit. Verbundenheit und Sicherheit sind für mich das Zentrale. Mein Leben hat sich verändert von einem Leben im Geist zu einem Leben im Körper mit einer Seele und einem Geist.« Die Symptome gingen zurück, die Gereiztheit und die Schlafstörungen sind inzwischen ganz verschwunden. Zurückgewonnen hat er seine emotionale Schwingungsfähigkeit und eine tiefe Menschlichkeit. Auch im Umgang mit sich selbst. Er hat sich keinen Termin gesetzt, wann er seine Arbeit wieder aufnimmt.‹‹

Viele Weisheitslehren und Bewusstseinsschulen betonen, wie wichtig es ist, im eigenen Körper präsent zu sein. Die Verbindung des Körpers mit der Natur können Sie für die Erhaltung Ihrer Gesundheit nutzen. Im Körper präsent sein, meint, mit der gesamten Aufmerksamkeit im Körper anwesend sein. In sich hineinzuspüren und den Körper bis zu seiner Grenze, der Haut, mit aufmerksamer Präsenz ausfüllen. Üben Sie Ihre Selbstwahrnehmung gleichzeitig mit den TRE-Übungen. So können Sie immer besser die Wirkung der Übungen bei sich spüren und die pulsierende Lebendigkeit im eigenen Körper erleben. Sich der Lebenslust, dem Vergnügen öffnen, immer wieder und immer öfter, Schritt für Schritt. Denn wie Wiederholung wirkt, ist mittlerweile gut erforscht. Mit drei bis sieben Wiederholungen wird ein neues neurologisches Muster im Gehirn gebahnt und mit weiteren Malen immer mehr gestärkt. Bleiben Sie einfach dran. Mit sehr vielen Wiederholungen bilden sich stabile Automatismen aus, neue gute Gewohnheiten.[101] Am einfachsten lernen Sie TRE deshalb in einem mehrteiligen Einführungskurs oder indem Sie mindestens dreimal eine TRE-Gruppe besuchen.

Selbstwahrnehmung und Achtsamkeit

Versuchen Sie, Ihren Körper genau wahrzunehmen, die Empfindungen in den verschiedenen Körperteilen. Nach und nach können Sie wahrscheinlich einzelne Körperstellen immer deutlicher spüren und Körperempfindungen deutlicher unterscheiden. Wie unterscheidet sich das Gefühl in der rechten Hand vom dem in der linken? Fühlt sich die Haut an Ihren Fußsohlen anders an als die in Ihrer Handinnenseite? Spüren Sie die Unterschiede zwischen der linken Hand und dem rechten Fuß? Vielleicht nehmen Sie mit der Zeit einzelne Körperstellen als »belebt« und durchblutet und vielleicht auch als wieder mehr zugehörig wahr? Aufmerksamkeit schafft Verbindung – nicht nur im Außen in Beziehungen, sondern auch im Inneren. In Studien konnte nachgewiesen werden, dass deutlichere Wahrnehmung und Unterscheidung negativer Emotionen voneinander (Scham, Angst, Furcht, Aggression, Wut, Trauer etc.) ein Schutzfaktor gegen Depression ist.[102]

Wenn Sie chronische Stressphasen oder Traumatisierung erlebt haben, kann aber die genaue Beobachtung innerer Zustände auch Verunsicherung auslösen: die Angst vor dem erneuten Spüren des Grauens, Angst vor Kontrollverlust, das erneute Erleben von Ausgeliefertsein und Hilflosigkeit. Es ist völlig normal und gesund, wenn Sie die Wahrnehmung solcher Gefühle unter allen Umständen vermeiden wollen. Dieses Vermeiden verschafft Ihnen zwar im Moment Ruhe. Auf Dauer wird das Abwenden von Körperempfindungen aber selbst zum Problem. Die körperliche Aktivierung geschieht auch ohne Beteiligung des Bewusstseins, weil Sie unbewusst vieles wahrnehmen können, was Sie an Ihre schlimmen Erfahrungen erinnert, und weil Sie dann darauf ebenfalls unbewusst reagieren. Dies kann zu risikoreicheren Entscheidungen führen oder auch dazu, dass Sie zwanghaft an Gewohnheiten festhalten, die aufgrund Ihrer veränderten Lebenssituation überhaupt keinen Sinn mehr haben. Mit den entsprechenden negativen Folgen für Körper, Seele und Geist (siehe erstes Kapitel »Grundproblem Stress«, Seite 14).

Der erste Schritt ist einfach. Es geht um die bewusste Lenkung der Aufmerksamkeit, auch Achtsamkeit genannt. Mit Achtsamkeit ist gemeint, die Aufmerksamkeit wohlwollend und gelassen auf Wahrnehmung und Erleben im Innen und Außen zu richten. Achtsamkeit ist ein Bestandteil der menschlichen Geschichte, die sich in allen Kulturen in religiösen und spirituellen Praktiken findet. »Gnothi seauton«, Altgriechisch für »erkenne dich selbst«, ist wohl die meistzitierte Aufforderung unserer abendländischen Kultur. Sie zierte als Inschrift den Torbogen des Tempels in Delphi, der dem Gott der Sonne und des Lichts – Apollo –

Die vier Grundpfeiler der Achtsamkeit

Buddha lehrte bereits vor ca. 2400 Jahren ihre vier Grundpfeiler:

1. die Achtsamkeit auf den Körper (Selbstwahrnehmung und Körpersinne)
2. die Achtsamkeit auf die Gefühle/Empfindungen und deren Bewertung als positiv, negativ oder neutral
3. die Achtsamkeit auf den Geist, dessen aktueller Zustand bzw. Veränderungen des Zustands, z. B. abgelenkt, konzentriert, verwirrt
4. die Achtsamkeit auf die Geistesobjekte, das heißt alle äußeren und inneren Objekte/Dinge/Gedanken, die im Moment wahrgenommen werden

gewidmet war. Aber schon »vor aller Kultur« bei Naturreligionen und im Schamanismus ist Achtsamkeit das zentrale Werkzeug zur Selbstschau. Und zur Selbstveränderung.

Achtsamkeit braucht Zeit

Wissenschaftliche Studien zur Wirkung von Achtsamkeit und Meditation bei seelischen Störungen wurden ab den späten 1970er Jahren durchgeführt. Einen entscheidenden Einfluss hatte hierbei die Arbeit von Jon Kabat-Zinn. Er setzte Achtsamkeitstechniken, inzwischen bekannt als »Achtsamkeitsbasierte Stressreduktion« (Mindfulness based stress reduction, MBSR), zunächst bei PatientInnen mit chronischen Schmerzen ein. Seitdem nahm das Forschungsinteresse stetig zu. Inzwischen wird das Prinzip der Achtsamkeit im Rahmen der Therapie oder Prävention bei verschiedenen seelischen und körperlichen Störungen verwendet, nicht zuletzt um Stressfolgeerkrankungen in der Berufs- und Arbeitswelt entgegenzuwirken.

Fast täglich erscheinen neue Studien zur Wirkung von achtsamkeitsbasierten Verfahren. Diese Studien zeigen, dass Achtsamkeit bei gesunden Menschen Stressbelastungen erheblich reduziert.[103] Bei Menschen in psychologischer Behandlung kann Achtsamkeitsmeditation ebenso wirkungsvoll sein wie eine Psychotherapie.[104] Je stärker jedoch die Vorbelastungen sind, desto langsamer sollte vorgegangen werden. Eine der heilenden Wirkungen von Achtsamkeit beruht darauf, dass bisher zu schmerzhafte Erinnerungen unbewusst gespeichert waren. Solche Erinnerungen sind nicht einfach nur da, sondern werden oft unbewusst aktiviert durch alltägliche Erfahrungen, die indirekt mit diesen schmerzhaften Erinnerungen verbunden sind. Mit Achtsamkeitsübungen können diese unbewussten schmerzhaften Erinnerungen Stück für Stück bewusst werden und der damit verbundene Schmerz verschwinden. Immer ein bisschen mehr Achtsamkeit in den bestehenden Alltag zu integrieren ist das, was am besten und nachhaltigsten wirkt und was Ihr Wohlbefinden am besten fördert.

Weniger ist mehr

Intensiv-Workshops können problematisch sein – auch wenn die Vorstellung sehr verführerisch ist, nach einer solchen intensiven Erfahrung, ähnlich einem Feuerlauf, merklich geläutert oder verwandelt und von allen alten seelischen Lasten befreit zurück in den Alltag zu kehren. Wenn Sie trotzdem dieser Versuchung eines solchen Kraftaktes nicht widerstehen können, buchen Sie bitte ein Wochenende in der Nähe Ihres Wohnorts, oder machen Sie es zusammen mit jemandem, dem Sie wirklich sehr vertrauen und der Ihnen Sicherheit und Halt vermitteln kann, wenn Sie an Ihre Grenzen kommen.

Achtsamkeits-Apps

Inzwischen gibt es viele Achtsamkeits-Apps, die Sie dabei unterstützen können, mit Ihrer Aufmerksamkeit im Hier und Jetzt zu bleiben. So können Sie erleben, was eine lohnende Pause ist. Ein gutes Beispiel: In der Schweiz entwickelte eine Hochschule zusammen mit der katholischen Kirche eine solche App, 3:33, die Ihre Aufmerksamkeit standortspezifisch auf Ihre reale Umgebung lenkt – ähnlich wie ein Audio-Guide im Museum, der Ihnen etwas über das Kunstwerk erzählt, vor dem Sie stehen. Apps können dabei helfen, ganz im Hier und Jetzt zu verweilen, sich ein paar Minuten zu gönnen, in denen nichts passieren muss.

Sich vom Zeitdruck verabschieden fördert Achtsamkeit

Achtsamkeit scheint auf den ersten Blick einfach. Sie in der Gegenwart zu halten, ist allerdings anspruchsvoll. Achtsamkeit muss eingeübt werden, sie gelingt nicht ohne weiteres von selbst. Schnell ist man wieder abgelenkt, getriggert, getrieben. Aber wenn es gelingt, achtsam bei dem zu bleiben, was in diesem Moment geschieht und ist, können sich Körper und Geist beruhigen.

Wir stellen Ihnen nun einige Übungen vor, die sich als sehr hilfreich und wirksam erwiesen haben, um die TRE-Übungen vorzubereiten bzw. deren Wirksamkeit zu erleichtern und zu fördern. Wählen Sie einfach die Übungen aus, die Sie gerade ansprechen. Gehen Sie es spielerisch an, mit kindlicher Neugier für das, was sich verändern könnte.

Übung: Schwerkraft entdecken

1. Nehmen Sie sich 10 Minuten Zeit. Setzen Sie sich bequem hin und nehmen Sie ein paar tiefe Atemzüge.
2. Stellen Sie einen Wecker auf 5 Minuten.
3. Lenken Sie Ihre Aufmerksamkeit in Ihren bevorzugten Arm und sagen Sie sich im Stillen »der Arm ist angenehm schwer«. Versuchen Sie, das Eigengewicht des Arms zu spüren.
4. Verfahren Sie gleich mit dem anderen Arm, sodann mit beiden Armen (»beide Arme sind angenehm schwer«).
5. Scannen Sie Ihre Körperempfindungen nach weiteren Stellen, die sich schwer anfühlen (z. B. »das Becken ist angenehm schwer«).
6. Widmen Sie sich weiter der Erforschung des sich ausdehnenden Schwereempfindens, bis der Wecker klingelt.

Mit der Wahrnehmung des Eigengewichts Ihres Körpers können Sie Selbstwahrnehmung sehr einfach einüben. Deshalb startet auch die erste Übung des Autogenen Trainings mit der Wahrnehmung der Schwerkraft. Eine gute Eigenwahrnehmung verbessert ganz allgemein Ihre Gefühlswahrnehmung. Und dies hat die angenehme Folge, dass Sie früher etwas gegen unangenehme Zustände unternehmen können.

Übung: entschleunigen

1. Verlangsamen Sie 10 Minuten lang alles, was Sie tun. Schalten Sie auf Zeitlupentempo um.
2. Zum Beispiel bei der Hausarbeit: Wischen Sie im Schneckentempo Staub oder spülen Sie extrem langsam ab. Nehmen Sie Ihren Körper dabei wahr – wo spannt er sich an, wo bleibt er entspannt? Wie fühlt sich das an?
3. Wenn Sie bemerken, dass Sie mit den Gedanken abschweifen, kehren Sie einfach wieder zur Übung zurück. Am besten üben Sie täglich, bis Sie merken, dass es Ihnen immer besser gelingt.

Übung: Körperreise in die Füße

1. Lenken Sie Ihre ganze Aufmerksamkeit 3–5 Minuten lang in Ihren Körper. Versuchen Sie wertfrei wahrzunehmen, was Ihnen begegnet.
2. Stellen Sie sich aufrecht hin. Spüren Sie in den Körper. Wie fühlt sich Ihr Stehen an? Nehmen Sie nicht nur die Körperempfindungen wahr, sondern auch Gedanken und Bewertungen dazu, die sich eventuell melden.
3. Versuchen Sie, Ihre Füße wahrzunehmen. Suchen Sie im Körperinneren neugierig nach Körperempfindungen. Können Sie Ihre Zehen spüren? Die Fußsohlen und Auflagefläche der Füße auf dem Boden? Ein gewisses Volumen- oder Raumgefühl? Eine Anspannung? Verweilen Sie einen Moment lang bei jeder Wahrnehmung.
4. Versuchen Sie, Ihr Körpergewicht wahrzunehmen. Dabei ist es normal, dass Sie sich schwerer fühlen, wenn Sie die Aufmerksamkeit auf Ihren Körper lenken. Versuchen Sie, sich auf diese Gefühl einzulassen und das Gewicht auf die Füße abzustellen. Spüren Sie hinein, ob Ihre Empfindungen die Auflagefläche Ihrer Fußsohlen auf dem Boden vielleicht etwas weicher und ausgedehnter werden lässt.
5. Spüren Sie den Boden unter Ihren Füßen. Spüren Sie, dass er stabil ist und Sie immer stützt und trägt. Auf den Boden unter Ihren Füßen und auf die Schwerkraft können Sie sich 100%ig verlassen.
6. Pendeln Sie zwischen den Empfindungen von Punkt 3 (Füße von innen), Punkt 4 (Schwerkraft und Auflagefläche) und Punkt 5 (Boden unter den Füßen) hin und her. Versuchen Sie, diese Empfindungen immer besser gleichzeitig wahrzunehmen.
7. Wenn Sie bemerken, dass Sie mit den Gedanken abschweifen, kehren Sie mit Ihrer Aufmerksamkeit einfach wieder zu Ihren Füßen, Ihren Fußsohlen und dem Boden unter Ihren Füßen zurück. Am besten üben Sie täglich, bis Sie merken, dass es Ihnen immer besser gelingt.

Diese kleine Körperreise in die Füße ist eine gute Vorbereitungsübung für die TRE-Körperübungen. Wir stärken damit einen offenen, wachen Geist, der sich immer besser dem spürenden, erlaubenden und beobachtenden Geschehenlassen widmen kann.

Selbstfürsorge

Was für eine Beziehung pflegen Sie mit sich selbst? Fordern Sie sich ausschließlich Leistung ab? Möchten Sie ständig besser werden? Oder können Sie auch geduldig, tröstend und fürsorglich mit sich selbst sprechen und umgehen? Wer seine Grundstimmung und Lebensqualität verbessern möchte, kommt nicht darum herum, die eigenen inneren Dialoge unter die Lupe zu nehmen. Wer nämlich negativ und kritisch mit sich selbst spricht und umgeht, verstärkt das eigene Schlechtgehen. Wie bereits dargelegt, lernen unsere neuronalen Netzwerke durch Wiederholung und bilden Gewohnheiten aus. Auch die, sich selbst für klein, dumm und ohnmächtig zu halten. Sie erinnern sich: Stresshormone hemmen die Durchblutung der Gehirnhälfte, die für bewusste Entscheidungen und deren Umsetzung zuständig ist. Das haben wir unter der Überschrift »Auswirkungen unsicherer Bindung im Erwachsenenalter« (Seite 35) dargelegt. Je fordernder und anspruchsvoller jemand mit sich selbst umgeht und damit sein inneres Stressniveau anhebt, umso irrationaler wirkt sein Verhalten in der Regel auf Außenstehende.

Dagegen verbessern sich Befinden und Stimmung sofort, wenn Sie Ihre Bedürfnisse wahrnehmen und einfach einmal versuchen, sich so anzunehmen, wie Sie jetzt sind. Dann werden von Ihrem Nervensystem andere Botenstoffe ausgeschüttet. Solche, die Sie motivieren, solche, die Ihre Verspannungen und Schmerzen reduzieren, solche, die Sie umgänglicher werden lassen.[105] Wenn Sie es schaffen, Ihre innere Anspannung zu vermindern, sich selbst weniger Stress zu machen, wird Ihr Denken klarer, Sie fühlen sich konzentrierter und leistungsfähiger.

Die »Pension Ich«

Mit achtsamer Selbstbeobachtung können wir lernen, unsere innenweltlichen Beziehungen zwischen dem eigenen Körper, dem Geist und der Seele herzustellen: Gefühle zuzulassen und auszuhalten und sogar, vermeintlich gegensätzliche Gefühle gleichzeitig zu erleben. Gefühle geben uns Hinweise auf Körperzustände und geistig-seelische Bedürfnisse – davon kann es auch mehrere gleichzeitig geben, auch scheinbar widersprüchliche. Das kann verwirren. Besonders dann, wenn man von sich immer unbedingte Klarheit und eindeutige Ziele fordert.

Versuchen Sie deshalb, alle Ihre Gefühle als Mitglieder des eigenen inneren Teams anzusehen. Oder als Gäste der »Pension Ich«. Aus der Beobachter- oder Gastgeber-Position heraus können Sie Ihren eigenen, inneren Gästen – den Gefühlen, Gedanken und Körperempfindungen – mit Interesse und Neugier näherkommen.[106] Zuwendung statt Verdrängung, Vielfalt statt innere Konflikte und Kampf gegen Teile seiner selbst. Hellwig schlägt vor, diese innere »Pension« so oft wie möglich zu erkunden, am besten täglich: indem Sie Schmerzhaftes, Beschämendes, Erschrockenes, Erstarrtes und Ängstliches als frühere Zustände von sich selbst erkennen. So gelingt es Ihnen mit der Zeit besser, innere Zustände und die damit verbundenen Gefühle zuzulassen und eine nicht urteilende, erlaubende Haltung zu sich selbst einzunehmen. Denn Sie wissen jetzt ja: Selbstkritik macht Sie zu einer schlechteren Version Ihrer selbst, Selbsttoleranz schafft den Nährboden für positive Veränderung.

Die folgende Übung hilft Ihnen, in sich hineinzuspüren und innere Empfindungen anzunehmen – ohne sie zu werten und ohne sich mit ihnen zu identifizieren. Je nach Stärke des ursprünglichen Gefühls, der Gedanken oder Körperempfindungen kann das Hineinspüren und Finden der passenden Beschreibungen einige Zeit dauern. Machen Sie die Übung bitte nicht, um eine Empfindung oder einen Gedanken einfach loszuwerden. Sie stärken mit der Übung die Beobachtungs- oder Gastgeber-Position und entdecken sich und Ihre Lebendigkeit.

Übung: Beschreibungsmeditation – Selbstwahrnehmung üben

1. Setzen Sie sich bequem auf einen Stuhl.
2. Beginnen Sie mit dem vorherrschenden Gefühl, einem Gedanken oder einer Körperempfindung.
3. Meist taucht nach der Beschreibung der ersten Empfindung gleich eine weitere Empfindung auf. Diese kommt erst mal auf die gedankliche Warteliste.
4. Wir beschreiben alle Empfindungen einzeln so lange, bis eine Entspannungsreaktion oder die Beruhigung spürbar wird. Wiederholen Sie bei Bedarf den beschreibenden Satz mehrfach.
5. Gehen Sie erst dann zur nächsten Empfindung über, wenn Sie die Beruhigung spüren.
6. Beenden Sie die Übung nach einigen Minuten, spätestens dann, wenn Sie keine Lust mehr haben.

Beispiel

- »Da ist eine Angst. Ich, die ich dies beschreiben kann, bin mehr als das. Ich nenne es weder gut noch schlecht.
- Da ist auch der Gedanke, nicht gut genug zu sein. Ich, die ich dies beschreiben kann, bin mehr als das. Ich nenne es weder gut noch schlecht.
- Da ist ein angehaltener Atem. Ich, die ich dies beschreiben kann, bin mehr als das. Ich nenne es weder gut noch schlecht.«

Bitte verwenden Sie genau diese Formulierung »Ich, die ich dies beschreiben kann, bin mehr als das. Ich nenne es weder gut noch schlecht«, auch wenn sie Ihnen zu Beginn etwas holprig erscheint. Damit lernen Sie immer besser, zwischen Ihrem Selbst (»Ich, die ich dies beschreiben kann«) und Ihren Zuständen (Gefühle, Gedanken, Körperwahrnehmungen etc.) zu unterscheiden.

Sie können Ihre Selbstwahrnehmung auch im Alltag üben. In einer Kurzpause bei der Arbeit, beim Einkaufen, im Privaten. Anstatt beispielsweise Ihrem ersten Impuls zu folgen und sich ängstlich aus einer Situation zurückzuziehen, nehmen Sie das vorherrschende Gefühl und alle begleitenden Gedanken und Körperreaktionen wahr. Beschreiben Sie es sich im Stillen. Das gibt Ihnen die Möglichkeit, für einen Moment innezuhalten, sich selbst (und allen Gästen Ihrer »Pension Ich«) Aufmerksamkeit zu schenken. Danach können Sie besser entscheiden, ob und wie Sie in dieser Situation wirklich reagieren möchten. Und wie bei allem gilt: Diese Selbstschau funktioniert immer besser, je öfter Sie üben.

Auch die regelmäßigen TRE-Übungen fördern Ihre Selbstfürsorge. Im fünften Kapitel »Die sieben TRE-Übungen« (Seite 106) lernen Sie, wie Sie mit TRE Ihre eigene Wohlfühlzone immer besser spüren können und deren Grenze immer besser zu hüten. Zum Beispiel indem Sie unbequeme Körperpositionen so verändern, dass das weitere Üben wieder angenehm wird. Zur Wohlfühlzone gehört auch das Denken. Hier geht es darum, immer besser beobachtend geschehen zu lassen, was der Körper zeigen will – und nicht das Geschehen laufend kritisch oder ängstlich zu kommentieren oder zu kontrollieren. Denn dadurch geben Sie sich nur das Gefühl, nicht in Ordnung zu sein – mit den oben beschriebenen unvorteilhaften Konsequenzen.

Selbstberührung

Selbstberührung ist die ursprünglichste Form der Selbstregulation. Der Tastsinn ist der erste Sinn, der im Mutterleib ausgebildet und aktiv wird. Föten berühren sich selbst bereits ab der 17. Schwangerschaftswoche und reduzieren damit den Grad ihrer Erregung und damit die Reaktion ihres Nervensystems auf Außenreize.[107] Selbstberührungen sind in der Öffentlichkeit meist dann beobachtbar, wenn Menschen unter Stress stehen. Dann haben sie häufig ihre Hände im Gesicht, streichen sich über das Kinn oder über die Augenbrauen. Sie fassen sich an die Nase und an die Ohren, bedecken mit den Händen den Mund oder den Hals usw.

Martin Grunwald hat die elektrische Aktivität des Gehirns kurz vor sowie kurz nach spontanen Gesichtsberührungen analysiert. Dabei hat er festgestellt, dass sich die Aktivität des Gehirns durch die Selbstberührung verändert. Diese Potenzialänderungen werden als Hinweis auf die Speicherung von Informationen im Arbeitsgedächtnis und das Verändern des emotionalen Befindens gedeutet. Offensichtlich helfen Gesichtsberührungen bei der Regulierung von Gefühlen, z. B. bei kognitiver Überforderung und Stressempfinden. Kurze Selbstberührungen scheinen demnach Störungen der Informationsverarbeitung und negative Gefühle zu vermindern. Intensität und Dauer der Selbstberührung bestimmen die Stärke der Wirkung.[108]

Übung: sich selbst berühren

1. Nehmen Sie sich ca. 3–5 Minuten Zeit. Legen Sie sich hin, auf eine Matte oder auf Ihr Bett.
2. Legen Sie Ihre Hände auf die Schläfen oberhalb der Ohren, sodass Sie Ihren Kopf zwischen den Händen halten. Lenken Sie Ihre Aufmerksamkeit zwischen die Hände und spüren Sie in sich hinein.
3. Dann halten Sie Ihren Kopf vorne und hinten. Lenken Sie dabei auch Ihre Aufmerksamkeit zwischen die Hände und spüren Sie in sich hinein.
4. Legen Sie nun die Hand, die Sie am Hinterkopf hatten, auf Ihr Brustbein. Die andere Hand bleibt auf der Stirn. Entdecken Sie, wieviel Berührung oder Druck sich angenehm anfühlt.
5. Verändern Sie die Lage der Hand auf der Stirn und legen Sie diese auf Ihren Unterbauch. Die andere Hand bleibt auf dem Brustbein. Spüren Sie auch hier in den Bereich zwischen Ihren Händen.
6. Verändern Sie die Lage Ihrer Hand auf dem Unterbauch, indem Sie sie auf den Oberbauch verschieben. Die Hand auf dem Brustbein legen Sie auf den Hinterkopf. Bleiben Sie noch einen Moment liegen und nehmen Sie die Berührungen einfach wahr.

Übung: Selbstumarmung

1. Nehmen Sie sich ca. 2–3 Minuten Zeit.
2. Beginnen Sie die Übung damit, Ihre rechte Hand in die linke Achselhöhle zu legen.

Ihre linke Hand legen Sie auf den rechten Oberarm. Spüren Sie in sich hinein. Nehmen Sie wahr, wieviel Berührung oder Druck sich angenehm anfühlt.
3. Bleiben Sie in dieser Position eine Weile und nehmen Sie Ihren Körper wahr. Verändern Sie auch mal den Druck, um die Empfindungen zu intensivieren.
4. Wenn Sie mögen, können Sie sich nun etwas Selbstzuwendung und Zuspruch schenken. Sie sind hier und jetzt vollkommen in Ordnung und gut, so wie Sie sind.

Selbstberührung beruhigt. Beim neurogenen Zittern können Sie Selbstberührungen bewusst zur Verstärkung der autonomen Selbstregulierung nutzen, besonders dann, wenn Sie Sicherheit brauchen oder Sie aufkommende starke Gefühle abschwächen oder noch zarte Selbstachtsamkeit stärken möchten.

Über den Atem zur Ruhe kommen

Über die Veränderung des Rhythmus von Ein- und Ausatmen lässt sich das Nervensystem direkt beeinflussen. Das Einatmen aktiviert sympathische Nervenfasern, was den Puls beschleunigt und den gesamten Organismus weckt. Das Ausatmen aktiviert hingegen den ventralen Vagusnerv und senkt die Herzfrequenz. So können Sie sich ganz einfach selbst beruhigen.

Die Atmung wird autonom vom Nervensystem gesteuert und ist von vielen Faktoren wie der körperlichen Fitness und der Herzgesundheit abhängig. Ihre Atmung reagiert auf innere und äußere Reize. Wenn Sie z. B. erschrecken, halten Sie automatisch Ihren Atem an. Sie unterbrechen das, was Sie gerade tun, und Ihre ganze Aufmerksamkeit geht nach außen in die Sinne, um mögliche Gefahr möglichst frühzeitig zu bemerken (Orientierungsreaktion). Wird der Reiz als Gefahr erkannt, wird der Atem intensiviert (Hyperventilation), damit mehr Sauerstoff und damit Energie für die Muskeltätigkeit zur Verfügung steht. Entscheidet unser Organismus, dass die Situation ungefährlich ist oder mit den vorhandenen Ressourcen bewältigt werden kann, normalisieren sich die mentale und körperliche Aktivierung. Die Körperspannung, Atemfrequenz und Atemvolumen werden wieder geringer. Das Atemmuster kann aber auch chronisch verändert sein. Unterschiedliche Zustände des Nervensystems lassen sich daran ablesen. Wenn sich traumatische Erfahrungen in unserem Körper verfestigt haben, ist oft die Atmung beeinträchtigt: Sie ist zu schnell, aber auch sehr flach bis hin zur Verkrampfung des Zwerchfells und dem Anhalten des Atems in der Erstarrungsreaktion.

Anders als andere vegetativ gesteuerte Körperfunktionen kann die Atmung sehr einfach wahrgenommen und bewusst willentlich verändert werden. Die bewusste Veränderung des Atmens ist das einfachste und genialste Tor zur Regulierung und Normalisierung des Nervensystems – und damit Ihres gesamten Befindens. Auf dieser Tatsache beruhen viele religiöse und spirituelle Praktiken wie auch einige Therapieformen. Dabei kann die Aufmerksamkeit auf den Atem gelenkt werden im Sinne eines beobachtenden Geschehenlassens wie beim Meditieren bis hin zum bewussten und willensgesteuerten Eingreifen in Atemrhythmik und Atemfrequenz.

Achtsames Atmen

Beim achtsamen Atmen wird die Aufmerksamkeit auf das Körpergeschehen gelenkt und durch die unmittelbare Erfahrung des Atemvorgangs im Hier und Jetzt gehalten. Achtsames Atmen fördert die Selbstregulation. Sie verändert die Frequenz und die Amplitude der Gehirnwellen – von hochfrequenten Betawellen, die kognitive Aktivität anzeigen, zu Gamma- und Thetawellen, wie sie in einer gelösten Grundhaltung vorkommen. Beim achtsamen Atmen werden Bewusstsein und Körper über die Wahrnehmung der Atembewegung miteinander verbunden. Dies aktiviert sofort den ventralen Vagusast des parasympathischen Nervensystems. So vermindern Sie Ihre Anspannung oder Verspannungen in Ihren Muskeln, ohne dass Sie darüber hinaus noch etwas zu tun brauchen. Dass Stress und Angst zu unregelmäßiger Atmung und Hyperventilation führen können, ist schon lange bekannt. Sie können Ihre gesamte körperliche Aktivierung senken, indem Sie doppelt so lange ausatmen wie einatmen. Umgekehrt können Sie in langweiligen Sitzungen Ihre Schläfrigkeit bekämpfen, indem Sie schneller ein- und ausatmen.[109]

Atemverlangsamung und verlängertes Ausatmen

Kurzatmigkeit und eine flache und beschleunigte Atmung, mit einer Betonung des Einatmens, beeinträchtigen auf Dauer den gesamten Stoffwechsel und das Nervensystem. Dies führt zu Übererregbarkeit, verkrampfter Muskulatur, Schwindel, Atemnot und Angsterleben. Die sogenannte »Vagus-Bremse«, also das bewusst langsame Ausatmen, normalisiert das Atemmuster wieder.[110]

Bei solchen Atemübungen, bei denen Sie länger ausatmen als einatmen, hat es sich bewährt, im Stillen einfach von 1 beginnend zu zählen: Beispielsweise beim Einatmen von 1–4 zählen und dann beim Ausatmen von 1–6, oder wenn das Ausatmen doppelt so lang sein soll wie das Einatmen, von 1–8.

Besonders eine Übung zur Atemverlangsamung und Normalisierung des Atemmusters hat in Studien sehr gute Ergebnisse gezeigt: die Pranayama-Wechselatmung aus dem Yoga. Sollten Sie zu den Menschen gehören, die eher schnell und flach atmen, können Sie vom täglichen Üben am meisten profitieren.

Übung: Pranayama (Wechselatmung)

1. Heben Sie die rechte Hand und schließen Sie mit dem rechten Daumen das rechte Nasenloch.
2. Atmen Sie durch das linke Nasenloch 4 Sekunden lang ein. Füllen Sie die Lungen zu etwa ¾.
3. Schließen Sie beide Nasenlöcher mit Daumen und Ringfinger und halten Sie die Luft 4 Sekunden lang an.
4. Öffnen Sie das rechte Nasenloch und atmen Sie durch das rechte Nasenloch 8 Sekunden lang aus. Leeren Sie die Lungen dabei (fast) vollständig.
5. Atmen Sie durch das rechte Nasenloch 4 Sekunden lang ein.
6. Dann halten Sie die Luft wieder 4 Sekunden lang an und atmen Sie durch das linke Nasenloch 8 Sekunden aus. Beginnen Sie dann wieder von vorn mit dem Einatmen durch das linke Nasenloch.

Machen Sie mindestens 3–8 Durchgänge dieser Übung.

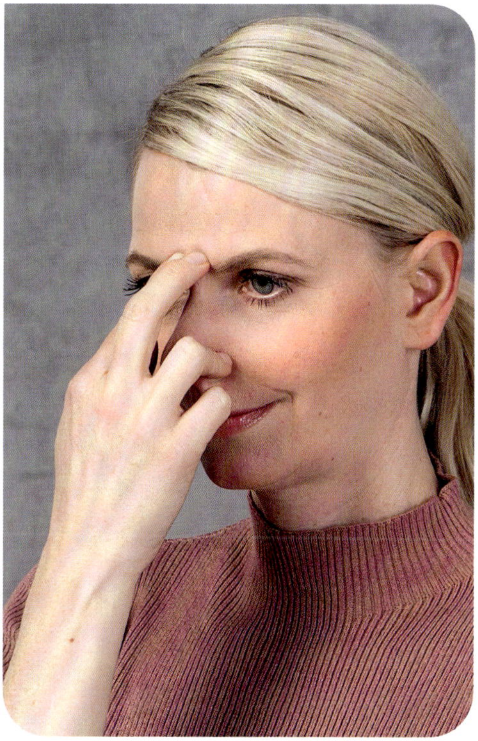

Sie können bis auf 20–30 Minuten steigern, wenn Sie möchten. Beginnen Sie mit dem Einatmen:Anhalten:Ausatmen im Verhältnis 4:4:8. Steigern Sie dann langsam die Dauer des Atemanhaltens, zunächst auf 4:8:8, dann auf 4:12:8 und schließlich 4:16:8.

Übung: verlängertes Ausatmen

1. Atmen Sie kurz durch die Nase ein.
2. Atmen Sie dann langsam und doppelt so lange durch den Mund wieder aus.
3. Nach dem Ausatmen kurz innehalten (Atempause) und das Einatmen von selbst geschehen lassen.

Versuchen Sie, die Phasen des Ausatmens durch Zählen allmählich zu verlängern. Porges empfiehlt ein Verhältnis von Ein- zu Ausatmen von 3:7.[111]

Peter Levine und Stephen W. Porges empfehlen darüberhinaus, beim Ausatmen einen Ton wie »Wuuuuu« zu summen oder zu singen – so können Sie das Ausatmen leichter verlängern. Ebenso werden durch das Summen die Bauchorgane angesprochen und der Kiefer gelöst. Dies ist hilfreich, um eine traumatypische Immobilisierungs- und Erstarrungsreaktion aufzulösen.[112]

Übung: »Wuuu« singen und Kiefer lösen

Von Peter Levine stammt folgende Übung:[113]

1. Atmen Sie durch die Nase ein.
2. Singen Sie in einer möglichst tiefen Tonlage »Wuuuuuuuuu«. Spüren Sie, welche feinen Vibrationen durch den Klang hervorgerufen werden, spüren Sie besonders tief hinunter in den Bauch.
3. Nach zwei bis drei Durchgängen bewegen Sie beim Singen den Kiefer nach vorne und hinten sowie hin und her. Dadurch wird sich der Klang Ihrer Stimme in Richtung archaischer Laute verändern. Lassen Sie den Klang an- und abschwellen und enden Sie wieder beim wohlklingenden »U«.
4. Wiederholen Sie dies zwei bis drei weitere Male und sitzen Sie einen Moment still und spüren Sie in sich hinein. Vielleicht können Sie kleine Veränderungen im Körper oder in Ihrer Gestimmtheit wahrnehmen.

Mit Einbezug der Kiefermuskeln wird der Sympathikus angeregt und die Durchblutung verbessert. Besonders hilfreich ist diese Übung, um einen verspannten Kiefer zu lösen und um aus einem Ohnmachtsempfinden und einer Erstarrungsreaktion wieder in die Handlungsfähigkeit zurückzufinden.

Bei den TRE-Körperübungen empfehlen wir Ihnen, Ihren Atem achtsam zu beobachten, um Atemunterbrüche zu vermeiden. Unbewusste und vor allem plötzliche Atemunterbrüche können im Gehirn eine Alarmreaktion auslösen und Unwohlsein und Angsterleben verstärken. Atmen Sie langsam und regelmäßig. Mit der Zeit können Sie, wenn Sie möchten, versuchen, Ihre Zeit des Ausatmens zu verlängern. Dabei kann Zählen hilfreich sein oder auch nicht. Probieren Sie aus, was für Sie leichter ist und was sich besser anfühlt. Sie können während des neurogenen Zitterns auch phasenweise summen oder singen (»Wuuuuu«) oder laut hörbar mit einem Zischlaut ausatmen (»Pschschsch«) oder den Atem mit geöffnetem Mund einfach ausströmen lassen (»Haaaaaaaa«). Dank der leichten Vibrationen können Sie Ihre inneren Räume erkunden und so Ihr Wohlbefinden noch mehr fördern.

Musik

Mit Musik können wir einfach und schnell unsere Stimmung verändern. Deshalb kann sie auch heilen, wenngleich die genauen Wirkungswege noch nicht alle aufgeklärt sind. In der Forschung werden neben den heilenden Gesängen Liebes-, Wiegen- und Tanzlieder unterschieden.[115] Eine der wohltuenden Wirkungen erfolgt über den bereits mehrfach erwähnten Musculus stapedius (Seite 64), der – wenn er aktiviert wird

Beethoven komponierte, um durch seine Musik Erlösung zu bringen

Es war Ludwig van Beethoven (1770–1827), der laut einer Biographin Christine Eichel das Potenzial der Musik für die Transformation emotionaler Zustände und autonomer Aktivierungsstufen erkannte. Beethoven wollte die Menschheit durch seine Musik erlösen. Er erwartete von den Zuhörern vollständige Hingabe, nur so könne die Transformation, die Erlösung stattfinden. Eichel sieht dabei einen deutlichen Zusammenhang zwischen diesem Erlösungsanspruch und seiner schweren Kindheit. Zeitzeugen beschreiben ihn als ein schwer vernachlässigtes Kind. Mit Folgen: Er war zeit seines Lebens nachlässig gekleidet, musste häufig die Wohnung wechseln, da er sehr schmutzig und verwahrlost lebte. Er verliebte sich immer unstandesgemäß und damit chancenlos, missachtete Regeln und Konventionen. »Was ich bin, bin ich durch meine eigene Leistung«, schrieb er über sich. Bereits mit vier Jahren musste der kleine Beethoven Klavier spielen, Zeitzeugen berichten, dass er dabei geweint habe. Seine Mutter kümmerte sich nicht um ihn. Er brachte sich das Komponieren selbst bei. Er war schwerhörig und impulsiv, hatte eine dünne Stimme und starke Stimmungswechsel, die sich auch in seiner Musik zeigen. Er habe sich beim Komponieren immer unsagbar gequält. Nach dem Komponieren habe er sich kaltes Wasser über den Kopf geschüttet, um wieder in die Gegenwart zu kommen.[91]

– unseren Herzschlag in den Wohlfühlbereich bringt und damit all die anderen guten Gefühle aktiviert, die mit einem ruhigen, sicheren, regelmäßigen Herzschlag verbunden sind. Außerdem lassen die Schwingungen der Musik auch unseren Körper ganz fein schwingen, pulsieren oder vibrieren – je nach Musikstück –, und regen damit auch all unsere Organe, Blutgefäße, das Bindegewebe usw. an. Dies geschieht auch, wenn Sie die Musik selbst machen: beim Summen oder Singen oder wenn Sie ein Instrument spielen und Ihr Körper »mitschwingt«.

Übung: mit Musik aktiv werden

Suchen Sie sich ein paar Musikstücke aus und hören Sie ganz bewusst zu. Sie können die Wirkung verstärken, wenn Sie den Takt mitklopfen, mitsummen oder -singen oder sich dazu bewegen.[116]

Übung: Wie können Sie Ihre Stimmung mit Musik beeinflussen?

Hören Sie ein oder mehrere Musikstücke, die Ihrer aktuellen Stimmung entsprechen. Und dann suchen Sie Musikstücke, die der Stimmung entsprechen, in die Sie hineinfinden möchten, und hören Sie wieder konzentriert zu. Sie können die Wirkung verstärken, wenn Sie den Takt mitklopfen oder sich dazu bewegen.[117]

Übung: sich wappnen für schwierige Zeiten

Richten Sie sich Ihren ganz persönlichen Musiktresor ein. So wie ein Tresor Kostbarkeiten und wichtige Dokumente enthält, sollten Sie in Ihrem Musiktresor Stücke sammeln, die Ihnen etwas bedeuten: Musik, die Sie mit wichtigen Ereignissen in Ihrem Leben verbinden. Am besten wählen Sie dafür Musik, die sie zuversichtlich macht und unternehmenslustig.

Sie können auch fröhliche Musik hören und dazu sieben persönliche Stärken und sieben glückliche Erfahrungen notieren. Nehmen Sie diese Liste in schwierigen Momenten Ihres Lebens und lesen Sie nach, was Sie gut können und hören dazu Musik, die Sie aufmuntert.[118]

Übung: Zuversicht

Vor unangenehmen Aufgaben oder wenn Sie sich mutlos oder lustlos fühlen: Hören Sie aktivierende, fröhliche Musik. Am besten eher laut (soweit das Ihre Nachbarn zulassen), um auch Ihr Gleichgewichtsorgan einzubeziehen, das durch die Vibrationen in der Musik aktiviert wird.[119]

Wenn Sie nicht wissen, was für eine Musik das sein soll, wählen Sie schnelle Musik mit einem großen Tonumfang, also sowohl hohen als auch tiefen Tönen.

Aktive Entspannung durch Bewegung

Können Sie nur schwer meditieren? Ist Stillsitzen für Sie einfach oder eher mühselig? Besonders wenn wir sowieso angespannt oder verspannt sind und wir innere Ruhe am dringendsten nötig hätten, fällt sie uns am schwersten. Sie können TRE auch als Bewegungsmeditation nutzen. So brauchen Sie sich nicht mehr zum Stillsitzen zu zwingen. Die einfachen Körperübungen führen dazu, dass Sie sich danach körperlich und seelisch besser fühlen. Darüber hinaus verbessert TRE Ihren Gleichgewichtssinn. Ganz nebenbei können Sie so die Gefahr von Verletzungen durch Fehltritte, Ausrutschen oder Stürze mindern. Ihre Muskeln und Sehnen werden beweglicher. Sie verbessern Ihre Haltungsstabilität. Und eine stabile, aufrechte Körperhaltung verbessert Ihre Grundstimmung und Ihr subjektives, auf den Körper bezogenes Sicherheitsempfinden.

Aktive Entspannung durch Bewegung fördert Ihre Erholung mehr als Unbeweglichkeit.[120] Leider wird Entspannung aber immer noch oft mit Schlaffheit oder Bewegungslosigkeit verknüpft. Bewegungslos funktioniert Entspannung allerdings meist nur dann, wenn Sie sich vorher bewegt haben. Nach dem Liebesakt zum Beispiel, wenn die Partner die körperliche Nähe bewegungslos genießen. Dann werden Oxytocin, das Bindungshormon, und weitere Wohlfühlhormone ausgeschüttet. Ähnliches geschieht nach den TRE-Übungen. Wenn Sie danach noch einige Minuten liegen bleiben, können Sie in ein tieferes Behagen und in eine innere Ruhe gelangen.

Viele Menschen verwechseln Entspannung auch mit Starre und Empfindungslosigkeit, wie sie in der Erstarrungsreaktion bei existenzieller Bedrohung geschieht. In vielen Situationen im Alltag und bei der Arbeit werden aufgrund von Loyalität und Anpassung unwillentlich und unbewusst Vermeidungs- und Schutzreaktionen aktiviert. Da weder Kampf noch Flucht möglich scheint, bleibt nur noch das Aushalten und Durchhalten, egal wie. Eine abgestufte körperliche Selbstlähmung und das Abstellen von Gedanken und Gefühlen, um andere Menschen, eine Situation oder einfach seelische oder körperliche Schmerzen auszuhalten. Wenn Ihnen solche Erfahrungen vertraut sind, sollten Sie sich nicht zum bewegungslosen Meditieren und zum Ruhigwerden der Gedanken zwingen. Damit könnten Unbeweglichkeit oder Steifheit verstärkt werden.

Wenn Ihre innere Unruhe stark ist, die Gedanken rasen und Sie sich kaum mehr beruhigen können, ist die Kombination aus Musik und Bewegung das richtige »Workout«. Schnelles Gehen bringt Sie dazu, wieder tief und regelmäßig zu atmen und Ihren Körper als lebendig wahrzunehmen, und verhindert so eine mögliche Erstarrungsreaktion. Am besten hören Sie Ihre Lieblingsmusik aus Ihrem Musiktresor dabei laut über Kopfhörer, sodass sie Ihre eigenen Gedanken übertönt.

Vermeiden Sie dabei erneute Überforderung. Denn diese führt im Extremfall zu Kampf- oder Fluchtreaktionen oder sogar zum Erstarren. Bleiben Sie energieeffizient – dosieren Sie Ihren Einsatz so, dass Sie Energie gewinnen und nicht verlieren. Nur so findet wirklich Erholung statt.

Sicherheit und Geborgenheit

Eine der Folgen von Trauma ist die verminderte Fähigkeit, mit Gefühlen und körperlichen Reaktionen umzugehen und diese willentlich zu steuern.[121] Diese Fähigkeit nennt man Selbstregulation. Gemeint ist damit, dass wir leicht einschlafen können, wenn wir müde sind, oder nach stressbelasteten Situationen schnell wieder ausgeglichen und ruhig werden. Und noch eine weitere weitreichende Folge hat Trauma. Stephen Porges:[122]

» *Trauma beeinträchtigt unsere Fähigkeit, mit anderen zu interagieren. An die Stelle von Interesse an und Zuwendung zu anderen Menschen tritt Selbstschutz.* «

Wenn wir uns dann von anderen abgetrennt und nicht mehr aufgehoben im Leben fühlen, löst dies dann seinerseits wieder Unsicherheit und unterschwellige Stressreaktionen wie Kampf- oder Fluchtverhalten aus.

Sie können Ihr Wohlbefinden fördern, indem Sie Ihre sinnliche Wahrnehmung kultivieren, und damit den Kontakt zu sich selbst, zum eigenen Körper wiederfinden. Ihr Körper kann schützende Anspannung nur loslassen, wenn er sich in Sicherheit fühlt. Wie bei allen Methoden der Traumatherapie ist deshalb auch bei TRE eine gewisse äußere wie innere Stabilität und Sicherheit Voraussetzung für die Gesundung. Äußere Stabilität beinhaltet neben einer sicheren Existenzgrundlage vor allem auch die Sicherheit vor dem Täter und täterähnlichen, heutigen Kontakten. Wobei »kein Täterkontakt« der bewusste Entschluss ist, den Kontakt zu Tätern und Mittätern aktiv abzubrechen und deren eventuelle Kontaktversuche zurückzuweisen.[123]

Wichtigste und notwendige Grundvoraussetzung für die Überwindung von Traumata oder Stressfolgestörungen ist ein sicherer Ort für Sie selbst. Nur an einem sicheren Ort erlaubt sich Ihr Nervensystem, die hochwirksamen Selbstschutzstrategien wie Flucht oder Erstarren aufzugeben.

Beim sicheren Ort geht es sowohl um die innere Sicherheit (Stabilisierung, Selbstachtsamkeit, Selbstfürsorge, Selbstwirksamkeitserleben) als auch um die äußere Sicherheit (Strukturen und Rahmenbedingungen, Haltungen, Stabilität von Bezugspersonen).

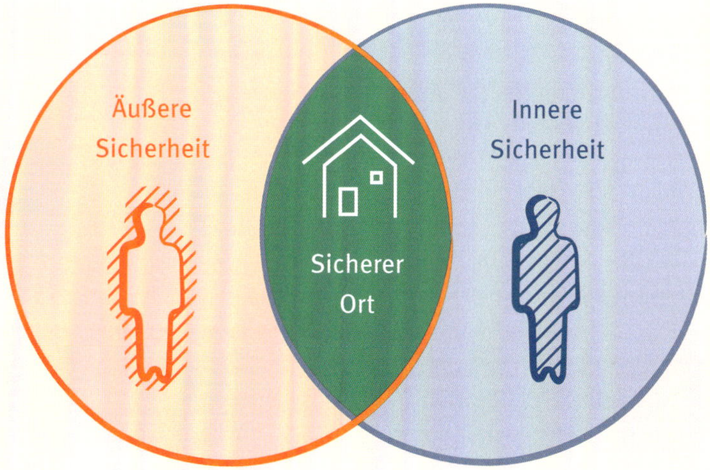

Sicherheit ist ein Grundbedürfnis und ist für den menschlichen Organismus das Wichtigste. Es geht um die erfahrbare Sicherheit im gegenwärtigen, aktuellen Moment, im Hier und Jetzt. In Sicherheit kann der gesamte Organismus die Über-Aufmerksamkeit für Außenreize senken und die Anspannung loslassen. Dann kann nach Steven Porges der soziale = ventrale Vagus aktiv werden, die Kopf-Herz-Verbindung. Wir fühlen uns inmitten von anderen Menschen sicher und geborgen. Dieses Sicherheitsempfinden und Geborgenheitsgefühle wirken sich auch positiv auf das Immunsystem aus und stärken die Resilienz, die Widerstandskraft gegenüber den Zumutungen des Lebens.

Die Balance zwischen Anpassung und Abgrenzung finden

Um Sicherheit zu erfahren, unternehmen Menschen vieles. Sie schließen Versicherungsverträge ab, umgeben sich mit materiellen Dingen, halten an unbefriedigenden Arbeitsverhältnissen und lieblosen Beziehungen fest und kehren immer wieder in ein »Zuhause« zurück, in dem sie immer wieder aufs Neue verletzt werden. In der Kindheit wurden die eigenen Bedürfnisse oft zugunsten der Sicherheit verleugnet. So haben sich die Überlebensreaktionen und darauf basierende Glaubenssysteme entwickelt, die Gegenwart und Zukunft hartnäckig weiter beeinflussen. Durch solche Anpassungstendenzen entsteht die Gewohnheit, sich immer und überall anzupassen.

Menschen, die ihr inneres Sicherheitsgefühl verloren haben, vertrauen ihrer Intuition nicht mehr. Die innere Sicherheit zu wahren ist zwar als Instinkt in uns angelegt. Unser vernunftgesteuerter Zeitgeist wertet jedoch diese Handlungsimpulse ab. Viele Opfer von Überfällen geben beispielsweise im Nachhinein an, sie hätten ein instinktives Warnsignal wahrgenommen, dieses aber nicht für wichtig gehalten. Dass dieser erste Instinkt nützlich ist, beweisen uns die Tiere: Bevor in Thailand der Tsunami kam, flüchteten sie.

Isolation, Abgrenzung und Vereinsamung verstärken oft die Erstarrung. Deshalb führt das Vermeiden von äußeren und inneren Reizen sehr oft nicht zu mehr Sicherheit, sondern zu mehr Erstarren. Sind die »Stress-Muskeln« auf beiden Seiten der Schädelbasis, des Halses, der Kiefer und des unteren Iliopsoas-Systems (Seite 56) angespannt, so ist gar kein inneres Sicherheitsempfinden möglich.[124] Die Reflexe der Traumabewältigung bleiben so lange bestehen, bis der Körper sich sicher fühlt.[125]

Der Weg aus der Hilflosigkeit zur inneren Sicherheit führt über das Erleben des eigenen Körpers als sicheren Ort. Gelingt dies, so entsteht Selbst-Vertrauen: das Vertrauen in die eigenen Fähigkeiten, für innere und äußere Sicherheit selbst sorgen zu können.

Übung: Selbststeuerung stärken

Dies ist eine Übung nach Gunther Schmidt:[126]

1. Stellen Sie sich hin und nehmen Sie eine kompetente und starke Körperhaltung ein. Das gelingt am einfachsten, wenn Sie sich an eine solche Situation in letzter Zeit erinnern.
2. Stellen Sie sich nun vor, Sie wären von einer schützenden Kugel umgeben: Fahren

Sie mit Ihren Handflächen zu den Seiten hin, nach unten und nach oben diese imaginäre Kugel in der Luft ab.
3. Füllen Sie die Kugel in Ihrer Vorstellung mit einer Farbe, die sich für Sie gut und sicher anfühlt.
4. Färben Sie die Außenhülle der Kugel mit einer Farbe ein, die für Sie stimmig ist.
5. Rufen Sie – wenn sich das für Sie stimmig anfühlt – Helferwesen herbei und erteilen Sie diesen den Auftrag, Ihre Kugel zu behüten. Ihre Kugel ist jetzt installiert.
6. Suchen Sie innerhalb Ihrer Kugel einen stimmigen Ort für Ihre verletzten Anteile, für die bedürftigen Gäste Ihrer »Pension Ich«. Platzieren Sie diese an dem stimmigen Ort innerhalb Ihrer Kugel. Bilden Sie eine weitere Kugel aus bedingungsloser Liebe um diese herum, sodass sie auf bestmögliche Art und Weise versorgt und behütet sind.
7. Haben Sie infolge generationenübergreifender Traumatisierung auch verletzte Anteile früherer Generationen in sich oder vermuten Sie solche, so bilden Sie für diese eine weitere Kugel und verfahren wie in Punkt 6.
8. Durch Wiederholen stärken Sie diese Vorstellungen, sooft Sie mögen. Möglicherweise können Sie in kurzer Zeit bereits kleine Veränderungen in Präsenz und Selbstwirksamkeit wahrnehmen. Sie können sich so einen sicheren und selbstwirksamen Ort selbst erschaffen und über das häufige »Besuchen« und Wiedererleben Ihres sicheren und selbstwirksamen Ortes Ihre innere und äußere Sicherheit verstärken.

Um sich selbst im Leben mehr Sicherheit zu geben, können Sie an hilfreiche Gewohnheiten anknüpfen. Pflegen Sie Alltagsrituale. Tun Sie alles, was Ihnen auch bisher schon gutgetan hat, um sich zu beruhigen und zu entspannen. Da chronischer und traumatischer Stress das bisherige Weltbild mit zu viel »Informationen« konfrontiert und erschüttert hat, wirken überschaubare und bekannte Gewohnheiten stabilisierend. Pflegen Sie Freundschaften, Musik, Sport, Ihre Hobbys. Aber bitte achten Sie auch darauf, dass Sie nicht zu viel machen, um sich abzulenken – das erzeugt nämlich neuen Stress. Viele Menschen mit traumatisierenden Erfahrungen versuchen sich so intensiv vom »sprachlosen Entsetzen« des Traumas abzulenken, dass keine erholsame Abwechslung, sondern Erschöpfung eintritt. Die neuen Trainingsempfehlungen raten zu nicht mehr als drei- bis viermal Sport in der Woche. Menschen, die intensiver trainieren, verunfallen häufiger und sind auch öfters krank.[127]

Machen Sie es sich gemütlich

Hier kommt das Konzept »Gemütlichkeit« ins Spiel. Wo Gemütlichkeit zum Ritual wird, hat kein Leistungsdenken Platz. Ob Sie allein sind oder mit anderen Menschen zusammen, machen Sie es sich so gemütlich wie möglich. Das könnte Ihre neue Gewohnheit werden. Immer wieder in den Modus der Gemütlichkeit zu wechseln. Stellen Sie sich vor, wie es ist, sich im Körper gemütlich zu fühlen, in einer gemütlichen Umgebung zu sein. Gerade auch, während Sie die TRE-Körperübungen machen.

Rituale vermitteln Sicherheit

Rituale sind wirkungsvoll zur Bewältigung von Krisen, weil sie durch ihre Vorhersehbarkeit Sicherheit vermitteln. Das gilt für individuelle Rituale, Familienrituale, aber auch gesellschaftliche, religiöse und kulturelle Rituale. Rituale können sowohl das Lernen und die Selbständigkeit fördern sowie – einmal erlernt – Ordnung und Orientierung, Halt und Geborgenheit vermitteln.

Indigene Völker wissen um die heilende Kraft von Ritualen. Diese werden von HeilerInnen und SchamanInnen bewusst für Heilungsprozesse von Einzelnen wie auch Gemeinschaften eingesetzt. Oft werden sich wiederholende Verhaltensweisen genutzt wie Trommeln, Tanzen, Singen und häufig führen diese zu veränderten Bewusstseinszuständen, zu Trancen oft mit neurogenem Zittern. Auch Therapieverfahren und Selbsthilfetechniken wie EMDR, NLP oder EFT (Seite 76) nutzen die Kraft des Rituals. Die Kirche hat ebenfalls eine Vielzahl von heilenden Ritualen entwickelt; teilweise wurden sie aus vorchristlichen Traditionen übernommen und in die religiöse Praxis integriert.[128] Gesang und Wechselgebete synchronisieren den Atemrhythmus großer Menschengruppen, was als soziale Sicherheit und Geborgenheit erlebt werden kann. Rituelle Abläufe können allein schon durch ihre Vorhersehbarkeit Sicherheit vermitteln. Gemeinsam praktizierte Rituale aktivieren den vorderen zingulären Kortex und dieser reguliert die Aktivität des Mandelkerns (Amygdala). Das reduziert Ängste und stärkt die soziale Bindung.

Es ist meist hilfreich, gemeinsam Erlittenes in gemeinschaftlichen Ritualen aufzuarbeiten und sich nicht zu isolieren. Nach den Breivik-Attentaten 2011 reagierte das norwegische Volk mit Ritualen. Die Menschen fanden so – zumindest im öffentlichen Raum – einen Weg der gemeinsamen Traumaverarbeitung. Sie gingen gemeinsam auf Trauermärsche, hielten Blumen und zündeten Kerzen an. Sie waren in Bewegung und miteinander verbunden.

Damit Ihre TRE-Übungen gelingen und damit wirkungsvoll werden, könnten Sie ein ganz persönliches TRE-Ritual gestalten. Finden Sie mehr darüber heraus, wie Sie sich wohl- und aufgehoben fühlen können. Weil Stressverarbeitungsstörungen meistens von zwischenmenschlichen Ereignissen und ihren Folgen hervorgerufen werden, sind gemeinschaftliche Rituale besonders heilsam. Gemeinsam mit dem Partner oder der Partnerin, mit Ihrer Familie, mit anderen Menschen, in einer Gruppe TRE anwenden und gemeinsam zittern fördert Ihre Selbstwirksamkeit und Ihre Verbindung zu anderen.

Gemeinschaft motiviert

Beziehungen zu anderen Lebewesen sind für fast alle Säugetiere entscheidend für das Wohlbefinden. Bei Menschen ist das nicht anders.[129] Akzeptanz und Anerkennung durch andere ist die stärkste Quelle aller Motivation. Die Motivationssysteme schalten ab, wenn keine Chance auf soziale Zuwendung besteht, und sie springen an, wenn Anerkennung oder Liebe im Spiel ist.[130] Freude, Lust, Geborgenheit motiviert. Sich als gut und vollkommen genügend zu erfahren im Zusammensein mit anderen motiviert. Dagegen führen soziale Isolation und Ausgrenzung, der Verlust zwischenmenschlicher Bindungen über lange Zeit zu Apathie und zum Zusammenbruch der Motivation.

Scham, Schuld und Schande

Die Emotionen Scham und Schuld zeigen Normverletzungen gegenüber anderen an und sind wichtig für das Funktionieren von Gemeinschaften und Gesellschaften. Die Angst davor, sich schuldig zu machen, sich schämen zu müssen oder gar in Schande zu fallen (und damit aus der Gesellschaft ausgestoßen zu werden), bewirkt das Einhalten von Normen und Regeln. Aber die gesellschaftlichen Mechanismen von Scham und Schuld verleiten auch zu Machtmissbrauch: Mit Schuldzuweisungen und Schuldnarrativen legitimieren Mächtige gerne übergriffige Handlungen als »Bestrafungen« und dehnen so ihre Macht aus. Diese Gefühle können auch übertragen worden sein und müssen nicht direkt dem eigenen Leben entspringen. Schuld und Scham regeln Macht und Ohnmacht. Wer sich schuldig macht oder sich schuldig fühlt, büßt sein Recht auf Selbstbestimmung und Autonomie zumindest teilweise ein.

Noch lähmender und toxischer als Schuld aber wirkt die Scham. Während über Schuld (zumindest theoretisch) verbal verhandelt werden kann, macht Scham sprachlos.[131] Menschen sind bereit, viel dafür zu tun, Scham zu vermeiden und sie nicht spüren zu müssen. Sie isolieren sich, arbeiten sich zu Tode oder sie versuchen, dem Schmerz mit süchtigem oder selbstschädigendem Verhalten zu entfliehen. Scham wird oft nicht erkannt, weil sie sich hinter anderen Emotionen verbirgt. Hinter Wut, hinter Ärger. Hinter Überengagement. Scham ist alleine nicht zu bewältigen. Wir brauchen dafür Gemeinschaft. Andere Menschen, von denen wir gesehen werden, akzeptiert werden und bei denen wir so sein dürfen, wie wir sind.[132]

Nach dem Jugoslawienkrieg reisten psychotherapeutische Hilfsteams an, um den vergewaltigten Frauen zu helfen. Diese wollten aber nicht voneinander isoliert darüber sprechen, sondern wünschten sich zunächst einen Ort, an dem sie gemeinsam stricken und Tee trinken konnten. Einen Ort, wo sie in Ordnung waren. Erst als durch das Ritual eine gewisse Normalität und damit Sicherheit erzeugt worden war, wurde das Sprechen über die erlebten Traumatisierungen möglich.

TRE ist eine einfache Methode, über den Körper Stressverarbeitungsstörungen selbst zu heilen. In unseren westlichen Gesellschaften gehen wir meist davon aus, dass Heilung etwas Individuelles ist. David Berceli (Seite 78) entwickelte TRE als körperorientiertes Verfahren zur Heilung von Traumata in großen Gruppen,[133] damit Menschen gemeinsam schreckliche Erlebnisse verarbeiten können. TRE ist eine Methode der Traumaheilung, bei der es kein Sprechen und kein bewusstes Sich-Erinnern braucht.[134] Aber manchmal braucht es andere Menschen, damit der Körper all das ans Licht bringen, zeigen und bezeugen kann, was er durchgemacht hat. Oder Sie besuchen eine TRE-Gruppe, in der Sie sich zeigen, entdecken und erfahren können, wie Sie in diesem Moment am liebsten sein möchten.

Die sieben TRE-Übungen

Die TRE-Übungen sind eine geniale Kombination einfacher Bewegungen und Haltungen, die in ihrer festen Abfolge nach und nach zu einem besseren Körpererleben und mehr Lebendigkeit führen.

Das Zittern ist ein Reflex des Körpers, der die Lebendigkeit im Gewebe wiederherstellt. Die Übungen, die zum neurogenen Zittern führen, können die im Körper gespeicherten Verspannungen spürbar machen und nach und nach auflösen. Die Veränderungen auf der Körperebene stehen dabei im Zentrum. Mit der Zeit werden Sie bemerken, dass die Übungen auch Ihr Denken, Fühlen und Verhalten verändern.

Die vorbereitenden Übungen legen die Basis

TRE besteht nicht nur aus dem neurogenen Zittern. Gemeinhin gelten die fünf sogenannten «vorbereitenden Übungen» als Anstoß für das neurogene Zittern, die man bedenkenlos weglassen könne, sobald man das Zittern »beherrsche«. Diese auf sozialen Medien weit verbreitete Ansicht ist nicht nur naiv, sondern falsch und mitunter gefährlich. Denn wenn geglaubt wird, dass das Zittern (oder eine Technik) allein Heilung bringt und man sich darüber hinaus mit dem eigenen Körper nicht befasst, läuft man Gefahr, sich zu viel zuzumuten – mit den zuvor beschriebenen Folgen erneut erlebter Hilflosigkeit und Ohnmacht den ausgelösten, unverständlichen Körperempfindungen gegenüber. Und dies kann im Extremfall retraumatisieren.

Damit dies nicht geschieht, braucht es vor allem eins: Achtsamkeit. Mit den fünf vorbereitenden Übungen wird Achtsamkeit auf neuronaler Ebene gebildet. Die Übungen aktivieren die peripheren Nervenenden von den Füßen bis hinauf zum Kopf, von Außen (der Haut) bis hinein ins Körperinnere. Da Sie die Aufmerksamkeit auf den Körper und die Bewegungen lenken, lernen Sie, sich immer besser zu spüren – mit den damit zusammenhängenden wohltuenden Wirkungen für die Selbstheilung (siehe Kapitel 3 »was wirklich wirkt«). Wenn auf die richtige Art und Weise (Stichwort »Wohlfühlzone«, siehe nachfolgend) geübt wird, kann sich positives Körperempfinden aufbauen und ausbreiten. Nur mit einer besseren Wahrnehmung Ihrer inneren Veränderungen spüren Sie schließlich mehr Unterschiede und erleben eine stärkere Wirkung des TRE-Übungsprogramms.

Nehmen Sie sich viel Zeit und lenken Sie viel Aufmerksamkeit auf die vorbereitenden Übungen. Schulen Sie Ihr autonomes Nervensystem, indem Sie Ihre Körperwahrnehmung immer detaillierter wahrnehmen. So können Sie sich mit der Zeit immer besser mit Ihrem Körper verständigen. Und damit immer deutlichere, wohltuende Wirkungen erleben.

Im Körper Sicherheit aufbauen

Aus dem bisher Gesagten erschließt sich, dass sich mit den fünf vorbereitenden Übungen Sicherheit aufbauen lässt. Nur mit der sich immer deutlicher zeigenden Eigenwahrnehmung ist es möglich, sich ohne Überforderung und damit sicher durch das Übungsprogramm zu steuern. Diese Selbststeuerung gelingt umso besser, als die Nervenendigungen Signale deutlicher übermitteln. Und das können sie, wenn sie funktionieren und das umliegende Gewebe nicht gelähmt oder erstarrt ist. Durch die sanften und rhythmischen Bewegungen löst sich Erstarrung – damit schaffen Sie die Grundvoraussetzung für Entspannung bereits vor dem Zittern.

Der größte Vorteil der vorbereitenden Übungen liegt aber darin, dass jede der fünf Übungen vertraute Bewegungen enthält, gleichzeitig mit unsicheren Bewegungselementen auszuführen sind. Ein Beispiel: Der Bewegungsablauf des Sich-Hinsetzens wird von unserem Gehirn in der Regel als »Jetzt kann ich dem Körper Ruhe gönnen, denn jetzt ist es sicher« interpretiert. Physiologisch wird der Parasympathikus aktiviert und die körperliche Aktivierung reduziert. Wenn Sie sich hingegen auf einem Bein stehend hinsetzen, wird Unbekanntes in den gewohnten Bewegungsablauf eingebracht. Wie wir ab Seite 69 ausgeführt haben, findet neuronales Lernen statt, wenn unterschiedliche Bewegungen oder Körperempfindungen wiederholt gemeinsam aktiviert werden: Gemeinsam aktivierte Bereiche werden dann auch künftig wieder gemeinsam aktiviert. Die Stimulation durch Unbekanntes fördert Lernen und das Bilden neuer neuronaler Verbindungen. So verbessert sich einerseits der Gleichgewichtssinn, andererseits aber auch das körperliche Sicherheitsempfinden. Mit der Zeit werden Sie belastbarer und widerstandsfähiger, da Ihr Körper für Sie zu einem sicheren Ort geworden ist.

Zittern in unterschiedlichen Körperpositionen

Den fünf »vorbereitenden« Übungen folgen zwei Varianten des neurogenen Zitterns: Im Stehen und im Liegen. Es ist sinnvoll, in unterschiedlichen Körperhaltungen zu zittern.

Das neurogene Zittern beobachtend geschehen zu lassen, kann für Menschen herausfordernd sein, die über ein hohes Maß an Selbstkontrolle und Körperkontrolle verfügen, besonders in der stehenden Position. Es ist nicht selten, dass sich bei diesen Menschen in den ersten Versuchen kein sichtbares Zittern einstellt. Falls das bei Ihnen so sein sollte, haben Sie nichts falsch gemacht. Ihr Organismus kann das Geschehenlassen vielleicht noch nicht wahrnehmen und genießen. Mit fortschreitendem Üben wird sich dies von alleine einstellen.

Das neurogene Zittern im Liegen zu erfahren, kann wiederum für Menschen mit Gewalterfahrungen herausfordernd sein. Möglicherweise spüren Sie ein sehr dringendes Verlangen nach schneller Verbesserung Ihrer Symptome. Doch gerade dann sollten Sie sich nicht zu viel zumuten. Stärkeres, längeres neurogenes Zittern bedeutet nicht unbedingt ein schnelleres »Loswerden« des unerwünschten Erlebens. Wie die TRE-Forschung belegt, empfiehlt sich bei starken Symptomen dringend eine langsame Gangart, d.h. 1–2 Minuten Zittern pro Mal. Längere Integrationsphasen, längere Pausen zwischen den Übungen und Geduld sind notwendig. Damit Lernen stattfinden kann, braucht es Pausen. Je mehr zu lernen und zu verarbeiten ist, desto mehr Pausen und Integrationszeit sollten Sie sich gönnen. »Weniger ist mehr« oder »Reduce to the max« gilt hier ganz besonders.

Selbstregulation gegen Ohnmacht und Kontrollverlust

Beim Zittern können durch Körperbewegungen und -stellungen oder Sinneseindrücke teilweise lange zurückliegende Erinnerungen und negative Körpererfahrungen und Erinnerungen wieder aktiviert werden. Solange Ihr Wiedererleben Ihr Wohlbefinden nicht maßgeblich beeinträchtigt, brauchen Sie nichts zu unternehmen. Heilsames Lernen findet statt. Wenn aber das Wiedererleben verhindert, dass Sie ganz im Hier und Jetzt präsent sein können, ist es wichtig, dass Sie das Zittern beenden.

So können Sie störungsfrei üben

Führen Sie die TRE-Übungen in einer geeigneten Umgebung durch, in der keine plötzlichen Störungen vorkommen. Stellen Sie Ihre Telefone ab. Legen Sie für die Übung 7 eine Matte oder eine gefaltete Decke auf den Boden. Legen Sie bei Bedarf Kissen und eine Decke zum Zudecken bereit. Zudem brauchen Sie in den ersten Wochen eine sichtbare Uhr für Übung 6 und einen Wecker für Übung 7 (bitte einen leisen und angenehmen Klingelton wählen).

TRE richtig durchführen

Es ist nicht wichtig, dass Sie die sieben Übungen irgendwie schön oder formvollendet machen. Es geht weder darum, die Übungen möglichst perfekt durchzuführen, noch darum, dass sie gut aussehen. Wichtig ist lediglich, dass Sie die Reihenfolge einhalten und nicht einfach eine oder mehrere der Übungen weglassen. Die TRE-Übungen gibt es in verschiedenen Versionen. Zum einen, weil sie laufend weiterentwickelt und vereinfacht werden; zum anderen, damit die Übungen an unterschiedliche Bedürfnisse und körperliche Einschränkungen angepasst werden können. Auch erklären die TRE-ProviderInnen in den unterschiedlichen Ländern die Übungen leicht unterschiedlich. Keine der heute unterrichteten Varianten ist besser, wirksamer oder richtiger als eine andere. Lassen Sie sich davon anregen, die für Sie derzeit passendste und wirksamste Version herauszufinden.

Als Grundprinzip gilt, dass Sie die verschiedenen Muskeln in den verschiedenen Körperteilen leicht anspannen und die Spannung wieder loslassen – beginnend bei den Füßen bis hinauf zum Oberkörper und

Kopf. Im Gegensatz zu sportlichen Disziplinen oder Yoga setzen die TRE-Übungen nicht voraus, dass Sie sich konzentrieren oder innerlich sammeln. Es ist Ihr Körper, der mit seinem Selbstheilungsreflex – dem neurogenen Zittern – Verspannungen in Muskeln und Stressfolgen in Ihrem Nervensystem auflöst. »TRE are the laziest exercises of the world« (TRE sind die faulsten Übungen der Welt), sagt ihr Erfinder David Berceli (Seite 78) – und genauso sollten Sie die Übungen auch durchführen: Jenseits eines Leistungsanspruchs, möglichst unangestrengt.

Auch wenn Rituale dazu da sind, uns das Leben zu erleichtern, brauchen Sie keine feste Zeit für die TRE-Übungen einzuplanen. Erforschen Sie für sich selbst, wann und wie Sie TRE am liebsten üben – morgens oder eher abends? Oder mal so mal so? So wie es Ihnen guttut!

Dosieren Sie das neurogene Zittern (maximal jeden zweiten Tag) und gehen Sie vorsichtig und behutsam mit sich um. Probieren Sie die Übungsvorschläge aus dem vierten Kapitel »Was wirklich wirkt« (Seite 82) aus, wenn Sie deutlichere Fortschritte erzielen möchten. Die neurogenen TRE-Körperübungen sollten sich insgesamt nicht anstrengend anfühlen. Sollten Sie die Übungen doch anstrengend finden, bremsen Sie bitte Ihren Eifer und Ihr Leistungsdenken und machen Sie stattdessen mehr Pausen. Achten Sie bei Ihrem Krafteinsatz auf die Wohlfühl-Skala.

Die Wohlfühl-Skala

Wann haben Sie das letzte Mal Pause gemacht und diese genossen? Oder ein Feierabend-Gefühl verspürt? Versuchen Sie, sich möglichst in allen Einzelheiten daran zu erinnern. Versetzen Sie sich in einen angenehmen Pausen-Modus. Stellen Sie Ihre überkritische innere Stimme leiser. Sie erinnern sich: Das Leistungsdenken hat im TRE nichts zu suchen. Wenn Sie versuchen, sich zum Entspannen zu zwingen, nehmen Ihre Verspannung und Ihre Ungeduld nur zu.

Am besten erwarten Sie nicht sofort ein deutlich sichtbares Zittern von Ihrem Körper und am besten auch nicht sofort einen spürbaren Effekt. Ihr Körper und Ihr autonomes Nervensystem wissen am besten, wie es geht, und werden den Weg finden, genauso wie das Quellwasser den Weg zum Meer findet. Vielleicht braucht es eine Zeit der Angewöhnung, bis sich wohltuenden Wirkungen auf Ihren Körper und später auch auf Ihre Seele zeigen. Vielleicht können Sie auch zuerst bemerken, wie Sie sich irgendwie besser fühlen, und später dann, wie Ihr Körper Verspannungen loslassen kann. Auf die Bedürfnisse des Körpers aufmerksam zu sein, kann anstrengend sein. Meistens dauert es eine gewisse Zeit, bis sich Ihre Selbstkontrolle, die Sie schützen will, und Ihr Körper, der sich entspannen will, miteinander anfreunden. Auch hier machen Wiederholungen den Unterschied, insbesondere das Hin- und Herpendeln zwischen Sicherheit und Ungewohntem. Beobachten Sie neugierig, wie Ihr Körper lernt, seine Anspannung loszulassen. In Sicherheit, wie Sie es heute sind, können Sie das ruhig geschehen lassen.

Für manche Menschen fühlt es sich sicherer an, TRE mit offenen Augen durchzuführen. Andere hingegen können ihren Körper mit geschlossenen Augen besser spüren und fühlen sich dabei sicherer. Probieren Sie einfach aus, ob Sie sich beim Üben mit offenen oder geschlossenen Augen besser fühlen. Nur innerhalb der Wohlfühlzone, des Bereichs, in welchem Sie möglichst entspannt bleiben können, fühlt sich Ihr Körper sicher. Deshalb ist beim TRE-Üben das absichtliche und achtsame Hüten der Wohlfühlzone ein zentrales wirkungssteigerndes Element. Es stellt sicher, dass Sie sich nicht überfordern.

Dosieren Sie beim Durchführen der vorbereitenden TRE-Übungen und auch beim neurogenen Zittern Ihren Einsatz, Ihre Leistung, Ihre Kraft. Wie schon Paracelsus (1493–1541), der bedeutende Arzt und Naturforscher, sagte

» *Alle Ding' sind Gift und nichts ohn' Gift – allein die Dosis macht, das ein Ding kein Gift ist.* «

Die richtige Dosis ist auch bei TRE entscheidend für die Wirkung. Führen Sie die Übungen deshalb immer so durch, dass Sie mit Ihrer Leistung im grünen, gelben und maximal im orangen Bereich bleiben – oder anders ausgedrückt: Kontrollieren Sie anhand Ihres Wohlgefühls, dass Sie nicht weiter gehen als bis Stufe 5–7 auf der Wohlfühl-Skala. Bleiben Sie vor allem weit unter der Schmerzgrenze. Sogar dann, wenn Sie den Schmerz als angenehm empfinden, weil er Ihnen dabei hilft, sich zu spüren. Schmerz wirkt alarmierend auf das Gehirn. Auf Alarmsignale reagiert unser Gehirn reflexartig mit der Aktivierung des Sympathikus, und daraus resultiert unter anderem eine erhöhte Körperspannung. Bei anhaltendem und starkem Alarm kann auch der dorsale Vagusnerv aktiviert werden. Dann erstarren die Muskeln, und Endorphine werden ausgeschüttet, die die Schmerzwahrnehmung reduzieren. Im Extremfall erschlaffen die Muskeln sogar (siehe erstes Kapitel »Grundproblem Stress«, Seite 14).

Wenn sich also eine Übung für Sie schmerzhaft und deutlich unangenehm anfühlt und auch, wenn es für Sie schwierig ist, die Anspannung in Ihren Muskeln zu spüren, vermindern Sie bitte Ihre Anstrengungen. Auf gar keinen Fall sollten sich Ihre Schmerzen oder Ihr Unwohlsein durch die Übungen verstärken! Sie können auch versuchen, Ihre Aufmerksamkeit vom Schmerzort wegzulenken, hin zu einem eher umfassenden ganzheitlichen Körpergefühl. Wenn Sie sich nach den TRE-Übungen angestrengt, müde oder erschöpft fühlen, Kopfschmerzen oder Verspannungen bemerken, könnte das ein Zeichen dafür sein, dass Sie sich zu sehr gefordert haben. Vielleicht versuchen Sie dann, weniger lange zu üben oder Ihre Bewegungen noch behutsamer auszuführen. Konzentrieren Sie sich dann noch mehr auf das, was Ihnen guttut.

Wenn es für Sie schwierig ist, die Anspannung in Ihrem Körper zu spüren, machen Sie die Übungen 1–3 nicht öfters als zehnmal oder nicht länger als 1–2 Minuten.

Mit der Wohlfühl-Skala ist für jede Übung angegeben, wie sehr Sie sich dabei maximal anstrengen sollten. »Reduce to the max.« Weniger anstrengen dürfen Sie sich immer.

Führen Sie ein TRE-Protokoll

Damit Sie Ihre Entwicklung hin zu mehr Lebendigkeit genauer verfolgen und besser beobachten können, was sich bei Ihnen verändert, ist es hilfreich, die Körpererfahrungen kurz stichwortartig festzuhalten. Zum Beispiel mit Papier und Stift wie in den folgenden beiden Vorlagen. Diese können Sie nach Belieben verändern, ergänzen oder erweitern. Sie können aber auch ein TRE-Tagebuch anlegen. Oder Sie finden eine Form, die Ihnen besser entspricht, z. B. Zeichnungen oder eine App.

Schätzen Sie Ihren Ist-Zustand vor den Übungen ein und danach. So können Sie auf einfache Weise einen durch TRE erzielten Unterschied bemerken und festhalten. Vergeben Sie dafür – am besten ganz spontan – einen Punktwert zwischen 0 und 10, so wie auf der Wohlfühl-Skala:

- 0 bedeutet »sich sehr wohl fühlen«, »sehr zufrieden sein«.
- 10 heißt »sich sehr schlecht fühlen«, »sehr unzufrieden sein«.

Notieren Sie Ihre Zahl vorher und nachher. Wenn Sie mögen, könnten Sie sich natürlich noch weitere Stichpunkte machen. Notieren Sie auch, wie lange Sie gezittert haben und welche Körperbereiche beteiligt waren. So bemerken Sie, wie sich Ihre Zittermuster mit der Zeit vielleicht verändern.

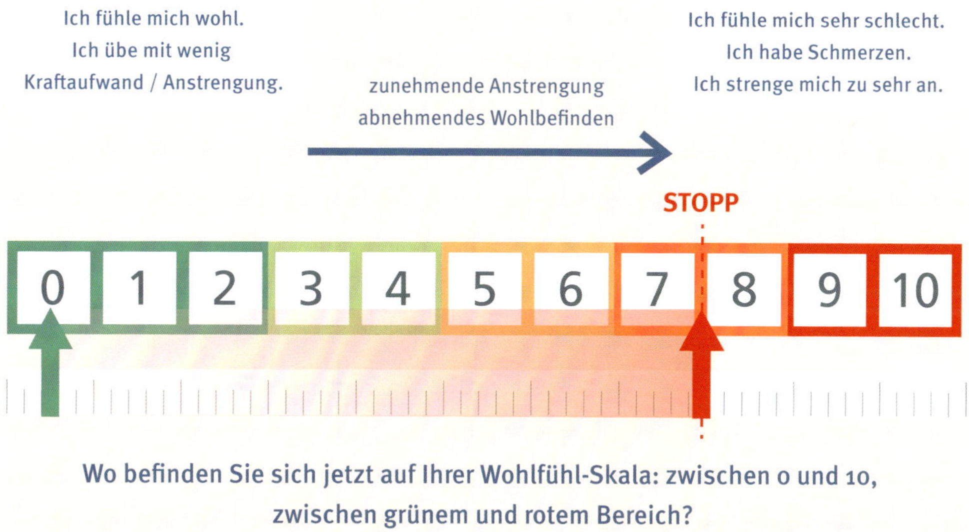

Wenn Sie beim Üben immer im angegebenen Bereich der Wohlfühl-Skala bleiben, haben Leistungsdenken und Anstrengung keine Chance.

Mein TRE-Protokoll

Datum	Uhrzeit	Wie geht es mir jetzt?	
		vor den vorbereitenden Übungen	**nach** den vorbereitenden Übungen

Wie geht es mir jetzt?		Habe ich Neues gespürt? Hat sich Bisheriges verändert?
nach der Zitterübung im Stehen (6. Übung)	**nach** der Zitterübung im Liegen (7. Übung)	

Mein TRE-Protokoll

Datum	Wie habe ich mich davor gefühlt?	Wie lange habe ich gezittert?	Was hat gezittert?	Wie habe ich mich danach gefühlt?

Wichtige Hinweise zum Üben

Die folgenden Empfehlungen sollen Sie dabei unterstützen, dass sich die wohltuenden Wirkungen der folgenden Übungen noch besser entfalten:

- Zittern Sie nie, ohne vorher die vorbereitenden Übungen gemacht zu haben. Diese bauen nach und nach Sicherheit auf, Sie können sich immer besser auf sich selber konzentrieren und in sich hinein spüren.
- Viele Menschen spüren sich besser mit geschlossenen Augen. Wenn Sie sich aber dabei unsicher fühlen oder ein ungutes Gefühl im Magen oder im Kopf auftreten sollte, lassen Sie die Augen offen. Sie können auch nach Belieben zwischen offenen und geschlossenen Augen wechseln.
- Es ist möglich, dass Sie bereits in den vorbereitenden Übungen anfangen zu zittern. Wenn bei Ihnen in den vorbereitenden Übungen nichts zittern sollte, haben Sie trotzdem nichts falsch gemacht.
- Bleiben Sie immer in der Gegenwart, im Hier und Jetzt. Wenn in den vorbereitenden Übungen unangenehme Erinnerungen wach werden oder Sie unangenehme Körperempfindungen spüren, verändern Sie Ihre Körperhaltung in Richtung weniger Spannung. Dafür reicht es oft, das Gewicht von einem Bein auf das andere zu verlagern oder tief durchzuatmen, um die Anspannung in den Schultern zu reduzieren.
- Falls die unangenehmen Körperempfindungen anhalten, beenden Sie bitte die vorbereitenden Übungen und setzen Sie das Üben frühstens nach einigen Tagen fort. Es ist wichtig, dass Sie immer die Kontrolle haben und die vorbereitenden Übungen und das Zittern jederzeit abschließen und beenden können, wenn Sie sich nicht gut fühlen, müde werden oder einfach keine Lust mehr haben.
- Für das Zittern im Stehen und für das Zittern im Liegen planen Sie bitte anfangs nur 1–2 Minuten ein, um sich durch die neuen Körpererfahrungen nicht zu überfordern und sie dadurch mehr zu genießen.
- Um Entspannung und die körperliche Selbstheilung zu fördern, unterbrechen Sie das Zittern durch Pausen: stille, bewegungslose Momente, in denen Ihr Nervensystem seine sympathische Aktivierung senkt.
- Achten Sie auch darauf, dass Sie genügend schlafen, bevor Sie den nächsten Leistungsansprüchen genügen müssen. TRE können eine intensive Lernerfahrung sein, deren Sie sich nicht bewusst sind. Dafür braucht Ihr Gehirn mehr Zeit, um diese zu verarbeiten.
- Um dauerhafte Erfolge zu haben, ist es wichtig, mindestens einige Wochen in Folge zu üben, auch wenn es sich nach den ersten aufregenden, neuen Körpererfahrungen langweilig anfühlt.
- Halten Sie Ihr Leistungsdenken aus dem Zittern heraus: weder die Intensität noch die Art oder der Ort des Zitterns sagen etwas aus über den sich nach und nach einstellenden Erfolg, nachdem Sie einige Wochen geübt haben.

Übung 1: Füße und Fußgelenke

Unser TRE-Video (Link im Service-Teil, Seite 148) zeigt einen beispielhaften Ablauf der Übungen – allerdings ohne die detaillierte Anleitung und ohne die wichtigen Tipps und Empfehlungen hier im Buch.

1. Stellen Sie sich aufrecht hin, die Füße etwa schulterbreit auseinander. Achten Sie darauf, dass Ihre Knie leicht gebeugt sind. Ihre Knie sollten sich weich anfühlen und nicht durchgestreckt (» 1).
2. Spüren Sie einen Moment, wie sich das Stehen anfühlt (» 1).
3. Kippen Sie dann Ihre Füße – beim einen Bein auf die Außenkante des Fußes, beim anderen Bein auf die Innenkante. Wenn sich Ihre Zehen dabei vom Boden abheben, drücken Sie diese bewusst in Richtung Boden. Wenn sich die Zehen in den Boden krallen – perfekt (» 2 und 3).
4. Bleiben Sie in dieser Position, bis Sie eine leichte Spannung in den Beinen, den Fußgelenken oder den Füßen spüren (» 2 und 3).
5. Die Spannung wird steigen; wenn sie unangenehm wird, kippen Sie Ihre Füße in die andere Richtung.
6. Halten Sie auch diese Position wieder nur so lange, wie es sich noch einigermaßen angenehm anfühlt, und wechseln Sie erneut, indem Sie die Füße in die andere Richtung kippen.
7. Wenn Sie jedes Fußgelenk je nach Lust und Laune 4–8-mal gedehnt haben, beenden Sie die Übung, indem Sie Ihre Beine und den gesamten Körper leicht ausschütteln.
8. Stehen Sie anschließend auf beiden Füßen fest auf dem Boden und spüren Sie einen Moment den Bewegungen nach. Vielleicht bemerken Sie einen Unterschied. Möglicherweise fühlen die Füße sich jetzt leichter oder schwerer an, vielleicht etwas wärmer oder lebendiger, vielleicht spüren Sie den Boden deutlicher.

Varianten Wenn es Ihnen schwerfällt, längere Zeit frei zu stehen, stellen Sie sich in einigem Abstand an eine Wand oder ein stabiles Möbelstück. Stützen Sie sich mit beiden Händen nach vorn hin an der Wand oder dem Möbelstück ab. Ist auch dies zu anstrengend, führen Sie diese Übung im Sitzen auf einem Stuhl durch. Beenden Sie die Übung wie oben beschrieben.

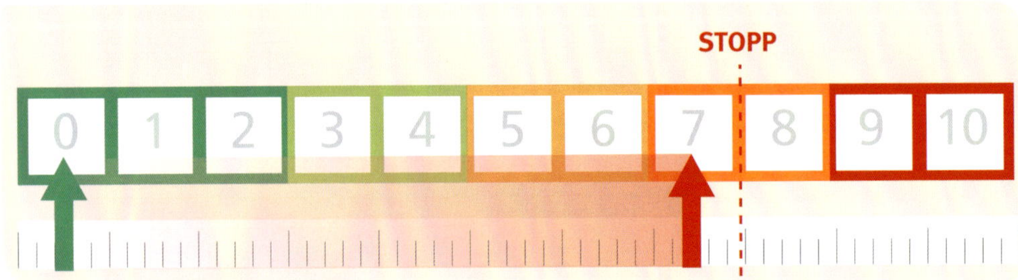

Bleiben Sie beim Üben im angezeigten Bereich Ihrer persönlichen Wohlfühl-Skala.

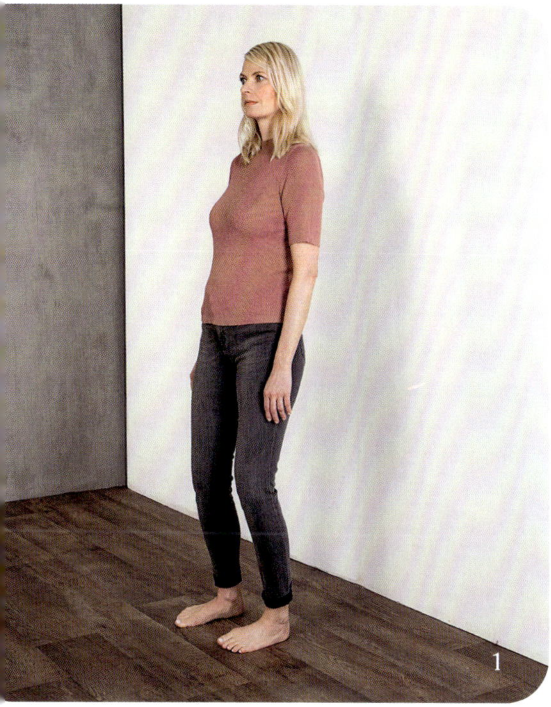
1

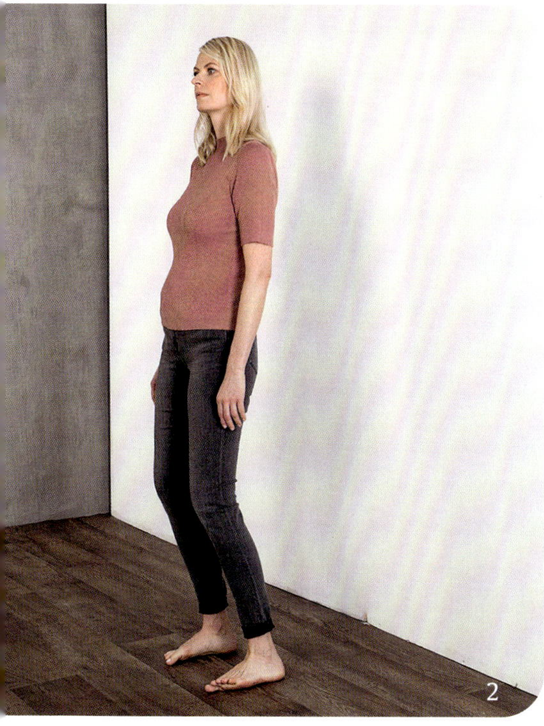
2

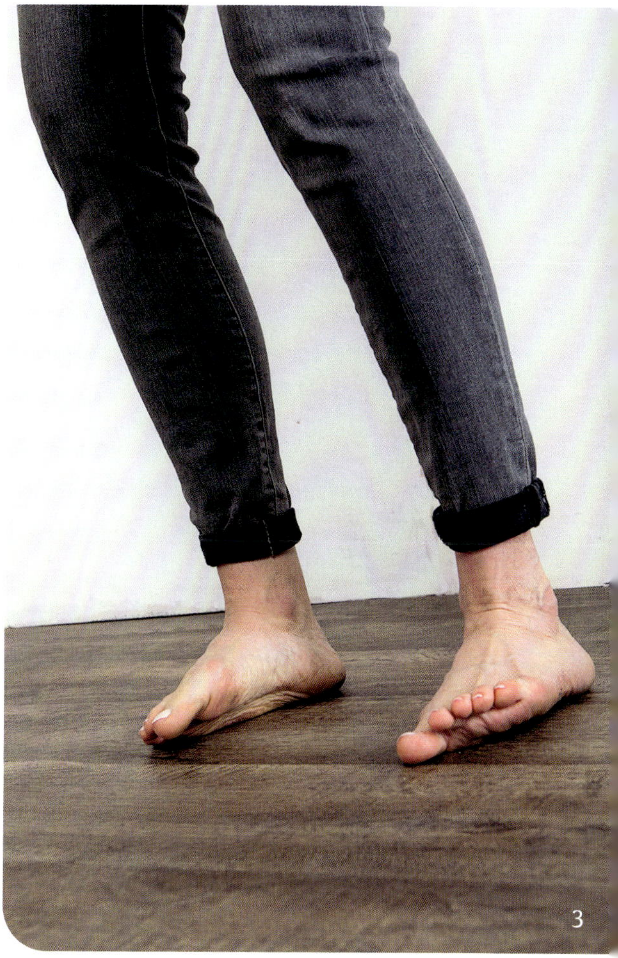
3

Tipp Tiefes und regelmäßiges Atmen hilft Ihnen dabei, besser in Ihren Körper hineinzuspüren. Nutzen Sie auch die Schwerkraft, da das Wahrnehmen des Eigengewichts beim Üben bereits ein Loslassen von Anspannung anzeigt.

Übung 2: Waden

1. Stellen Sie sich aufrecht neben eine Wand. Stehen Sie auf einem Bein und stützen Sie sich mit einer Hand an der Wand ab. Sie können die Übung auch durchführen, ohne sich abzustützen. Aber Sie müssen nicht. Achten Sie darauf, dass das Knie Ihres Standbeins leicht gebeugt ist (➤ 1).
2. Heben Sie die Ferse des Standbeins langsam 4–5 cm vom Boden ab (nicht weiter!) und senken Sie die Ferse ebenso langsam wieder auf den Boden. Bewegen Sie sich dabei so, dass Ihr restlicher Körper bei dieser Bewegung entspannt bleibt. Senken Sie Ihren Blick oder schließen Sie die Augen (➤ 2 und 3).
3. Wiederholen Sie dies so lange, bis Sie Ihre Wade deutlich spüren. Ist Ihre Wadenmuskulatur sehr gut trainiert, bleiben Sie beim Absenken mit der Ferse ca. 1 cm in der Luft und heben Sie sie dann wieder an.
4. Schütteln Sie das Bein aus, mit dem Sie gearbeitet haben, und wechseln Sie zum anderen Bein.
5. Beenden Sie die Übung, indem Sie Ihre beiden Beine und den gesamten Körper leicht ausschütteln.
6. Stehen Sie anschließend auf beiden Füßen. Lenken Sie Ihre gesamte Aufmerksamkeit in den Körper hinein und spüren Sie einen Moment den Bewegungen nach. Vielleicht bemerken Sie einen Unterschied. Möglicherweise spüren Sie Ihre Unterschenkel etwas leichter oder schwerer, etwas wärmer oder lebendiger als vor der Übung.

Variante Wenn Sie sehr müde oder geschwächt sind, können Sie diese Übung auch auf einem Stuhl machen. Setzen Sie sich auf die vordere Kante, und heben und senken Sie eine Ferse, während Sie mit dem anderen Fuß das Gleichgewicht halten. Wechseln Sie auf das andere Bein. Beenden Sie die Übung wie oben beschrieben.

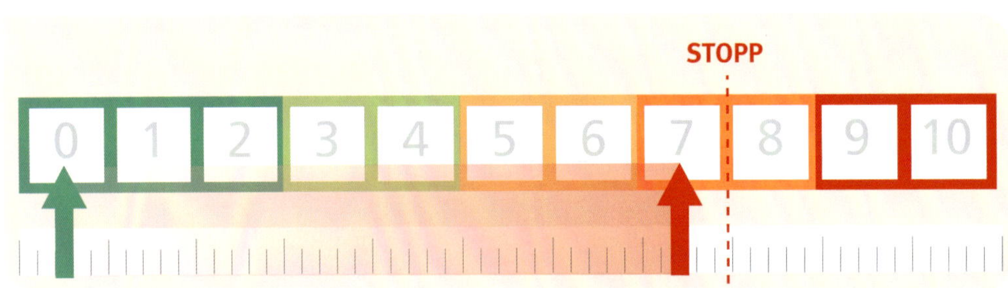

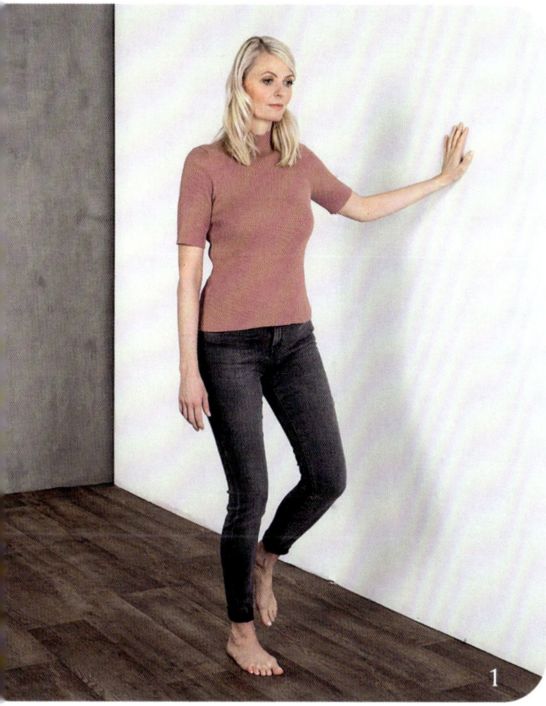

1

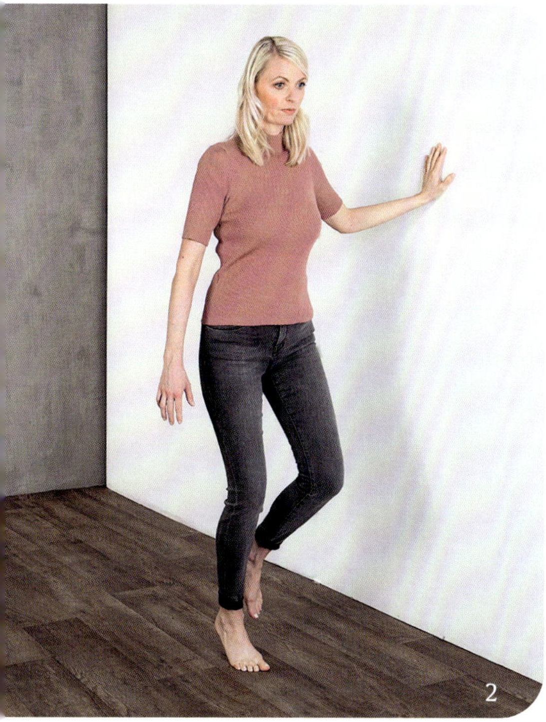

2

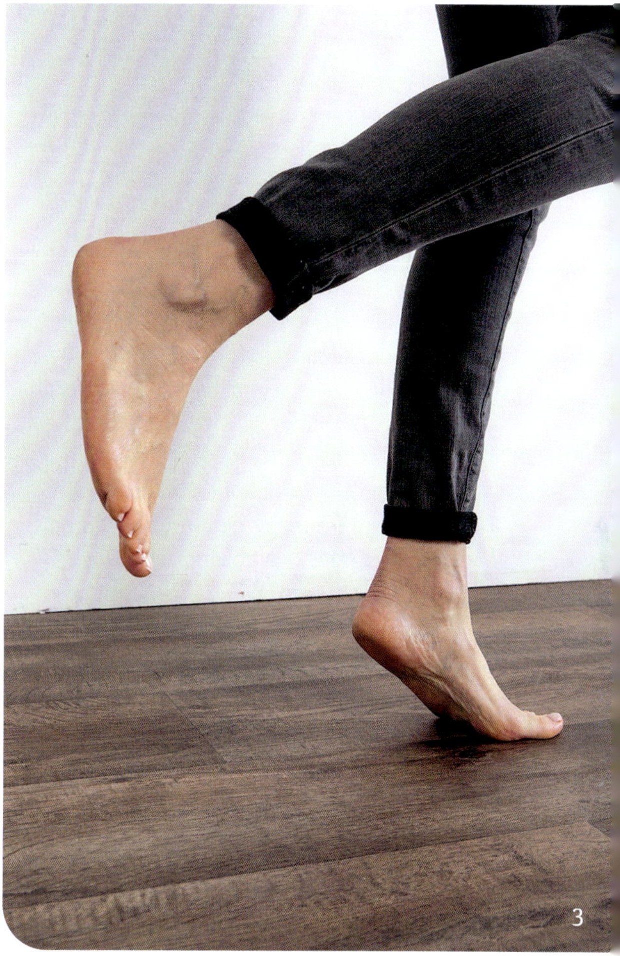

3

Tipp Achten Sie darauf, dass Ihr Atem nicht stockt. Atmen Sie regelmäßig und tief. Wenn es sich angenehm anfühlt, richten Sie Ihre Aufmerksamkeit auf die verlängerte Ausatmung.

Übung 3: Knie, Oberschenkel außen und Gesäß

1. Stellen Sie sich aufrecht hin, die Füße etwa schulterbreit auseinander.
2. Beugen Sie sich nach vorne und stützen Sie sich mit beiden Händen auf dem Boden ab, Ihre Hände platzieren Sie neben Ihren Füßen. Wenn Sie mit dieser Beugung Mühe haben, unterstützen Sie beide Hände mit Kissen oder stellen Sie je einen Stuhl links und rechts neben sich hin, an deren Sitzflächen Sie sich auf halber Höhe halten dürfen.
3. Kopf und Nacken bleiben während der gesamten Übung entspannt hängen. Ihre Nase befindet sich vor Ihren gebeugten Knien. Ist Ihnen dies unangenehm oder können Sie Kopf und Nacken nicht entspannt hängen lassen, wählen Sie bitte eine der Varianten.
4. Heben Sie ein Bein nach hinten in die Luft. Strecken Sie so gut wie möglich das Knie des Standbeins und bewegen Sie Ihr Gesäß nach oben. (» 1) Dann machen Sie mit Ihrem Gesäß eine Bewegung nach hinten und unten, so als wollten Sie sich auf einen Stuhl hinter Ihnen setzen. Ihr Gewicht verlagern Sie dabei auf die Ferse des Standbeins. (» 2) Dann bewegen Sie Ihr Gesäß wieder nach oben, so als ob Sie vom Stuhl wieder aufstehen wollten, und strecken Sie dabei Ihr Knie.
5. Führen Sie dies so lange durch, bis Spannung in Knie, Oberschenkel und Gesäß spürbar wird.
6. Schütteln Sie das bearbeitete Bein leicht aus und wechseln auf das andere Bein.
7. Beenden Sie die Übung, indem Sie Ihre beiden Beine und den gesamten Körper sanft ausschütteln.
8. Stehen Sie anschließend auf beiden Füßen, lenken Sie Ihre Aufmerksamkeit in den Körper hinein und spüren Sie einen Moment den Bewegungen nach. Vielleicht spüren Sie Ihre Beine bis zu den Hüften etwas leichter oder schwerer, etwas wärmer oder aktivierter oder lebendiger als vor der Übung.

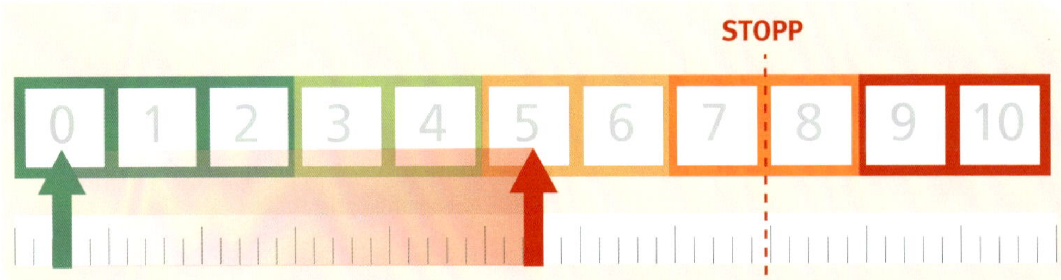

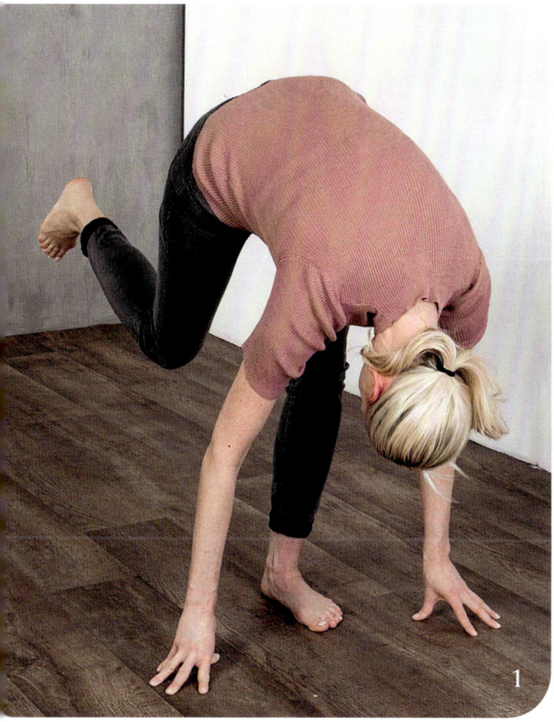
1

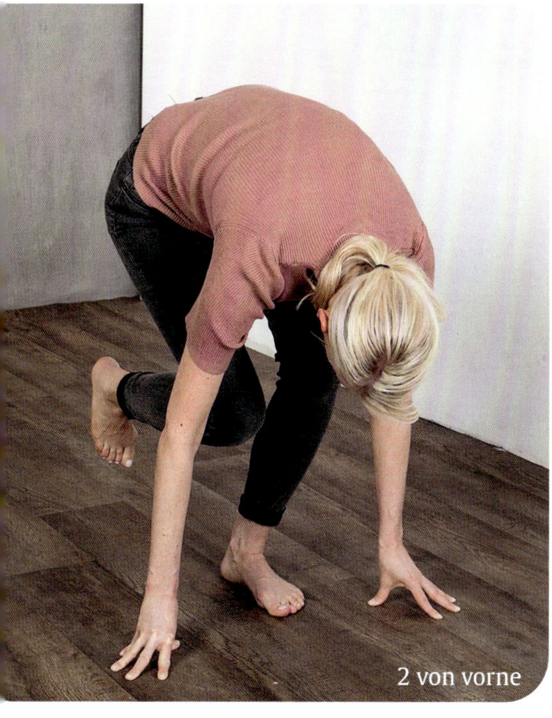
2 von vorne

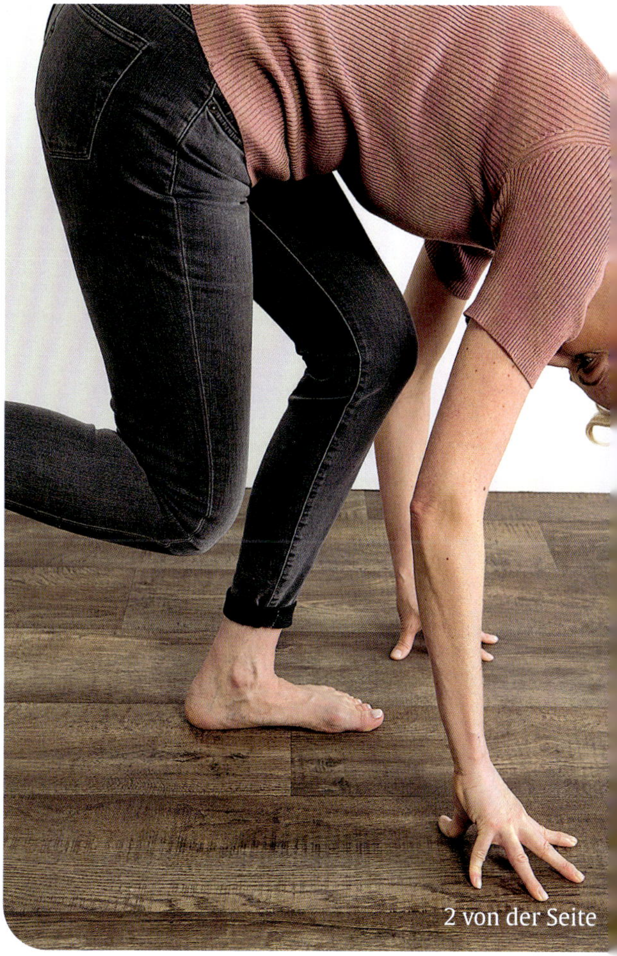
2 von der Seite

Tipp Achten Sie beim »Hinsetzen« darauf, dass Sie das Knie Ihres Standbeins nicht nach vorne drücken. Damit das Knie nicht überlastet wird, sollte es nicht über die Zehen Ihres Standbeins hinausragen. Verlagern Sie Ihr Gesäß stattdessen nach hinten und unten.

Variante 1 (» 1)

1. Stellen Sie sich aufrecht relativ nah vor eine Wand, mit dem Gesicht zur Wand hin, Beine etwa schulterbreit auseinander. Stützen Sie sich mit beiden Händen etwa in Brusthöhe an der Wand ab.
2. Stellen Sie ein Bein so weit wie möglich nach hinten, sodass die Zehenspitzen den Boden berühren.
3. Beugen Sie das Knie des Standbeins und bewegen Sie Ihr Gesäß nach hinten und unten, so als wollten Sie sich auf einen Barhocker setzen, und strecken Sie dann Ihr Knie wieder.
4. Führen Sie dies so lange durch, bis die Spannung in Knie, Oberschenkel oder Hüfte leicht unangenehm wird.
5. Schütteln Sie das bearbeitete Bein aus und wechseln Sie zum anderen Bein.

Variante 2 (» 2)

1. Stellen Sie sich aufrecht auf beide Füße. Stellen Sie den einen Fuß einen Schritt weit nach hinten und verlagern Sie Ihr Gewicht auf das vordere Bein.
2. Beugen Sie das Knie des Standbeins und bewegen Sie Ihr Gesäß nach hinten und unten, so als wollten Sie sich auf einen Stuhl setzen, und strecken Sie dann Ihr Knie wieder. Das hintere Bein nimmt dabei so viel Gewicht auf, wie Sie es für Ihr Gleichgewicht brauchen.
3. Führen Sie dies so lange durch, bis die Spannung in Knie, Oberschenkel oder Hüfte leicht unangenehm wird.
4. Schütteln Sie das bearbeitete Bein leicht aus und wechseln Sie zum anderen Bein.
5. Beenden Sie die Übung wie oben beschrieben.

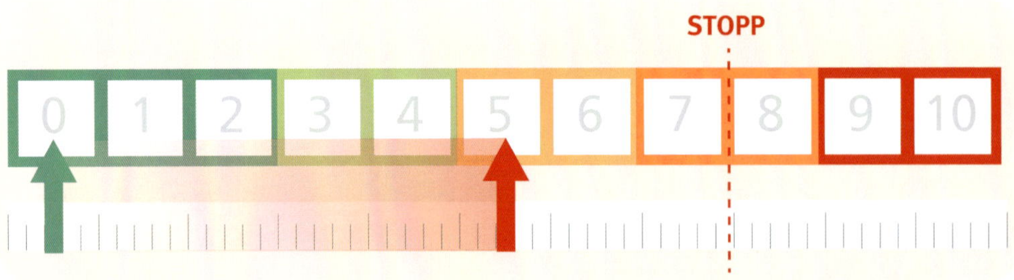

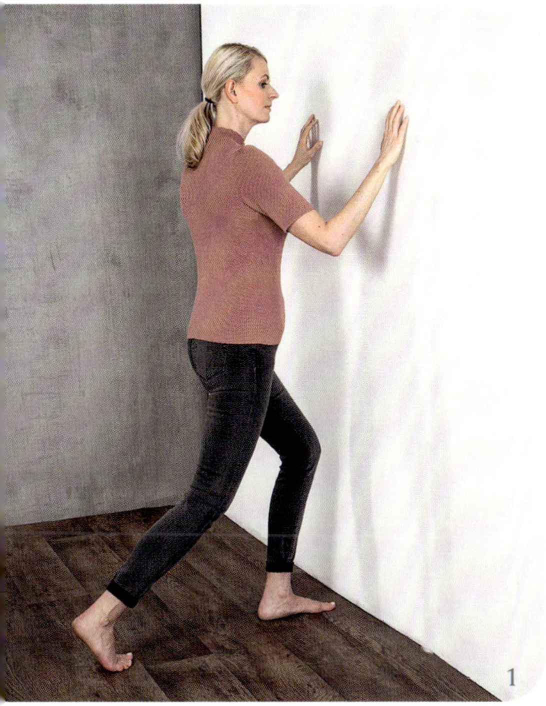

1

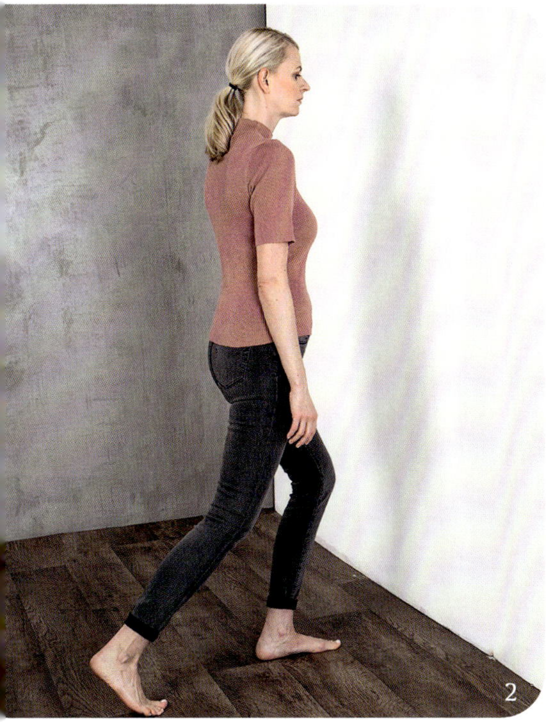

2

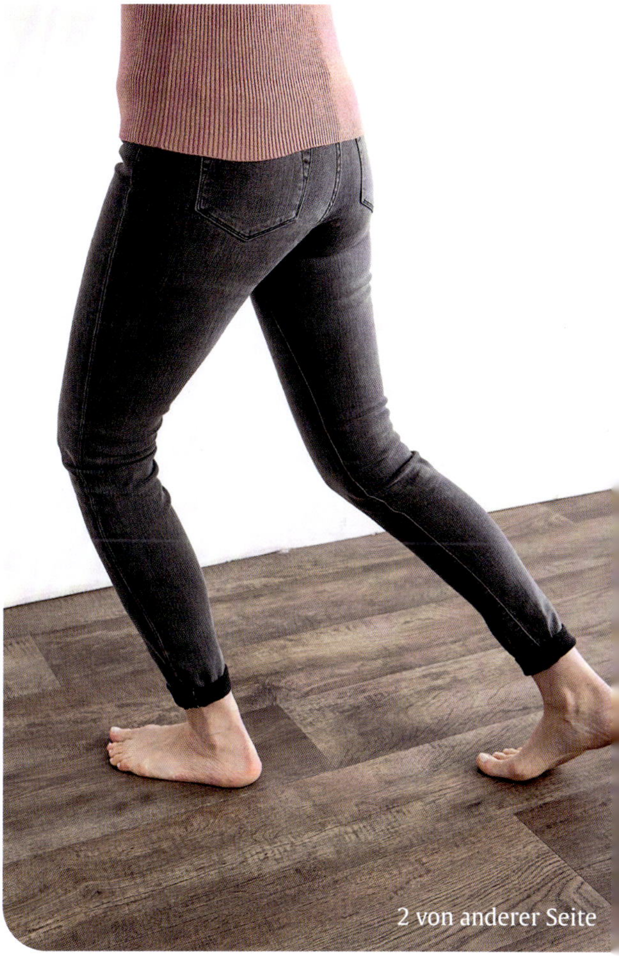

2 von anderer Seite

Übung 4: Innenseite Oberschenkel, Rücken, Seiten und Arme

1. Stellen Sie sich mit gegrätschten Beinen aufrecht hin. Achten Sie darauf, dass Ihre Knie leicht gebeugt sind, und drücken Sie sie etwas nach außen, sodass Sie ein wenig Spannung in der Innenseite Ihrer Oberschenkel und in den Kniekehlen spüren.
2. Beugen Ihren Oberkörper nach vorne und lassen Sie Arme und den Kopf entspannt hängen. Gehen Sie langsam nur so weit hinunter, wie es sich angenehm anfühlt (» 1).
3. Ist Ihnen dies unangenehm, z. B. weil Ihnen schwindelig wird oder es sich irgendwie schummrig anfühlt, wählen Sie bitte die Variante auf der nächsten Seite.
4. Locker vornübergebeugt lenken Sie Ihre Aufmerksamkeit auf Ihren Atem. Atmen Sie durch die Nase ein und lassen Sie die Luft lange durch den Mund ausströmen. Wiederholen Sie dies noch zweimal.
5. Bewegen Sie Ihren Oberkörper langsam entweder zu Ihrem rechten oder zu Ihrem linken Bein hinüber, ohne dass Sie Ihren Unterkörper bewegen oder das Gewicht verlagern. Spüren Sie die Dehnung in den Rippen. Atmen Sie durch die Nase ein und lassen Sie die Luft lange durch den Mund ausströmen. Wiederholen Sie dies noch zweimal (» 2).
6. Dann bewegen Sie Ihren Oberkörper langsam auf die andere Seite zu Ihrem anderen Bein, spüren die Dehnung und atmen wieder drei Atemzüge lang in dieser Position wie oben beschrieben.
7. Bringen Sie Ihren Oberkörper wieder zurück in die Mitte und strecken Sie Ihre Arme zwischen den Beinen hindurch nach hinten. Ihre Handflächen zeigen zum Boden und die Innenseite der Arme zeigen nach vorne. Verstärken Sie den Zug in den Armen und Händen so weit, dass es sich noch angenehm anfühlt. Atmen Sie wie oben beschrieben drei Atemzüge lang (» 3).
8. Beenden Sie die Übung, indem Sie langsam in die aufrechte Position zurückkehren und dabei darauf achten, dass Sie den Atem nicht anhalten, sondern regelmäßig weiter atmen.
9. Schütteln Sie dann Ihren Körper leicht aus.
10. Stehen Sie anschließend fest auf beiden Füßen, lenken Sie Ihre gesamte Aufmerksamkeit in den Körper hinein und spüren Sie einen Moment den Bewegungen nach. Vielleicht spüren Sie Ihren Körper anders als zu Beginn der Übung: leichter oder schwerer, wärmer, aktivierter oder lebendiger.

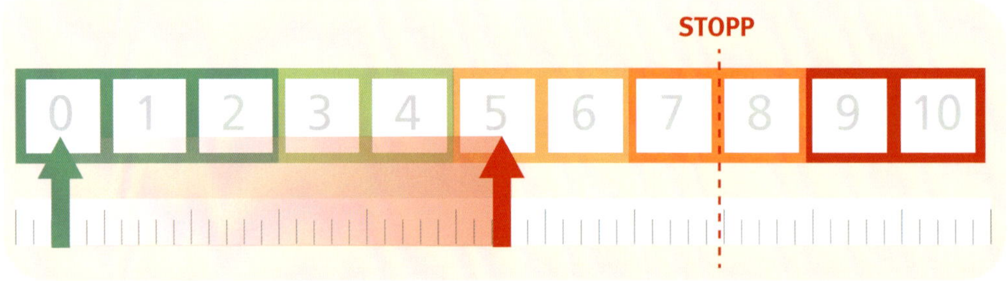

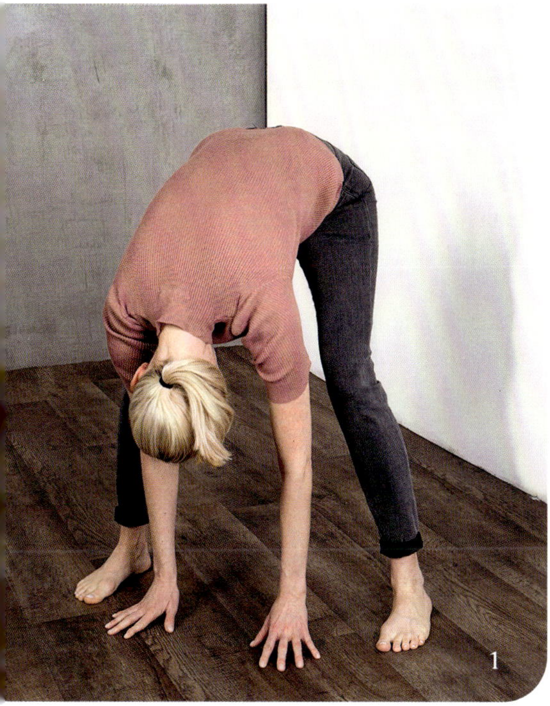

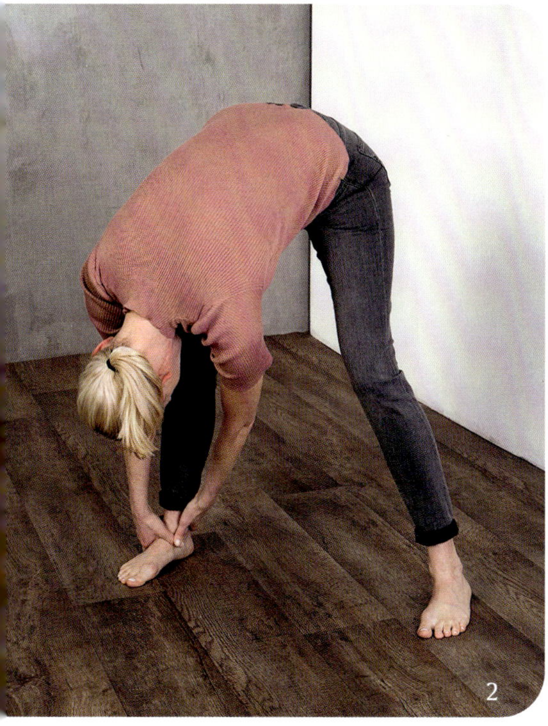

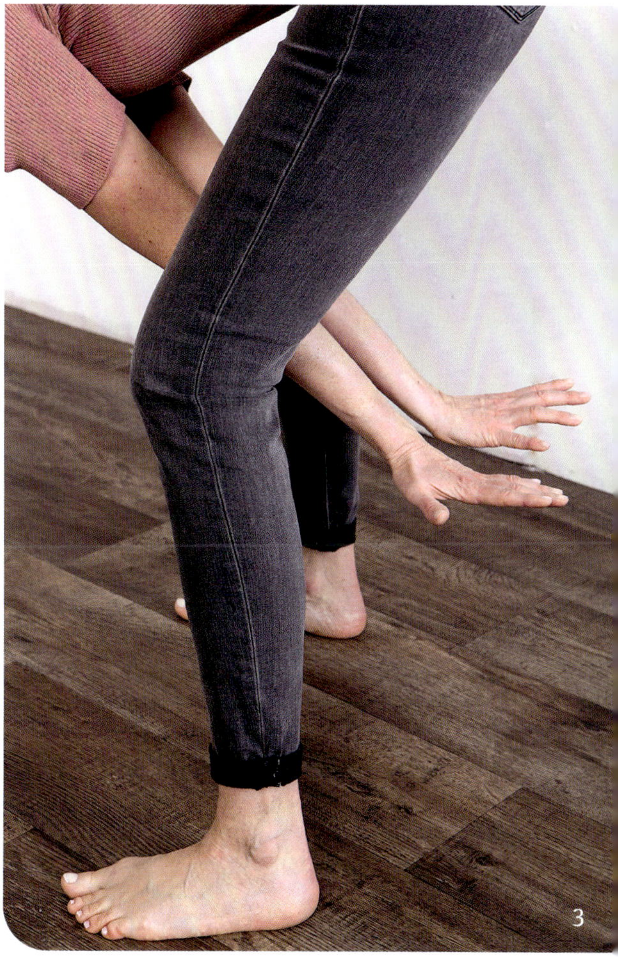

Tipp Bei dieser Übung kann durch die sanfte Dehnung der inneren Oberschenkelmuskeln schon ein neurogenes Zittern einsetzen. Achten Sie auf Ihren sicheren Stand und lassen Sie es einfach beobachtend zu. Wenn es bei Ihnen nicht zittert, haben Sie trotzdem alles richtig gemacht.

Variante

Diese Übung können Sie auch im Sitzen durchführen. Wählen Sie dafür einen Hocker oder einen fest gepolsterten Stuhl. Stellen Sie Ihre Füße im Schulterabstand auf den Boden, und strecken Sie Ihre Arme locker zwischen Ihren Beinen durch nach hinten, mit den Handflächen nach unten. (» 1)

1. Dann atmen Sie dreimal tief ein und aus wie oben beschrieben.
2. Danach drehen Sie sich mit Ihrem Oberkörper zu einem Fuß, halten mit Ihren Händen Ihr Fußgelenk und atmen Sie wieder dreimal tief ein und aus. (» 2)
3. Drehen Sie Ihren Oberkörper zu Ihrem anderen Fuß, atmen Sie wieder dreimal tief ein und aus.
4. Bewegen Sie Ihren Oberkörper dann wieder vor Ihre Körpermitte, zwischen Ihre Füße, atmen Sie dreimal tief ein und aus und kehren Sie langsam wieder in eine normale Sitzposition zurück. Beenden Sie die Übung wie oben beschrieben.

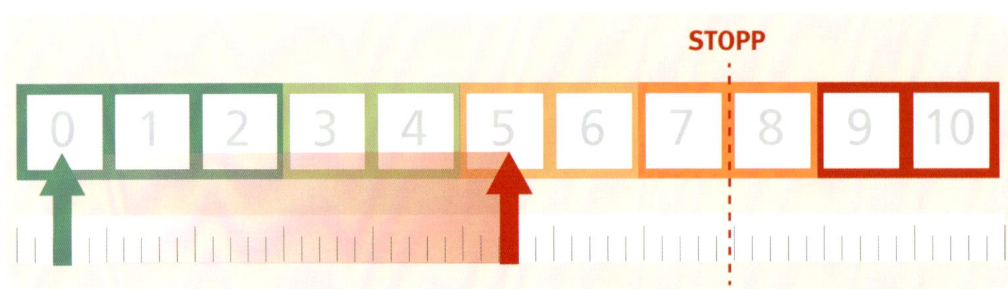

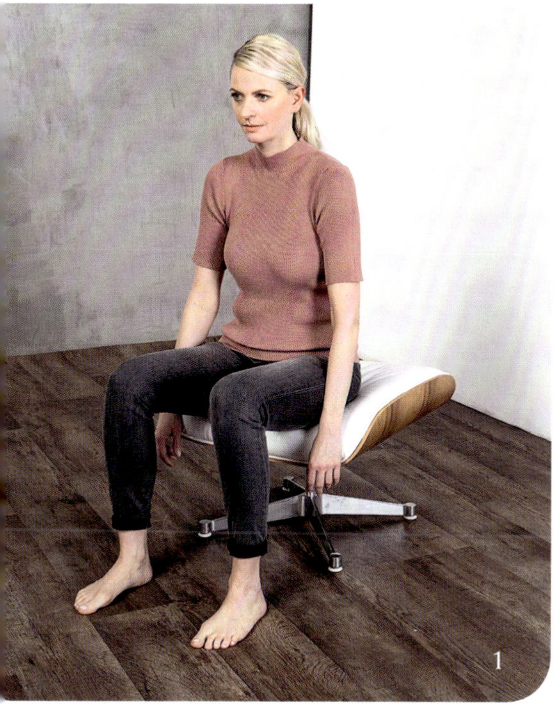
1

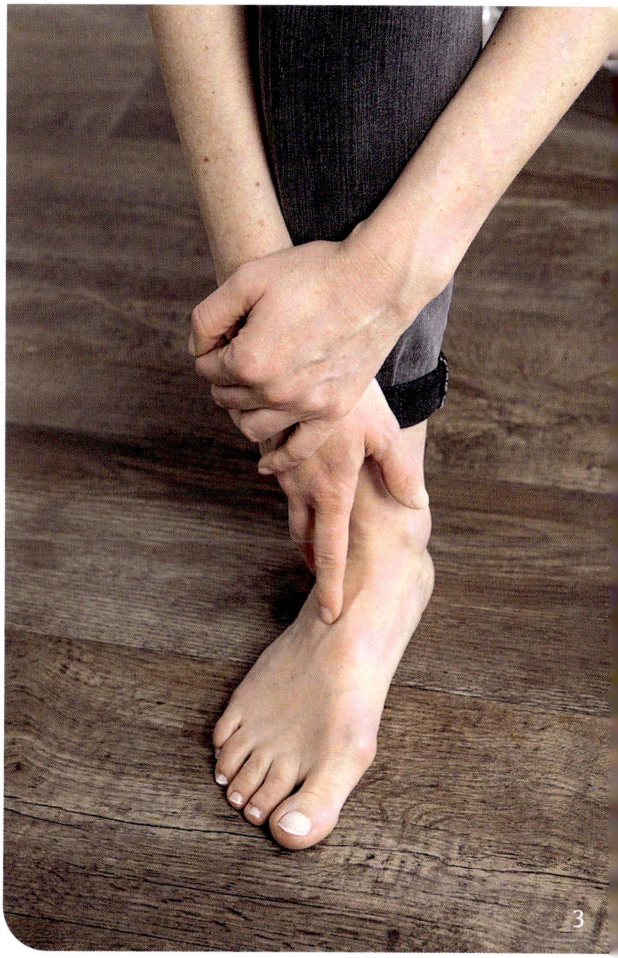
3

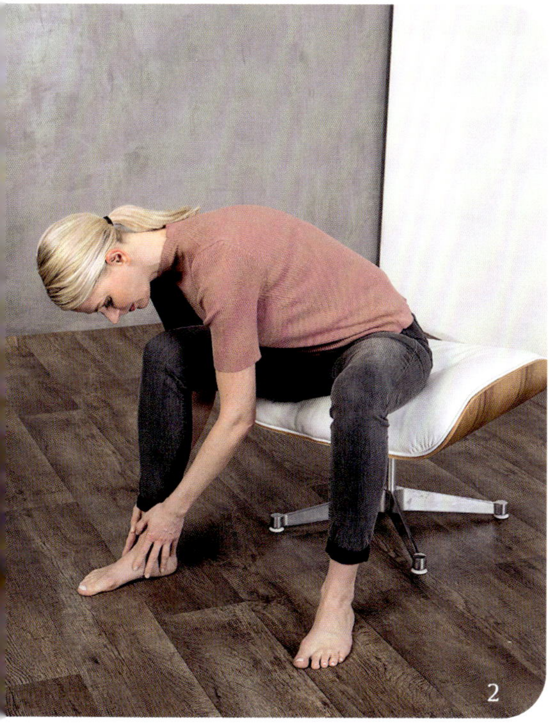
2

Übung 5: Psoas- und Iliacus-Muskel, Vorderseite, Wirbelsäule und Kopf

1. Stellen Sie sich aufrecht hin, die Beine etwas mehr als schulterbreit auseinander. Gehen Sie deutlich in die Knie und schieben Sie Ihr Becken nach vorn. Sie sollten eine leichte Spannung an der Vorderseite Ihrer Oberschenkel und in der Leiste spüren. Ihre Hände legen Sie mit der Handfläche oder Faust auf Ihr Gesäß. Drücken Sie mit Ihren Händen Ihr Becken noch ein wenig weiter nach vorne. Experimentieren Sie, wie viel Druck mit den Händen sich gut und stabil anfühlt. Ihre Schultern bleiben locker, ebenso Nacken und Kiefer. Ihr Kopf ruht entspannt auf den Schultern. Schauen Sie geradeaus (» 1).
2. Halten Sie diese Position (sie darf etwas anstrengend sein) und lenken Sie Ihre Aufmerksamkeit auf Ihre Atmung. Atmen Sie durch die Nase ein und lassen Sie die Luft anschließend lange durch den Mund ausströmen. Wiederholen Sie dies noch zweimal.
3. Achten Sie auf einen sicheren Stand und nehmen Sie die Mittellinie (Lot) Ihres Körpers wahr. Drehen Sie Ihren Oberkörper um diese gefühlte Mittellinie herum, entweder nach rechts oder links nach hinten: Ihre Schultern, Ihren Brustkorb und Ihren Kopf, ein wenig dreht auch Ihr Becken mit. Die Knie bleiben nach vorne gerichtet. Den Kopf legen Sie etwas nach hinten, sodass die Nase nach oben zeigt. Mit geöffneten Augen fokussieren Sie einen Punkt auf Augenhöhe hinter sich. Öffnen Sie Ihren Mund leicht und lenken Sie Ihre Aufmerksamkeit auf Ihre Atmung. Atmen Sie durch die Nase (oder Mund) ein und lassen Sie die Luft langsam durch den Mund ausströmen. Wiederholen Sie dies noch zweimal (» 2 und 3).
4. Lassen Sie beim Zurückdrehen nach vorne Ihre Augen geöffnet und drehen Sie zuerst Ihren Kopf. Lassen Sie dann den Körper der Augenbewegung folgen.
5. Spüren Sie erneut Ihre Mittellinie (Lot) und drehen Sie Ihren Oberkörper in die andere Richtung, wie unter den Punkten 3 und 4 beschrieben.
6. Beenden Sie die Übung, indem Sie Ihre Beine und den gesamten Körper leicht ausschütteln.
7. Stehen Sie anschließend fest auf beiden Füßen, lenken Sie Ihre Aufmerksamkeit in den Körper hinein und spüren Sie einen Moment den Bewegungen nach.

Variante Führen Sie diese Übung im Sitzen auf einem Hocker durch. Beenden Sie die Übung wie oben beschrieben.

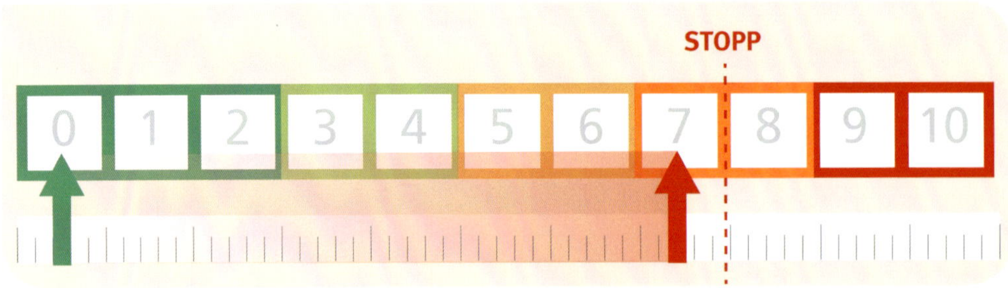

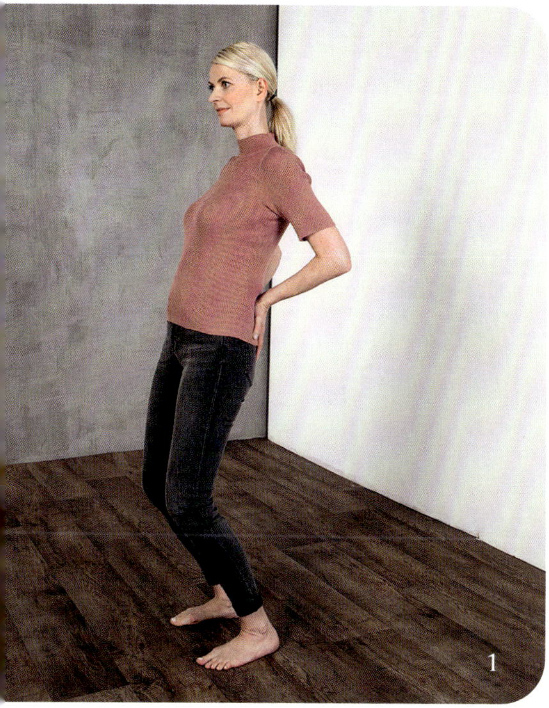

1

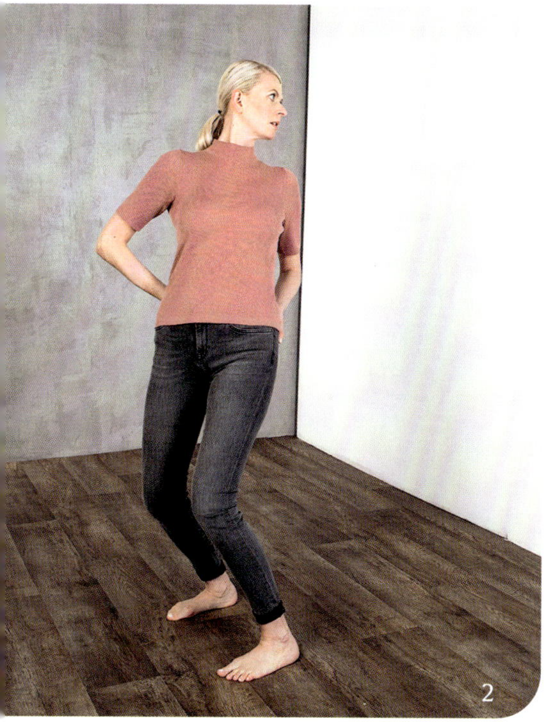

2

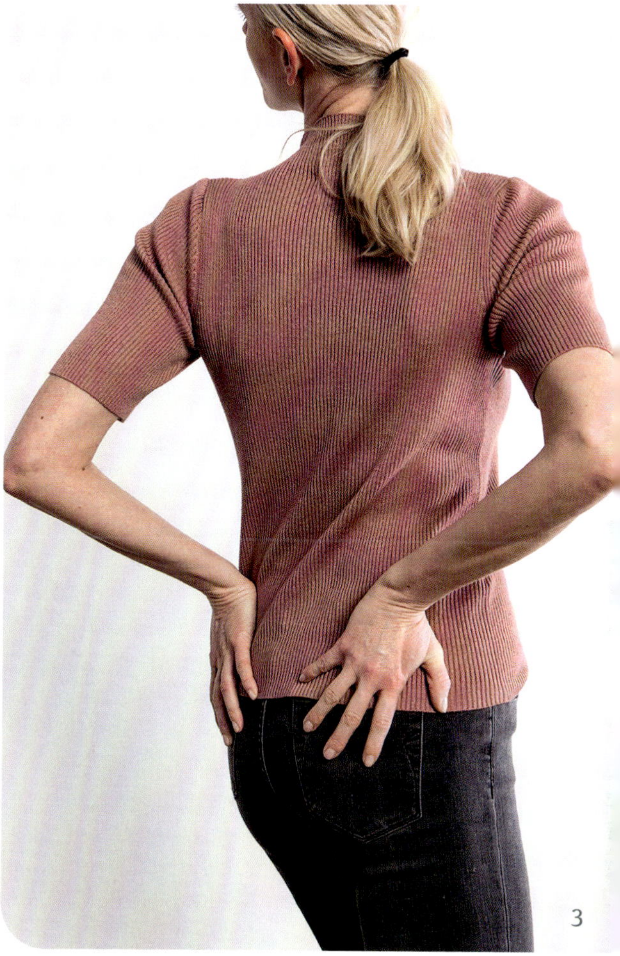

3

Tipp Auch bei dieser Übung kann bereits ein neurogenes Zittern auftreten, auch beim ersten Mal schon. Achten Sie dann besonders auf einen sicheren Stand. Wenn es bei Ihnen nicht zittert, haben Sie trotzdem alles richtig gemacht.

Übung 6: neurogen zittern im Stehen

Sie brauchen dafür eine sichtbare Uhr und eine Wand. Schauen Sie auf die Uhr, bevor Sie starten, oder stellen Sie sich einen Wecker und beenden Sie Teil 1 dieser Übung nach 3–5 Minuten.

Teil 1

1. Setzen Sie sich mit dem Rücken gegen eine Wand in eine leichte Hocke, die Füße schulterbreit auseinander, die Fersen fest auf dem Boden. Ihre Arme hängen locker an der Seite des Körpers herunter. Wenn Sie eine leichte (!) Spannung in den Oberschenkeln spüren – perfekt. Ist die Spannung stärker, bewegen Sie den Rücken einige Zentimeter nach oben (» 1).
2. Kontrollieren Sie den Winkel Ihrer Knie: Sie sehen Ihren ganzen Fuß – perfekt. Falls nicht, verändern Sie Ihre Stellung, bis Sie den ganzen Fuß sehen.
3. Richten Sie Ihre Aufmerksamkeit auf die Spannung in Ihren Oberschenkeln und auf Ihr verlängertes Ausatmen. Senken Sie Ihren Blick oder schließen Sie die Augen.
4. Lassen Sie Ihren Körper nun einfach machen. Lassen Sie Zittern und Körperbewegungen nach Möglichkeit zu. Nur wenn die Spannung in den Oberschenkeln ansteigt und unangenehm wird, bewegen Sie den Rücken möglichst ohne Muskelanspannung einige Zentimeter nach oben und ziehen Ihre Füße ein wenig in Richtung Wand. Das reduziert die Spannung und eventuell zeigt sich das neurogene Zittern dadurch deutlicher. Sie können dies so lange wiederholen, bis Sie aufrecht stehen. Beenden Sie diesen ersten Teil der Übung nach 3–5 Minuten (» 2).

Teil 2

1. Beugen Sie sich mit hängenden Armen langsam nach vorne, gehen Sie nur so weit, wie es sich angenehm anfühlt und Sie Kopf und Nacken locker hängen lassen können (» 3).
2. Bleiben Sie in dieser Position ca. 1 Minute. Zählen Sie dabei Ihre Atemzüge, ca. 10, oder machen Sie dies nach Gutdünken. Achten Sie auf einen sicheren Stand und darauf, lange auszuatmen. Lassen Sie Zittern und Körperbewegungen nach Möglichkeit zu.
3. Kommen Sie langsam in die aufrechte Position zurück und atmen Sie dabei tief und regelmäßig.
4. Beenden Sie die Übung, indem Sie Ihre Beine und den gesamten Körper leicht ausschütteln.
5. Stehen Sie anschließend fest auf beiden Füßen, lenken Sie Ihre Aufmerksamkeit in den Körper hinein und spüren Sie einen

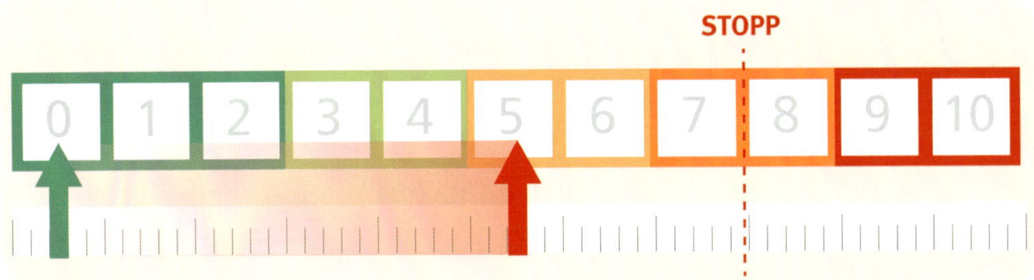

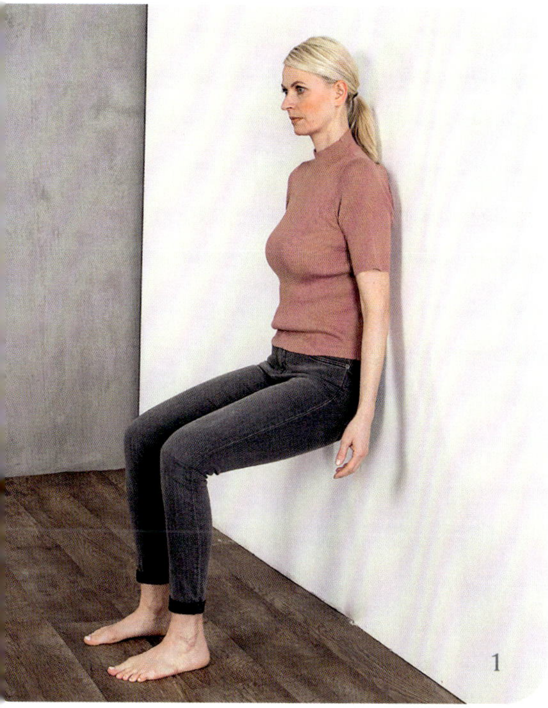
1

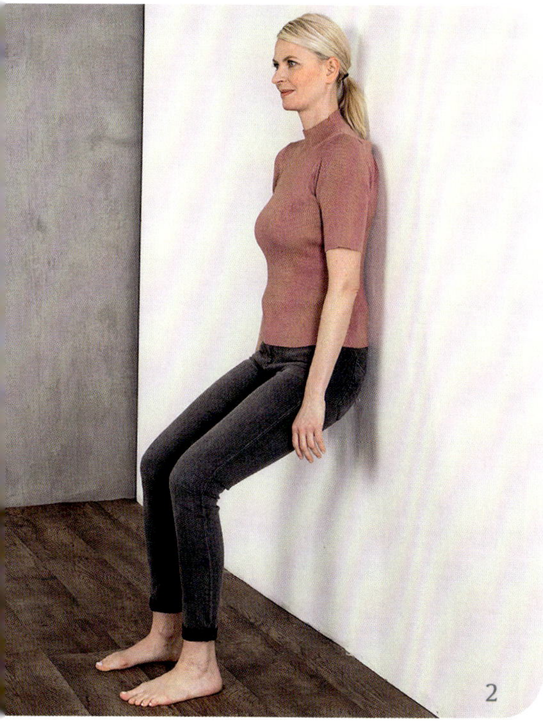
2

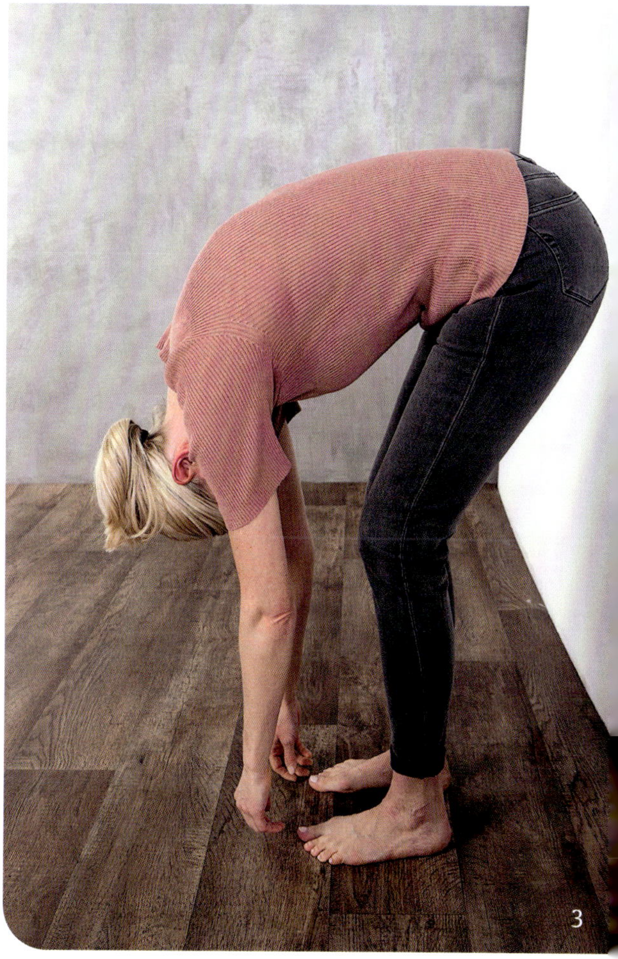
3

Tipp Beim neurogenen Zittern im Stehen ist es besonders wichtig, dass Sie in Ihrem Wohlfühlbereich bleiben. Es ist möglich, dass Ihr Gehirn und Ihr Körper aus Gewohnheit die steigende Spannung und unangenehme Empfindungen ausblenden. Wenn Sie in diesem »Durchhalte-Modus« sind, versuchen Sie bitte nicht, die Spannung einfach »wegzuatmen«. Versuchen Sie stattdessen immer mehr, Ihre Wohlfühlzone kennenzulernen und zu hüten. Verändern Sie dafür Ihre Position so oft wie nötig.

Moment den Bewegungen nach. Es ist normal, wenn Sie jetzt immer noch leicht zittern oder sich aktiviert fühlen, ein innerliches Vibrieren oder Fließen, ein wolkiges Gefühl oder eine ungewohnte Leichtigkeit spüren.

6. Das Zittern beenden Sie, indem Sie Ihre Knie durchstrecken, sich bewusst bewegen und Ihre Muskeln bewusst anspannen und entspannen. Wenn es sich gut anfühlt, lehnen Sie sich einen Moment an die Wand. Machen Sie ein paar Dehn- und Streckbewegungen mit Armen und Beinen, gähnen Sie ausgiebig, gehen Sie ein paar Meter. Vielleicht haben Sie auch Lust, feste, stampfende Schritte zu machen. Und machen Sie eine Pause.

Es ist möglich, dass die Muskulatur in Ihren Oberschenkeln oder in Ihrem Beckenbereich schon beim ersten Mal zu zittern oder zu zucken beginnt. Sollte dies der Fall sein, sind Sie ein Naturtalent. Ihr Körper hat nur darauf gewartet, zittern zu können. Bleiben Sie weiterhin mit Ihrer Aufmerksamkeit beim Spüren der Spannung in Ihren Oberschenkeln und bei Ihrem Atem und entlasten Sie Ihre Oberschenkel wie oben beschrieben. Es kann sogar sein, dass das Zittern beim Entlasten stärker wird.

Es ist ebenfalls möglich, dass Sie selbst kein Zittern, aber vielleicht ein Wärme- oder Kältegefühl spüren, ein Kribbeln, Fließen oder Strömen. Sie sind ein Naturtalent. Denn dies sind ebenfalls Zeichen neurogenen Zitterns. Es ist nicht wichtig, dass es von aussen sichtbar ist. Bleiben Sie einfach mit der Aufmerksamkeit beim Spüren der Spannung in Ihren Oberschenkeln und bei Ihrem Atem und entlasten Sie Ihre Oberschenkel weiter wie oben beschrieben.

Und manchmal geschieht im Körper bei dieser Übung einfach gar nichts: Kein Zittern und auch keine anderen Körperreaktionen. Sie sind drauf und dran, ein Naturtalent zu werden. Sie sind auf dem Weg, Ihrem Gehirn und Ihrem Körper den Weg aus dem »Durchhalte-Modus« zu zeigen. Das einzige, was es hier braucht, ist etwas Geduld, bis Ihr Nervensystem gelernt hat, das neurogene Zittern zuzulassen. Genießen Sie die Vorfreude beim Zögern! Bleiben Sie einfach mit Ihrer Aufmerksamkeit beim Spüren der Spannung in Ihren Oberschenkeln und bei Ihrem Atem und entlasten Sie Ihre Oberschenkel wie oben beschrieben.

Varianten

1. Falls sich Ihr unterer Rücken bei dieser Übung an der Wand nicht wohlfühlt, können Sie ein flaches Kissen oder eine Decke zwischen die Wand und Ihren Rücken bringen.
2. Um den unteren Rücken noch mehr zu entlasten, pressen Sie Ihre Schultern stärker an die Wand und entfernen sich mit Ihrem Becken wenige Zentimeter von der Wand, sodass sich die Spannung im unteren Rücken löst (» 1).
3. Ist die Übung zu wenig anstrengend für Sie und kommen Sie auch nach einiger Zeit des Angewöhnens nicht ins Zittern, können Sie sie auch auf den Zehenspitzen oder auf den Fersen durchführen. Dies ist vor allem dann empfehlenswert, wenn Sie sehr gut trainierte Oberschenkelmuskeln haben (» 2).
4. Diese Übung können Sie auch im Sitzen durchführen. Wählen Sie dafür einen Hocker oder einen fest gepolsterten Stuhl. Stellen Sie Ihre Füße im Schulterabstand auf Ihre Fersen und warten Sie geduldig, was sich als Erstes bewegt (» 3).

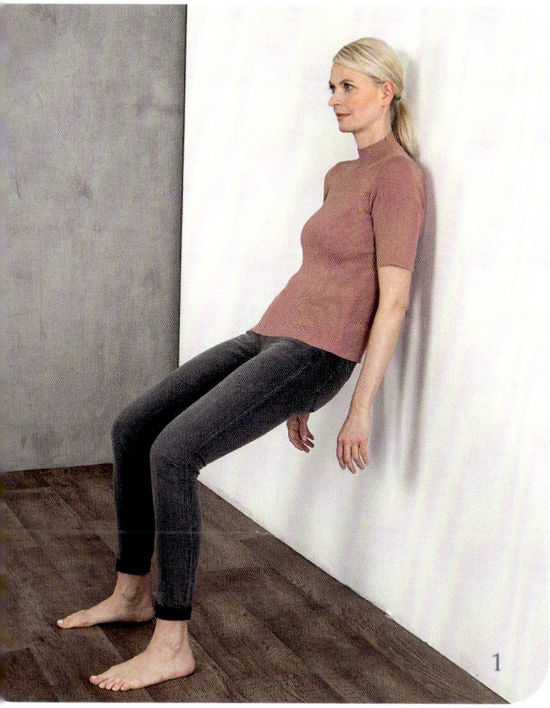
1

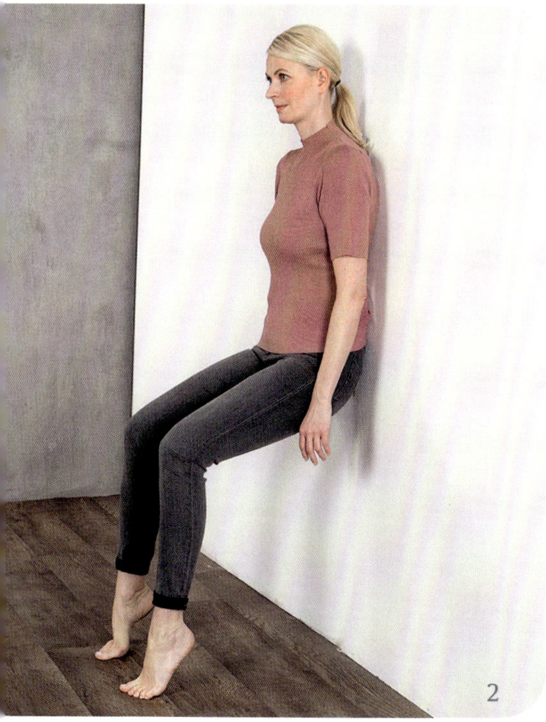
2

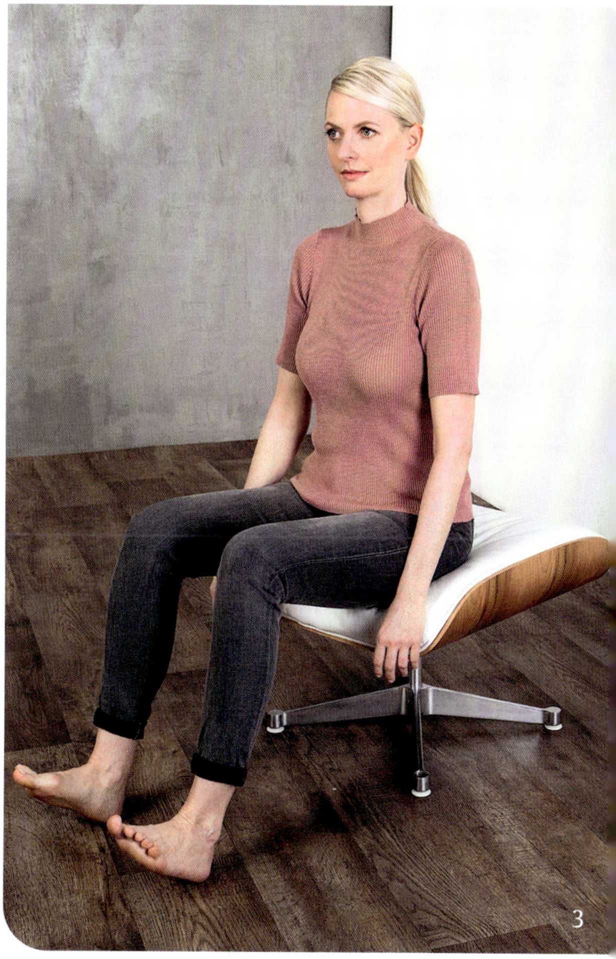
3

Übung 7: neurogen zittern im Liegen

Beachten Sie bitte die wichtigen Hinweise auf Seite 107. Stellen Sie den Wecker, bevor Sie starten. Wir empfehlen unbedingt eine langsame Eingewöhnung in das neurogene Zittern wie folgt:

- AnfängerInnen: 1–5 Minuten
- Nach 1–2 Wochen: 5–7 Minuten
- Nach 2 Wochen: 7–10 Minuten
- Nach 3 Wochen: 10–15 Minuten
- Nach 4 Wochen: ohne Wecker.

Es gilt immer noch: Höchstens jeden zweiten Tag zittern! Reduzieren Sie Ihren Einsatz, um das Maximum an Wirkung zu erreichen. Machen Sie immer Pausen beim Zittern (siehe auch Seite 138).

Ausgangsposition/Pausenposition (▶ 1)

1. Legen Sie sich auf eine Matte oder Decke, Ihre Arme locker neben dem Körper. Ziehen Sie die Beine an, legen Sie die Fußsohlen gegeneinander und lassen Sie die Knie nach außen fallen. Bleiben Sie ca. 1 Minute in dieser Schmetterlingsposition und spüren Sie in sich hinein.

Becken anheben (▶ 2)

2. Drücken Sie die Fersen zusammen und heben Sie mit der aufgebauten Spannung Ihr Becken für ca.1 Minute vom Boden ab. Achten Sie darauf, dass Ihre Knie entspannt bleiben und so weit geöffnet, wie es Ihnen ohne Schmerzen möglich ist. Es kann sein, dass Ihr Becken sich sofort zu bewegen beginnt und ein Zittern einsetzt. Legen Sie Ihr Becken nach 1 Minute wieder ab. Lassen Sie alle Anspannung los und atmen Sie tief durch.

Zittern bewusst herbeiführen (▶ 3)

3. Heben Sie Ihre Knie leicht an, ca. 5 cm, und bleiben Sie in dieser Position, bis Ihre Beine zu zittern beginnen. Wird die Position unangenehm, schließen Sie die Beine um weitere 5 Zentimeter und bleiben Sie wiederum eine Weile in dieser Position, bis sich das Zittern wieder zeigt. Immer wenn es sich nicht mehr angenehm anfühlt, verändern Sie Ihre Position leicht ins Angenehme.
4. Wenn Sie mit beiden Knien wieder zusammen gekommen sind und sich immer noch kein Zittern eingestellt hat, dann führen Sie die Übung in umgekehrter Richtung weiter und öffnen Ihre Knie im 5-cm-Abstand nach außen.
5. Beenden Sie die Übung, wenn der Wecker klingelt oder Sie sich müde fühlen oder keine Lust mehr haben.

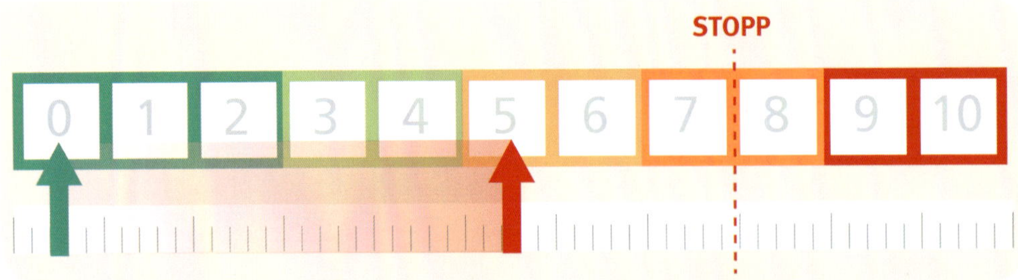

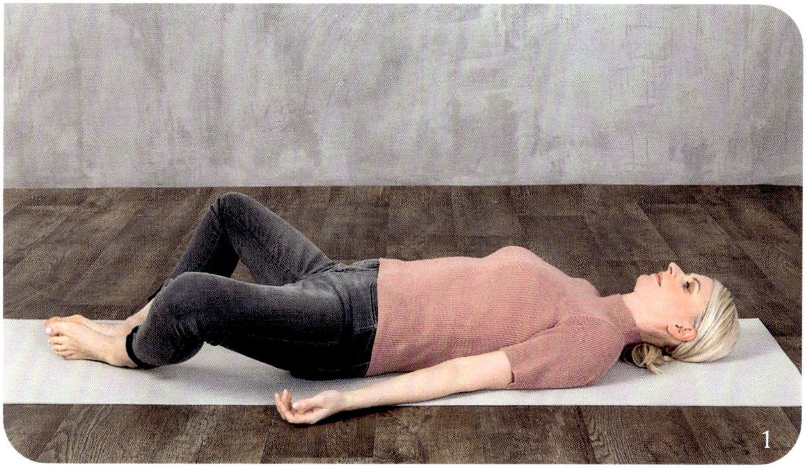
1

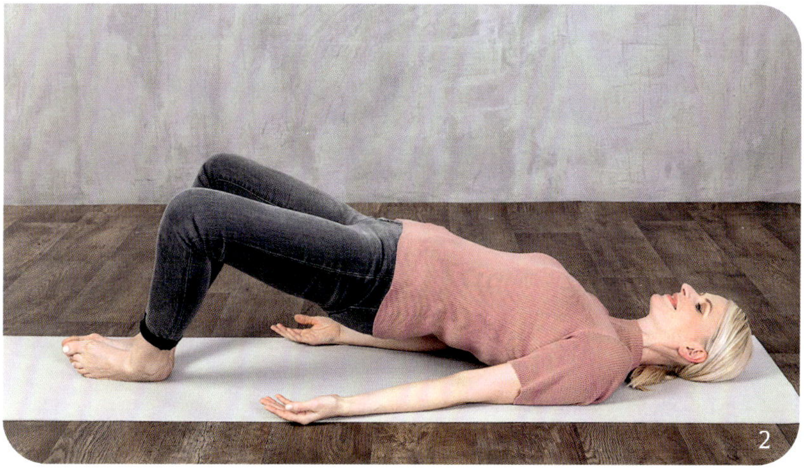
2

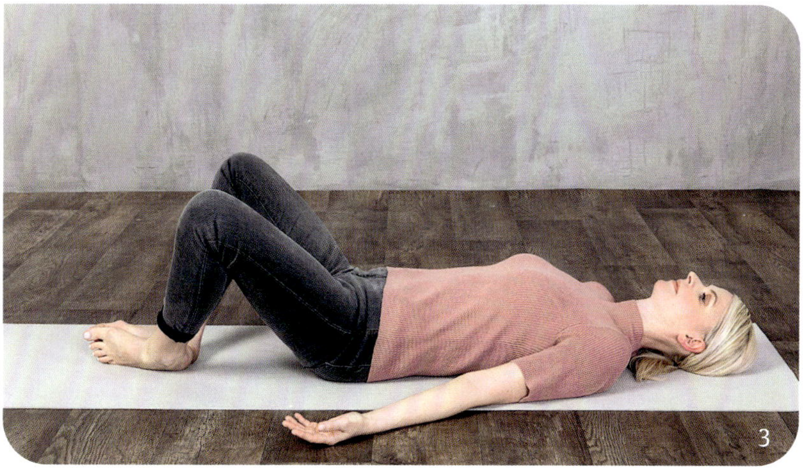
3

Zittern beenden

6. Strecken Sie Ihre Beine lang aus. Das Zittern hört auf? Perfekt (» 1).
7. Falls nicht: Ziehen Sie die Zehen bei gestreckten Beinen in Richtung der Knie. Bleiben Sie einige Sekunden lang in dieser Anspannung, bis das Zittern aufhört. Falls Ihre Arme oder Schultern noch zittern, dehnen Sie Ihre Arme und Hände. Anspannen beendet das neurogene Zittern.

Integrieren

8. Ruhen Sie sich eine Weile aus, in Rücken- oder Seitenlage, mit angezogenen Beinen (Fötusstellung). Machen Sie es sich gemütlich. Bleiben Sie dabei im Hier und Jetzt. Beobachten Sie Ihren Atem und Ihr Körpergefühl – und die Entspannungsreaktionen. Sie müssen sonst nichts tun. Beenden Sie das Nachruhen, wenn Ihnen danach ist, jedoch frühestens nach 5, besser nach 10 Minuten.

Variante 1: neurogen zittern mit aufgestellten Beinen

Wählen Sie diese Variante, wenn die Schmetterlingsposition schmerzhaft ist.

Ausgangsposition/Pausenposition

1. Legen Sie sich auf die Matte, Ihre Arme locker neben dem Körper. Ziehen Sie die Beine an, stellen Sie die Füße eng nebeneinander und lassen Sie die Knie ein wenig nach außen fallen. Bleiben Sie ca. 1 Minute in dieser Position und spüren Sie in sich hinein.
2. Heben Sie das Becken für ca. 1 Minute vom Boden ab. Drücken Sie dabei Ihre Knie etwas nach außen. Legen Sie Ihr Becken nach 1 Minute wieder ab. Lassen Sie alle Anspannung für einen Moment los und atmen Sie tief durch.
3. Um das Zittern zu suchen, beginnen Sie mit geschlossenen Knien. Bewegen Sie diese ca. 5 cm auseinander und bleiben Sie in dieser Position, bis Ihre Beine zu zittern beginnen (» 2). Geschieht nach einer Weile nichts, bewegen Sie Ihre Knie in 5-cm-Schritten weiter nach außen – bis irgendwann das Zittern einsetzt oder bis Sie Ihre Knie nicht weiter öffnen können. Hat noch immer kein Zittern eingesetzt, fahren Sie fort, indem Sie die Knie wieder schrittweise zusammenführen und immer in jeder Position geduldig eine Weile warten und dem Körper Zeit geben, seine Bewegungen zu zeigen.
4. Um eine Pause zu machen, strecken Sie die Beine.
5. Fahren Sie fort wie oben unter Punkt 5 beschrieben.

Variante 2: neurogen zittern im Sitzen (» 3)

Wählen Sie diese Variante, wenn Ihnen die liegende Position unangenehm ist.

1. Sie benötigen einen Sessel oder einen bequemen, stabilen Stuhl mit Rückenlehne und einen weiteren Stuhl oder Hocker für die Beine. Lehnen Sie sich zurück und gehen Sie so gut wie möglich in die oben beschriebene Ausgangsposition.
2. Beugen Sie sich nach vorne und verweilen Sie 2 Minuten in dieser Position, um den Psoas-Muskel leicht anzuspannen.
3. Lehnen Sie sich dann bequem zurück und führen Sie den Ablauf wie oben ab Punkt 3 beschrieben durch. Passen Sie Ihre Bewegungen Ihren gegenwärtigen Möglichkeiten an. Sollten Sie nicht ins Zittern kommen, wiederholen Sie Punkt 2.

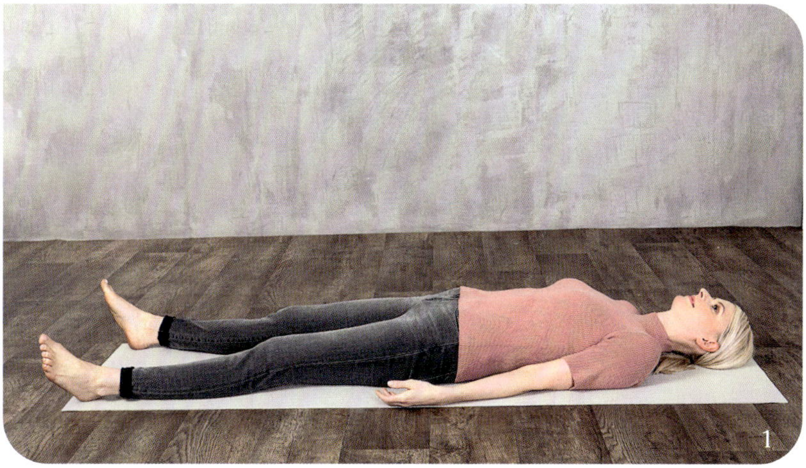

1

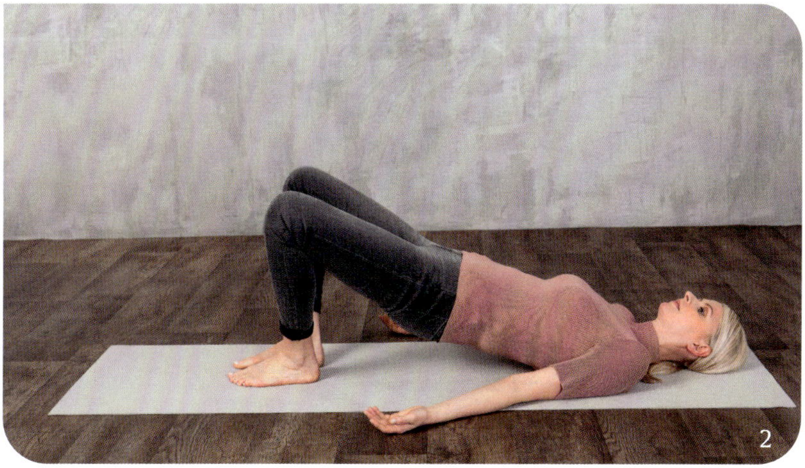

2

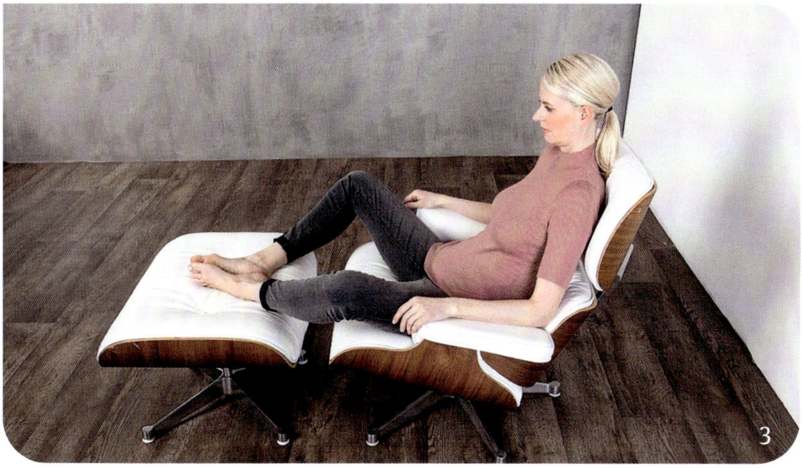

3

Hinweise zum neurogenen Zittern

Geschehen lassen Bleiben Sie mit Ihrer Aufmerksamkeit bei Ihrer Atmung und dem jetzigen Körpergefühl. Sie sind im Hier und Jetzt in Sicherheit. Vielleicht können Sie sogar versuchen, das Zittern und die Bewegungen zu genießen. Freuen Sie sich, dass Sie nichts tun und nichts denken müssen. Lassen Sie einfach den Selbstheilungsreflex wirken.

Sie erinnern sich: Stärkeres Zittern bedeutet nicht, dass es besser wirkt.

Atmen Achten Sie bewusst auf Ihren Atem und versuchen Sie, regelmäßig zu atmen und lange auszuatmen.

Wir empfehlen, zwischendurch mit einem Ton (Summen oder Singen) oder Zischlaut (»Pschschsch«) auszuatmen, um das Zwerchfell zu stimulieren. Es kann sein, dass sich so das Zittern im Oberkörper deutlicher zeigt.

Pausen machen Sobald das Zittern eingesetzt hat und Sie eine bequeme Zitterposition gefunden haben, machen Sie bitte eine erste Pause. Lassen Sie dafür Ihre Knie nach außen fallen und verweilen Sie ca. 1 Minute in der Ausgangsposition. Atmen Sie möglichst lange aus. Spüren Sie in Ihren Körper hinein. Vielleicht merken Sie, wie das aktivierte, leicht »hibbelige« oder zittrige Gefühl langsam und ganz von selbst abnimmt. Ihr Gehirn beginnt, die wohltuenden heilenden Zitterimpulse zu integrieren. In der Pause startet Ihre neuronale Reorganisation.

Setzen Sie erst dann das Zittern fort, wenn das nervöse, hibbelige Gefühl abgeklungen ist. Um weiter zu zittern, kehren Sie einfach direkt in Ihre letzte Zitterposition vor der Pause zurück.

Achten Sie während des Zitterns auf Ihren Speichelfluss. Wird Ihr Mund trocken, ist das ein Zeichen, dass Sie spätestens jetzt eine Pause einlegen sollten.

Machen Sie während des Zitterns mehrere Pausen – für eine bessere Wirkung.

Sich selbst regulieren

Das neurogene Zittern verändert Ihre gewohnte Körperhaltung und Anspannung, und kann über das Körpergedächtnis Erinnerungen aller Art aktivieren, auch unangenehme Gefühle und Bilder. Diese Gefühle wieder zu erleben, ist nicht heilsam, sondern verstärkt die noch vorhandene Belastung, mit den entsprechenden Folgen von noch mehr Anspannung und Stresserleben.

Versuchen Sie also schon beim ersten Anzeichen einer belastenden Erinnerung oder einer unangenehmen Empfindung sich zu bewegen, eine andere Körperhaltung einzunehmen und sich bewusst mit Ihren Sinnen und Gedanken nach außen in Ihr aktuelles Hier und Jetzt zu orientieren. Oder beenden Sie das neurogene Zittern einfach.

Die gute Nachricht: Sie können das alles selbst steuern.

Achten Sie darauf, immer im angenehmen Bereich und im Hier und Jetzt zu bleiben.

Alles was in Ihrem Bewusstsein auftaucht, ist vergangen und jetzt nicht mehr bedrohlich. Bleiben Sie mit Ihrer Aufmerksamkeit im Hier und Jetzt. Die folgenden Empfehlungen helfen Ihnen dabei:

1. Öffnen Sie die Augen und schauen Sie sich Ihr Hier und Jetzt genau an. Wo sind Sie genau? Was tun Sie gerade? Welches Datum ist heute? Zählen Sie alle Gegenstände, die Sie sehen können, gedanklich auf. Wie viele sind es? Sortieren Sie sie nach Farbe oder Form.
2. Atmen Sie ein paar Mal ganz tief ein und aus, mit Klang oder Laut. Wie klingt das? Können Sie das noch etwas lauter wiederholen?
3. Berühren Sie sich selbst, z. B. mit Ihrem Zeigefinger Ihre Nasenspitze, reiben Sie die Hände aneinander oder streichen Sie mit Ihren Händen übers Gesicht. Wie fühlt sich das an?
4. Legen Sie Ihre Hände auf Ihre Brust oder Ihren Bauch, versuchen Sie zu spüren, wie viel Druck sich angenehm anfühlt.
   - Das bringt Besserung? Sehr gut. Machen Sie dann behutsam mit dem Zittern weiter.
   - Das bringt keine Besserung? Probieren Sie etwas anderes: Schütteln Sie bewusst Arme und Beine aus, blinzeln Sie, atmen Sie bewusst ganz schnell ein und aus, beenden Sie das Zittern, gehen Sie im Zimmer umher, drücken Sie ein Kissen oder eine Decke fest zusammen oder trinken Sie ein Glas Wasser.
5. Wenn Sie mit dem Zittern pausieren, verändert sich der Informationsstrom aus dem Körper ins Gehirn sofort. Konzentrieren Sie sich auf das Hier und Jetzt (siehe 1–3). Machen Sie sich bewusst, dass Sie in Sicherheit sind. Das aufgewühlte und zittrige Gefühl nimmt langsam ab. Warten Sie, bis es sich wieder ruhig anfühlt, und setzen Sie erst dann das Zittern fort. Kehren Sie dafür einfach direkt in Ihre letzte Zitterposition vor der Pause zurück.
6. Wenn beim Weiterzittern erneut unangenehme Gefühle und Bilder in Ihrem Bewusstsein auftauchen, beenden Sie einfach für heute das Zittern, und machen in ein paar Tagen weiter.

Sich selbst berühren Setzen Sie ruhig jederzeit während des neurogenen Zitterns Selbstberührungen ein, im Stehen oder im Liegen oder während des Integrierens – besonders dann, wenn es sich angenehm anfühlt und Sie sich dann noch sicherer und geborgener fühlen.

Wenn Sie in einer TRE-Gruppe oder mit einer zertifizierten TRE-ProviderIn gezittert haben, kann durch das Gesehen-Werden und durch den sprachlichen Austausch eine zusätzliche Integration geschehen. Wenn Sie alleine geübt haben, empfehlen wir, das Erlebte in Ihrem TRE-Protokoll in Stichworten zu notieren.

Antworten auf häufige Fragen

Sich auf Neues einzulassen ist nicht immer ganz einfach. Verstehen hilft dabei. Deshalb haben wir die häufigsten und wichtigsten Fragen und Antworten von Kurs-TeilnehmerInnen für Sie zusammengestellt.

Kann mein Körper auch zittern?

Jeder menschliche Körper kann zittern. Das neurogene Zittern ist ein Reflex, der im autonomen Nervensystem angelegt ist, es ist also angeboren und muss nicht erlernt werden. Die Kunst ist, sich in den seelischen und körperlichen Zustand zu bringen, in dem sich das Zittern zeigen kann. Dafür sind die fünf Vorübungen da.

Braucht es die Vorübungen unbedingt?

Die Vorübungen haben den Zweck, Sie in ein Körpergewahrsein zu bringen. Und zwar auf eine Weise, die Sie Ihren Körper als angenehmen Ort erfahren lässt. Die Vorübungen bereiten durch ihre geschickte Verbindung von »sicheren« mit »unsicheren« Bewegungselementen den Körper optimal auf das neurogene Zittern vor und regen Ihr autonomes Nervensystem zum Lernen an. Ohne Körpergewahrsein können Sie zwar auch zittern, werden aber kaum einen Effekt spüren, da es für die Wahrnehmung des Effekts (Entspannung, innere Ruhe, Lebendigsein usw.) das Hineinspüren, also Körpergewahrsein, braucht.

Es lohnt sich also, das Körpergewahrsein zu schulen und zu entwickeln.

Ich habe Schmerzen. Darf, kann oder soll ich trotzdem zittern?

Aber natürlich. Das neurogene Zittern kann mit der Zeit Schmerzen reduzieren und auch ganz zum Verschwinden bringen. Bei bestehenden Schmerzen passen Sie die Vorübungen und Ihre Körperpositionen im neurogenen Zittern so an, dass es möglichst angenehm für Sie ist. Bewegen Sie sich noch langsamer und bewusster auf eine Weise, die den Schmerz nicht verstärkt. Versuchen Sie, Ihre Aufmerksamkeit vom Schmerz weg auf die Teile des Körpers zu lenken, die sich angenehm anfühlen.

Versuchen Sie, unangenehme Übungen nicht einfach wegzulassen und zu vermeiden, sondern passen Sie die Übungen Ihrem momentanen Zustand an (weniger oft, weniger intensiv durchführen, die Haltung so verändern, dass es angenehmer wird). Die Wiedergewinnung eines Ganzkörperempfindens, in welchem der Schmerz als kleiner Teil des ganzen Körperempfindens dabei sein darf, ist der richtige Weg, den Schmerz wieder zu verlernen. Wenn es mit fortschreitendem Üben nicht nach wenigen Malen besser wird, bitte kontaktieren Sie eine zertifizierte TRE-ProviderIn. TRE-ProviderInnen sind dafür ausgebildet, Ihnen zu helfen, die Übungen an Ihre Möglichkeiten und Bedürfnisse anzupassen.

Mein Körper zittert nicht, was mache ich falsch?

Zuerst: Sie machen wahrscheinlich alles richtig. Es gibt gute Gründe dafür, dass Körper nicht sofort zittern, sondern damit noch zögern. Zum einen hat Ihr Körper wahrscheinlich jahre-, wenn nicht jahrzehntelang lernen müssen stillzuhalten. Sie haben sich wunderbar kontrolliert. Und jetzt soll Ihr Körper auf einmal das alles vergessen und das Gegenteil tun? Zum anderen haben Sie ein wunderbares Kontrollinstrument: Ihren Verstand. Der wird das Zittern nicht gerade für die beste Idee halten und Argumente dafür liefern, dass jetzt gerade das Zittern keinen Sinn hat, dass Sie es vielleicht nicht können, dass es nichts bringt, dass es unangenehm ist und 1000 Gründe mehr, damit aufzuhören oder gar nicht erst richtig anzufangen. Seien Sie beruhigt, das ist ganz normal. Erlauben Sie sich eine Angewöhnungszeit, in der Sie das »Nicht-Müssen« wieder lernen dürfen. Erzählen Sie Ihrem ängstlichen Verstand, dass es in Ordnung ist, Angst vor dem Zittern zu haben (weil es etwas Neues und bisher Unbekanntes ist oder weil Sie das Zittern schon kennen, es aber bisher negativ bewertet haben). Führen Sie Selbstgespräche und erzählen Sie sich selbst, dass das Zittern etwas Gutes und Befreiendes ist, das Sie ganz vorsichtig zu mehr Lebendigkeit und innerer Ruhe führen wird.

Manche Menschen zittern nach den Vorübungen nicht während der Übungen, sondern erst einige Stunden später, wenn sie sich sicherer oder gelassener fühlen. Dieses unerwartete, zeitverzögerte Zittern sollte Sie nicht beunruhigen. Sie können das Zittern nämlich jederzeit beenden, wie auf Seite 142 beschrieben.

Was kann ich tun, um das Zittern zu verstärken?

Um das Zittern zu verstärken, gibt es einen Trick: Entdecken Sie in Ihren Erinnerungen angenehme Gefühle, die mit »Nicht-Müssen« zu tun haben. Erinnern Sie sich an einen schönen Urlaubsmoment, an ein Gefühl der Entspannung, an eine wohltuende Pause. Damit zeigen Sie Ihrem Verstand, worum es geht, sodass er Sie beim Zittern immer weniger mit Ängsten erschrecken wird. Ihrem Körper helfen Sie mit diesen »Nicht-müssen«-Gefühlen, immer mehr ins neurogene Zittern zu finden. Denn um zu zittern, braucht der Körper nur eins: Sicherheit. Denken Sie also daran: Sie sind heute in Sicherheit und deshalb ist es auch gerade jetzt vollkommen in Ordnung, wenn Sie nichts müssen, aber alles dürfen: Gerade auch Ihr ganz eigenes Tempo beim Fortschreiten des Zitterns zu genießen.

Ich wollte TRE als Entspannung bei Schlafstörungen nutzen, es hat mich aber aktiviert. Was habe ich falsch gemacht?

Wahrscheinlich gar nichts. Je nach dem Ausgangszustand Ihres autonomen Nervensystems (Grad der Aktivierung) kann TRE eine sehr belebende Wirkung entfalten. Das liegt unter anderem auch daran, dass sich die Blutzirkulation verbessert und damit der Stoffwechsel in allen Organen und Körperteilen, auch im Gehirn. Am besten üben Sie nicht mehr abends direkt vor dem Einschlafen, sondern zu einer anderen Tageszeit, mindestens 2–3 Stunden vor Ihrer normalen Schlafenszeit. Jedenfalls so lange, bis sich Ihr Körper an TRE gewöhnt hat. Probieren Sie einmal, TRE in einer schlafwandlerischen Langsamkeit durchzuführen, fast ohne Anstrengung. Verlängern Sie nach und nach die Phase des neurogenen Zitterns, lernen Sie immer mehr, sich gehenzulassen. Wenn es mit fortschreitendem Üben nicht nach wenigen Malen besser wird, bitte kontaktieren Sie eine zertifizierte TRE-ProviderIn oder suchen Sie eine geleitete TRE-Gruppe auf. TRE-ProviderInnen sind dafür ausgebildet, Sie bei den TRE-Übungen ganz spezifisch zu unterstützen.

Was tue ich, wenn ich Probleme beim Nachmachen der Übungen habe?

Bitte versuchen Sie, die Übungen in Zeitlupe zu machen, verlangsamen Sie Ihre Bewegungen, so sehr Sie können. Generell sollten Sie nichts erzwingen, sondern einfach geduldig mit sich selbst umgehen. Drosseln Sie das Tempo, auch wenn Ihr unbedingter Wille oder Ihre Verzweiflung Sie zu einem schnellen Tempo antreibt. Wenn es eine nahestehende Person gibt, mit der Sie die Übungen ansehen und zusammen durchführen können, dann bitten Sie sie um Unterstützung. Wenn es mit fortschreitendem Üben nicht nach wenigen Malen besser wird, bitte kontaktieren Sie eine zertifizierte TRE-ProviderIn. TRE-ProviderInnen sind dafür ausgebildet, Ihnen zu helfen, die Übungen zu erlernen und diese so passend zu machen, dass Sie sie schnell eigenständig anwenden können.

Ich habe Angst, dass das neurogene Zittern nicht mehr aufhört

Es ist sehr einfach, das Zittern zu beenden. Körperspannung beendet nämlich das neurogene Zittern automatisch. Wenn die Schultern nicht zu zittern aufhören wollen, spreizen Sie Ihre Finger. Wollen die Beine nicht aufhören, strecken Sie sie durch und ziehen Sie die Zehen an. Bringen Sie so lange Anspannung in die betreffenden Körperzonen, bis Sie merken, dass das neurogene Zittern aufhört. Um das innere Gefühl des Zitterns zu beenden, führen Sie Alltagsbewegungen aus: Gehen Sie mit festen, stampfenden Schritten ein paar Meter, trinken Sie ein Glas Wasser oder wringen Sie kräftig ein Handtuch aus. Dies und andere Dinge bringen Sie in direkten und schnellen Kontakt mit anderen Körperempfindungen, beenden das neurogene Zittern und bringen Sie in ein Alltags-Körpergefühl zurück.

Ich weiß nicht, ob ich die Übungen richtig mache

Wie bei allen bisher ungewohnten geistigen und körperlichen Übungen kann Angst vor Kontrollverlust entstehen. Und die kann sich in Hemmungen zeigen und der Angst, es nicht richtig zu machen. Anfängliche Unsicherheit ist vorübergehend und ganz normal. Mit fortschreitendem Üben gewöhnen Sie sich an die neuen Gefühle in Ihrem Körper. Wie beim Lernen einer Fremdsprache dürfen Sie ruhig auf Ihre perfekte Art dabei Fehler machen. Fehler gehören einfach dazu. Wie oft sind Sie als Kleinkind beim Laufenlernen hingefallen? Sie haben weitergemacht. Und gelernt. Das können Sie also. Und Sie können auch immer mehr beobachten, was in Ihrem Körper mit der zunehmenden Übung von TRE geschieht und wie Sie sich entsprechend anpassen. Sie können aufkommende unangenehme Empfindungen wieder vermindern, so wie Sie die Heizung aufdrehen oder zurückdrehen, um sich möglichst wohlzufühlen. Sie können immer mehr im Hier und Jetzt in Sicherheit sein. Wenn es mit fortschreitendem Üben nicht nach einigen Malen besser wird, haben Sie immer noch die Möglichkeit, eine zertifizierte TRE-ProviderIn zu kontaktieren oder eine geleitete Gruppe zu besuchen. TRE-ProviderInnen können Ihnen im direkten Kontakt noch mehr Feinheiten und auf Ihre Bedürfnisse abgestimmte Varianten vermitteln.

Ich habe Angst, alleine zu zittern

Wie bei allen ungewohnten Körperübungen kann Angst vor Kontrollverlust auftreten. Und die kann sich in der Angst zeigen, alleine zu zittern. Anfängliche Unsicherheit ist vorübergehend und ganz normal. Versuchen Sie möglichst genau herauszufinden, ab wann oder bis wann Sie sich mit einer Übung noch wohlfühlen und wann Sie besser aufhören oder unterbrechen sollten. Machen Sie sehr viele Pausen! Stellen Sie eventuell den Fernseher oder das Radio an, um menschliche Stimmen zu hören. Hilft dies noch nicht ausreichend, organisieren Sie sich bitte Beistand: Bitten Sie jemanden, dem Sie vertrauen, nach dem TRE nach Ihnen zu schauen, verabreden Sie sich oder sprechen Sie am Telefon mit dieser Person. Je intensiver und direkter der soziale Kontakt, desto besser. Wenn es mit fortschreitendem Üben nicht nach einigen Malen besser wird, haben Sie immer noch die Möglichkeit, sich jemanden zu organisieren, mit dem Sie TRE gemeinsam machen. Oder Sie kontaktieren eine zertifizierte TRE-ProviderIn oder besuchen eine geleitete TRE-Gruppe.

Ich habe Probleme mich zu spüren, was kann ich tun?

Bei den vorbereitenden Übungen ist es wichtig, dass Sie nicht zu viel machen. Bleiben Sie bei einer mäßigen und lockeren sportlichen Leistung und vermeiden Sie Anstrengung, selbst wenn diese dazu beitragen würde, dass Sie sich besser spüren. Beim neurogenen Zittern im Liegen können Sie Ihre Arme nach oben in die Luft ausstrecken und in der Luft halten. Achten Sie dabei auf Ihre Atmung und tun Sie alles, um unbedingt im Hier und Jetzt zu bleiben. Lesen Sie dazu gegebenenfalls noch einmal die Empfehlungen bei Übung 7 im vorherigen Kapitel (Seite 134) nach. Wenn es mit fortschreitendem Üben nicht nach einigen Malen besser wird, haben Sie immer noch die Möglichkeit, eine zertifizierte TRE-ProviderIn zu kontaktieren oder eine geleitete TRE-Gruppe zu besuchen. TRE-ProviderInnen können Ihnen im direkten Kontakt auf Ihre Bedürfnisse und körperlichen Erfahrungen abgestimmte Varianten der Übungen vermitteln.

Kann ich mit TRE ein ganz bestimmtes Trauma lösen, wenn ich daran denke?

Mit den TRE-Übungen und dem neurogenen Zittern als körpereigenem Selbstheilungsreflex wird eine Entwicklung ausgelöst, die auf körperlicher, neuronaler Ebene »Lösungsnetzwerke« bildet und aktiviert. Es geht darum, den Körper machen zu lassen und die Aufmerksamkeit selbst in ein wertungsfreies, beobachtende Geschehenlassen zu bringen, damit die neurologischen und myofaszialen Effekte des TRE sich »von allein« zeigen können. Es handelt sich bei TRE um einen sogenannten »Bottom-up-Vorgang«. Das bedeutet, dass Veränderung auf der körperlichen Ebene geschieht und durch das Wahrnehmen bewusst verankert und mit anderen Erinnerungen verbunden werden kann. Denken ist ein »Top-down-Vorgang« und die gewünschten Effekte bleiben aus, wenn keine entsprechende körperliche Veränderung stattfindet, die gefühlt werden kann. Denken hilft deshalb leider nicht. Wenn Sie die TRE-Übungen als Weg verstehen und dranbleiben, werden Sie Ihr Stressniveau generell senken. Das ganz bestimmte Trauma wird sicher auch bald Teil der neuronalen »Lösungsnetzwerke« werden und die emotionale, verstörende und schmerzvolle »Aufladung« dieser ganz bestimmten Erinnerung wird verschwinden.

Ich habe Angst, dass ich den Vorgang nicht regulieren kann und die Erinnerung an ein schlimmes Erlebnis hochkommt und mich überwältigt

TRE löst ausschließlich auf der körperlichen Ebene Anspannung aus dem Körpergedächtnis (Faszien, Muskeln und deren Steuerung durch das Nervensystem) und dies fast immer komplett ohne Beteiligung des Bewusstseins. Dennoch kann es vorkommen, dass Inhalte (Bilder, Gefühle oder beides) in diesem Prozess des Neuverknüpfens kurz bewusst werden. Sollte dies der Fall sein, ist Ihre Aufmerksamkeit nicht mehr im Hier und Jetzt, sondern im Gestern. Dies ist ungünstig, denn je stärker die Emotionen und Bilder werden, desto unkontrollierbarer sind sie. Bewusste Selbstregulation ist hier das A und O. Und Selbstregulation lässt sich lernen, Sie können darin immer besser werden.

Öffnen Sie die Augen und orientieren Sie sich, schauen Sie sich Ihr Hier und Jetzt so intensiv wie möglich an. Berühren Sie sich: reiben Sie Ihre Hände aneinander, massieren Sie Ihre Finger oder Ihre Augen, streichen Sie sich übers Gesicht (links bei unangenehmen Emotionen, Stärke und Dauer bestimmen die Wirkung).

Machen Sie eine Pause, blinzeln Sie und gehen Sie ein paar Schritte. Dies beendet Bilderleben und Emotionen sofort. Und vor allem: Steigen Sie nicht in das alte Gedankenkarussell von früher ein, sondern erinnern Sie sich an die späteren guten Zeiten! Oder lenken Sie sich ab mit etwas, was Ihnen jetzt gerade in diesem Augenblick eine kleine Freude bereitet.

Wenn Sie sich in der Pause beruhigt haben, können Sie sogar weiter zittern. Es kann sein, dass Sie jetzt schon Ihren Körper und Ihren Geist etwas besser steuern können. Es kann sein, dass gar nichts mehr passiert. Wenn allerdings erneut unangenehme Bilder und/oder schlimme Gefühle hochkommen, beenden Sie das neurogene Zittern einfach für heute. Bewahren Sie nicht nur die Kontrolle, sondern auch Ihren Pioniergeist: Schauen Sie beim nächsten Mal einfach, wie es dann ist. Es kann gut sein, dass sich problematische »Aufladungen« nicht erneut zeigen, weil sich bereits »Lösungsnetzwerke« gebildet haben. Es kann auch sein, dass Sie noch ein bisschen mehr Kontrolle übernehmen können und Ihre Selbstregulation ein bisschen mehr verstärken. Wenn der Mut fehlt, es allein zu machen, organisieren Sie sich Beistand. Wenn es mit fortschreitendem Üben nicht nach einigen Malen besser wird, haben Sie immer noch die Möglichkeit, eine zertifizierte TRE-ProviderIn zu kontaktieren oder eine TRE-Gruppe zu besuchen. TRE-ProviderInnen können im direkten Kontakt noch mehr auf Ihre Ängste und auf Ihre Kontrollbedürfnisse abgestimmte Übungsvariationen zeigen.

Aber muss man denn nicht das Trauma wiedererleben, um es zu lösen?

Wiederholung des Gleichen verstärkt nur das Trauma und lässt die neuronalen »Problemnetzwerke« weiter wachsen. Die Lösung liegt deshalb nicht in der direkten Traumakonfrontation, sondern darin, die schlimmen Erinnerungen mit neuen, angenehmen körperlichen Erfahrungen anzureichern und damit so weit zu »verdünnen«, bis sie sich nicht mehr schlimm anfühlen. Mit den verschiedensten Formen der Selbstregulation können Sie selbst Ihr eigenes inneres Gefühl von Sicherheit steuern und innerhalb Ihrer ganz persönlichen Wohlfühlzone bleiben. Selbstregulation ermöglicht das wohldosierte »Wiederholen« auf körperlicher Ebene – das geschieht in den meisten Fällen ohne Beteiligung des Bewusstseins und ohne belastende Emotionen, Bilder oder Gedanken. Auf neuronaler Ebene verbinden sich alte »Problemnetzwerke« mit aktuellen »Lösungsnetzwerken«. Neuronennetzwerke, die einmal verbunden wurden, reagieren auch künftig gemeinsam. Am veränderten Erleben merken wir dann, dass sich etwas nachhaltig verbessert hat. Wenn man TRE über Monate hinweg regelmäßig anwendet, werden die Verknüpfungen stärker und stabiler. Lernen findet statt. Die Belastungsgrade verschwinden nach und nach. Resilienz bleibt.

Mein Körper zuckt sehr heftig, das erschreckt mich. Was soll ich tun?

Das neurogene Zittern kann sich sehr unterschiedlich zeigen – von unterschwelligen, ganz feinen, von außen fast nicht sichtbaren Vibrationen bis zu sehr ausladenden, heftigen Zuckungen – besonders des Zwerchfells, was manchmal auch mit ungewohnten Lauten verbunden ist, die aus Ihrer Kehle kommen. Achten Sie besonders gut auf Ihre Wohlfühlzone. Sie können gut nach jedem Zucken mit Erschrecken sofort Pause machen, warten und beobachten, wie Sie sich von ganz alleine wieder beruhigen. Und dann zittern Sie einfach einen Moment lang weiter. Es kann sein, dass Sie anfangs fast mehr Pause machen, als Sie zittern. Das ist gut so. Neurogenes Zittern mit vielen Unterbrüchen wirkt viel besser als Zittern ohne Pausen. Denken Sie daran, Sie sind der Kapitän Ihrer Entwicklung, Sie haben die Kontrolle. Sie bestimmen nicht nur die Richtung, sondern auch das Tempo. Wenn Sie immer besser lernen, in Ihrer Wohlfühlzone zu bleiben, wird mit der Zeit auch das neurogene Zittern harmonischer. Wenn der Mut fehlt, es weiter allein zu machen, organisieren Sie sich Beistand. Bitten Sie eine nahestehende Person um Unterstützung. Wenn es mit fortschreitendem Üben nicht nach wenigen Malen besser wird, kontaktieren Sie bitte eine zertifizierte TRE-ProviderIn. Diese sind dafür ausgebildet, Ihnen zu helfen, die Übungen so zu machen, dass Sie sich weniger erschrecken und auch die heftigen Bewegungen mehr genießen können. Sie sind schließlich nichts anderes als stürmische Bewegungen hin zu Ihrer Selbstheilung.

Ich zittere schon einige Zeit, es kommt aber nicht in den Oberkörper hoch. Was kann ich tun?

Mit zunehmender Erfahrung mit den TRE-Übungen gibt es so etwas wie ein natürliches Fortschreiten. Es kann gut sein, dass der Prozess bei Ihnen noch nicht ganz so weit fortgeschritten ist, dass sich das Zittern von alleine auch auf obere Körperpartien ausdehnt. Wir raten Ihnen deshalb einfach, dem natürlichen Fortschritt zu vertrauen. Bei den allermeisten Menschen kann es Wochen bis Monate dauern, bis das Vertrauen in die TRE-Übungen so groß ist, dass sich das Zittern von ganz alleine in alle Körperregionen ausbreitet.

Wenn Ihnen dies zu lange dauert, wählen Sie die zweitbeste Lösung: Sie können Ihre Armmuskeln bewusst anspannen. Heben Sie die Arme dafür in die Luft und drücken Sie einen Ball oder Ring mit Muskelkraft fest zusammen. Oder halten Sie ein Handtuch zwischen Ihren Händen und ziehen Sie die Arme fest auseinander. Die Spannung in den Armen halten Sie so lange, bis die Muskulatur zu zittern beginnt. Sie haben auch immer die Möglichkeit, eine zertifizierte TRE-ProviderIn zu kontaktieren oder eine geleitete TRE-Gruppe zu besuchen und sich dort weitere Anregungen zu holen.

Ich habe das Gefühl, dass sich mit TRE meine Hochsensibilität verstärkt

TRE verbessert die Körperwahrnehmung. Gefühle aus dem Körperinnern, aus den Organen, den Füßen und Händen, Beinen und Armen werden bewusster wahrgenommen. Sie nehmen Ihren aktuellen Zustand besser wahr, das, was hier und jetzt ist. Dadurch werden Sie sensibler – Sie merken immer mehr und besser, wie es Ihnen in bestimmten Situationen wirklich geht. Doch es gibt auch eine tolle Kehrseite der Medaille: Sie werden robuster, resilienter. Sie werden gleichzeitig sensibler und widerstandsfähiger. Sie schaffen sich – da Sie früher und bewusster das, was wirklich ist, wahrnehmen – die Möglichkeit, früher und bewusster zu reagieren. Wenn Sie Ihre Körperempfindungen besser und schneller wahrnehmen und darauf reagieren, verbessert sich auch Ihre Selbstkontrolle. Und damit Ihre Zuversicht. So schaffen Sie sich selbst die Basis für Ihre neue, natürliche Lebendigkeit.

Ich bin schwanger, darf ich TRE anwenden?

Wenn Sie TRE noch nie praktiziert haben, warten Sie damit bitte bis nach der Geburt. Wenn Sie nicht warten möchten, wenden Sie sich bitte unbedingt an TRE-Provider, die sich auf Schwangerschaft & Geburt spezialisiert haben. TRE kann dabei helfen, Schwangerschaftsbeschwerden zu vermindern und leichter zu gebären. Sollten Sie TRE bereits gut kennen und schon viel Erfahrung mit den TRE-Übungen haben, sprechen Sie bitte mit Ihrer Ärztin oder Hebamme darüber.

Wäre es gut für mein Kind, möglichst früh mit TRE zu beginnen?

Kinder zeigen oft spontan neurogenes Zittern, mithilfe dessen ihr Körper ganz autonom Anspannung abbaut. Zeigen Sie Ihrem Kind, dass dies etwas völlig Normales ist. Bevor die Motorik nicht ausreichend entwickelt ist (besonders Gleichgewichtssinn und Koordination von Wahrnehmung und Bewegung), ist TRE nicht zu empfehlen. Dies ist üblicherweise bei der Einschulung der Fall, weshalb wir raten, mit TRE nicht vor einem Alter von 6–8 Jahren zu beginnen. Das Zittern ins Spielen und in fantasievolle Geschichten zu integrieren, hilft Ihrem Kind. Generell gilt: Je jünger das Kind, desto kürzer sollte die Phase des Zitterns sein. Bei Jugendlichen in der Pubertät ist Scham ein häufiges Thema, der Körper verstört. TRE kann hier eine wertvolle Unterstützung bieten, doch ist eine sensible Vorgehensweise beim Erlernen der TRE-Körperübungen wichtig, die die Autonomie der jungen Menschen fördert. Wenn Sie hier Unterstützung wünschen, gibt es zertifizierte TRE-ProviderInnen, die die Körperübungen kind- und altersgerecht vermitteln können.

Ich habe zurzeit eine psychische Diagnose und befinde mich in Behandlung. Darf ich TRE anwenden?

Probieren Sie es aus und sprechen Sie mit Ihrem behandelnden Arzt, Psychiater, Therapeutin aber bitte darüber. Wenn Sie sich mit fortschreitendem Üben mit TRE wohl fühlen – wunderbar. Wenn nicht, bitte kontaktieren Sie eine zertifizierte TRE-ProviderIn oder besuchen Sie eine geleitete TRE Gruppe.

Darf ich TRE mit einer frischen Verletzung oder nach einer Operation anwenden?

Sprechen Sie mit Ihrem behandelnden Arzt darüber, ob Ihr körperlicher Zustand einfache, anstrengungslose Bewegungsübungen erlaubt, ohne dass sich Ihre Heilung verzögert.

Ich leide unter einer chronischen somatischen Erkrankung oder einer Nervenkrankheit. Kann mir TRE helfen?

TRE senkt das allgemeine Stressniveau und damit Ihre Reaktionsbereitschaft gegenüber Stressoren aller Art. Forschungsergebnisse zeigen: TRE kann ebenso wie viele Arten der körperlichen Bewegung Ihre Stimmung verbessern und allein schon dadurch Ihre Lebensqualität steigern. Wenn Sie unsicher sind, sprechen Sie bitte mit Ihrem behandelnden Arzt oder kontaktieren Sie TRE Deutschland, TRE Österreich oder TRE Schweiz und fragen Sie nach. Es gibt TRE-ProviderInnen, die auf bestimmte Erkrankungen spezialisiert sind, z. B. Anwendung von TRE bei Multipler Sklerose (MS) oder Morbus Parkinson.

Ich nehme (verordnete) Medikamente oder andere Heilmittel ein. Darf ich TRE anwenden?

Es gibt Medikamente und Heilmittel, die den TRE-Prozess in der Anfangsphase begünstigen. So können Schmerzmittel dabei helfen, dass Sie überhaupt üben und sich bewegen mögen. Das Gleiche gilt für Beruhigungsmittel, die Ihre Ängste oder Panik im Zaum halten. Achten Sie sorgfältig darauf, ob sich Ihr Medikamentenbedarf mit TRE verändert. Oft wird mit der Zeit weniger Wirkstoff benötigt. Gehen Sie regelmäßig zur Kontrolle und sprechen Sie mit Ihrer behandelnden Ärztin oder Ihrem Therapeuten darüber. Niemals jedoch sollten Sie solche Medikamente von einem Tag auf den anderen absetzen, sondern sie »ausschleichen« – selbst dann, wenn Sie den Eindruck haben, Sie brauchen diese Medikamente nicht mehr, weil es Ihnen besser geht.

Literaturliste

1 Kozlowska, K., Walker, P., McLean, L., & Carrive, P. (2015). Fear and the Defense Cascade: Clinical Implications and Management. Harvard Review of Psychiatry, 23(4), 263–287.

2 Savluk, L., Petermann, F. & Vasileva, M. (2019). Wie beeinflussen Misshandlungserfahrungen im Kindesalter das Erleben von chronischen Schmerzen im Erwachsenenalter? – Eine Metaanalyse. Zeitschrift für Psychiatrie, Psychologie und Psychotherapie 67 (2), 81–91.

Riedl, D., Beck, T., Exenberger, S., Daniels, J.K., Dejaco, D., Unterberger, I. & Lampe, A. (2018). Violence from childhood to adulthood: The influence of child victimization and domestic violence on physical health later in life. Journal of Psychosomatic Research 116.

Schury, K., Zimmermann, J., Umlauft, M., Hulbert, A.L., Guendel, H., Ziegenhain, U. et al. (2017). Childhood maltreatment, postnatal distress and the protective role of social support. Child Abuse & Neglect 67, 228–239.

Egle, U.T., Egloff, N., & von Känel, R. (2016). Stressinduzierte Hyperalgesie (SIH) als Folge von emotionaler Deprivation und psychischer Traumatisierung in der Kindheit. Konsequenzen für die Schmerztherapie. Schmerz, 6, 526–536.

Boeck, C., Koenig, A.M., Schury, K., Geiger, M.L., Karabatsiakis, A., Wilker, S. et al. (2016). Inflammation in adult women with a history of child maltreatment: The involvement of mitochondrial alterations and oxidative stress. Mitochondrion 30, 197–207.

Ehlert, U. (Hrsg.) (2016). Verhaltensmedizin. Heidelberg: Springer Lehrbuch.

3 Lätsch, D.C., Nett, J.C. & Hümberlin, O. (2016). Poly-Victimization and Its Relationship With Emotional and Social Adjustment in Adolescence: Evidence From a national Survey in Switzerland. American Psychological Association http://dx.doi.org/10.1037/a0039993.

4 Schury, K., Zimmermann, J., Umlauft, M., Hulbert, A.L., Guendel, H., Ziegenhain, U. et al. (2017). Childhood maltreatment, postnatal distress and the protective role of social support. Child Abuse & Neglect 67, 228–239.

Isele, D., Teicher, M.H., Ruf-Leuschner, M., Elbert, T., Kolassa, I.-T., Schury, K. et al. (2014). KERF – Ein Instrument zur umfassenden Ermittlung belastender Kindheitserfahrungen. Erstellung und psychometrische Beurteilung der deutschsprachigen MACE (Maltreatment and Abuse Chronology of Exposure) Scale. Zeitschrift für Klinische Psychologie und Psychotherapie 43(2), 121–130.

5 St. Aubyn, E. (2008). Nette Aussichten. Köln: DuMont.

6 Gay, R. (2019). Hunger. Die Geschichte meines Körpers. München: btb.

7 Güntürkin, O. (2019). Biologische Psychologie. Göttingen: Hogrefe.

8 Fröhling, U. (2008). Vater unser in der Hölle. Durch Inzest und den Missbrauch in einer satanischen Sekte zerbrach Angelas Seele. Bergisch Gladbach: Bastei Lübbe.

9 Lanius, R.A. & Hopper, J.W. (2008). Reexperiencing/Hyperaroused and dissociative States in Posttraumatic Stress Disorder. Psychiatric Times 25(13).

10 Daniels, J. (2019). Wie vermeide ich eine Sekundäre Traumatisierung? Vortrag auf der Tagung »Reden reicht nicht!?«, Bremen, 20.–23.6.2019

Jurisch, F., Kolassa, I.-T. & Elbert, T. (2009). Traumatisierte Therapeuten? Ein Überblick über sekundäre Traumatisierung. Zeitschrift für Klinische Psychologie und Psychotherapie 38(4), 250–261.

11 Sebastian, B. & Nelms, J.(2017).The effectiveness of emotional freedom techniques in the treatment of posttraumatic stress disorder: a meta-analysis. Explore 13, 1, 16–25. http://dx.doi.org/10.1016/j.explore.2016.10.001

12 Sebastian, B. & Nelms, J.(2017).The effectiveness of emotional freedom techniques in the treatment of posttraumatic stress disorder: a meta-analysis. Explore 13, 1, 16–25. http://dx.doi.org/10.1016/j.explore.2016.10.001

13 Lanius, R.A. & Hopper, J.W. (2008). Reexperiencing/Hyperaroused and dissociative States in Posttraumatic Stress Disorder. Psychiatric Times 25(13).

14 Egle, U.T., Joraschky, P., Lampe, A., Seiffge-Krenke, I. & Cierpka, M. (2016). Sexueller Missbrauch, Misshandlung, Vernachlässigung. Erkennung, Therapie und Prävention der Folgen früher Stresserfahrungen. Stuttgart: Schattauer.

15 Schury, K., Zimmermann, J., Umlauft, M., Hulbert, A.L., Guendel, H., Ziegenhain, U. et al. (2017). Childhood maltreatment, postnatal distress and the protective role of social support. Child Abuse & Neglect 67, 228–239.

16 Kampusch N. (2013). 3096 Tage. Berlin: Ullstein.

17 FAZ, 2010. www.faz.net/aktuell/feuilleton/buecher/rezensionen/sachbuch/natascha-kampusch-3096-tage-heile-welt-ist-doch-nichts-passiert-11043580.html

18 Egle, U.T., Egloff, N., & von Känel, R. (2016). Stressinduzierte Hyperalgesie (SIH) als Folge von emotionaler Deprivation und psychischer Traumatisierung in der Kindheit. Konsequenzen für die Schmerztherapie. Schmerz, 6, 526–536.

Wuertz-Kozak, K. (2017). New Horizons in Degenerative Disc Disease. Antrittsvorlesung an der ETH Zürich 5. Mai 2017, D-HEST.

Hermann, C., Hohmeister, J., Demirakca, S. Zohsel, K. & Flor, H. (2006). Long-term alteration of pain sensitivity in school-aged children with early pain experiences. Pain 125, 278–285.

19 Alvarez, P., Green, P.G. & Levine, J.D. (2013). Biol. Psychiatry 74, S. 688–695.

20 Savluk, L., Petermann, F. & Vasileva, M. (2019). Wie beeinflussen Misshandlungserfahrun-

gen im Kindesalter das Erleben von chronischen Schmerzen im Erwachsenenalter? – Eine Metaanalyse. Zeitschrift für Psychiatrie, Psychologie und Psychotherapie 67 (2), 81–91.
Ehlert, U. (Hrsg.) (2016). Verhaltensmedizin. Heidelberg: Springer Lehrbuch. Nibel, H. (2015). Let us shake it, baby oder TRE Trauma Release Exercises als neues vielversprechendes Angebot in der betrieblichen Gesundheitsförderung. 61. GfA-Frühjahrs-Kongress der Gesellschaft für Arbeitswissenschaft e.V., Karlsruhe, 27.02.2015.
21 Bohus, M. (2014), Wie profitiert die therapeutische Praxis von der neubiologischen Forschung. Das Rätsel der Dissoziation. Vortrag auf dem internationalen Kongress »Reden reicht nicht!?«, Heidelberg, 2.–5. Mai 2014.
22 Zanotta, S. (2019). Scham, die versteckte Emotion – von Ohnmacht zu Stärke und Triumph. Ego-State-Therapie und Körperwissen. Work-shop auf der Tagung »Reden reicht nicht!?«, Bremen 23.6.2019.
Rupert, F. (2016). Das Trauma des Krieges. (Tele-Akademie). https://www.youtube.com/watch?v=Tlq906e1Ovo&t=1616sK (abgefragt am 4.4.2019)
23 Teicher, M. & Samson, J.A (2016). Annual Research Review: Enduring neurobiological effects of childhood abuse and neglect. Journal of Child Psychology and Psychiatry 57(3), 241–266.
24 van der Kolk, B. (2018). Verkörperter Schrecken: Traumaspuren in Gehirn, Geist und Körper und wie man sie heilen kann. Lichtenau: G.-P. Probst.
25 Egle, U.T., Joraschky, P., Lampe, A., Seiffge-Krenke, I. & Cierpka, M. (2016). Sexueller Missbrauch, Misshandlung, Vernachlässigung. Erkennung, Therapie und Prävention der Folgen früher Stresserfahrungen. Stuttgart: Schattauer. Traue, H.C. (1998). Emotion und Gesundheit. Die psychobiologische Regulation durch Hemmungen. Heidelberg: Spektrum Akademischer Verlag.
26 Boeck, C., Koenig, A.M., Schury, K., Geiger, M.L., Karabatsiakis, A., Wilker et al.(2016). Inflammation in adult women with a history of child maltreatment: The involvement of mitochondrial alterations and oxidative stress. Mitochondrion 30, 197–207.
27 Egle, U.T., Joraschky, P., Lampe, A., Seiffge-Krenke, I. & Cierpka, M. (2016). Sexueller Missbrauch, Misshandlung, Vernachlässigung. Erkennung, Therapie und Prävention der Folgen früher Stresserfahrungen. Stuttgart: Schattauer.
28 Shuttack, A.C. (2018). Ecological Context and the Human Variation. Applying the Principles of Biological Anthropology to Psychoneuroimmunology. In YAN, Q. (Ed.) (2018). Psychoneuroimmunology. Methods and Protocols, 55–76. Springer Protocols, Humana Press.
29 Shuttack, A.C. (2018). Ecological Context and the Human Variation. Applying the Principles of Biological Anthropology to Psychoneuroimmunology. In YAN, Q. (Ed.) (2018). Psychoneuroimmunology. Methods and Protocols, 55–76. Springer Protocols, Humana Press.
30 Ngo Ndjom, C.G. (2018). Intersections Between Neuroimmune and Microbiota. In Yan, Q. (Ed.) (2018). Psychoneuroimmunology. Methods and Protocols, pp. 21–36. Springer Protocols, Humana Press.
31 Vacca, M., Celano, G., Calabrese, F.M., Portincasa, P., Gobbetti, M. & De Angelis, M. (2020). The Controversial Role of Human Gut Lachnospiraceae. Microorganisms 8, 573. doi:10.3390/microorganisms8040573; Klarer, M., Arnold, M., Günther, L., Winter, Ch., Langhans, W. & Meyer, U. (2017). Gut Vagal Afferents Differentially Modulate Innate Anxiety and Learned Fear. The Journal of Neuroscience 34(21):7067-76. doi: 10.1523/JNEUROSCI.0252-14.2014
32 de Vos, W.M., Tilg, H., Van Hul, M. & Cani, P.D. (2022). Gut microbiome and health: mechanistic insights. Gut Epub ahead of print: [2024-3-31]. doi:10.1136/gutjnl-2021-326789; Zeissig, S. (2016). Die physiologische Standortflora. In: A. Stallmach & M.J.G.T. Vehreschild (Ed.): Mikrobiom: Wissensstand und Perspektiven, Kap. 6, S. 61-80. Berlin, Boston: De Gruyter.
33 Walker, A.W. & Hoyles, L. (2023). Human microbiome myths and misconceptions. Nature Microbiology 8, 1392-1396.
34 Siddiqui, R., Makhlouf, Z.; Alharbi, A.M.; Alfahemi, H. & Khan, N.A. (2022). The Gut Microbiome and Female Health. Biology 2022, 11, 1683. https://doi.org/10.3390/biology11111683
35 Refisch, A. & Walter, M. (2023). Die Bedeutung des humanen Mikrobioms für die psychische Gesundheit. Nervenarzt, S. 1-7. doi.org/10.1007/s00115-023-01552-x; Seitz, J., Keller, L., Trinh, S. & Herpertz-Dahlmann, B. (2022). Darmmikrobiom und Anorexia nervosa. Der Nervenarzt 91:1115–1121. doi.org/10.1007/s00115-020-01003-x
36 Nguyen, T.T., Kosciolek, T., Daly, R.E., Vázquez-Baeza, Y., Swafford, A., Knight, R., Jeste, D.V. (2021). Gut microbiome in Schizophrenia: Altered functional pathways related to immune modulation and atherosclerotic risk. Brain, behavior, and immunity Jan. 91, 245-256. doi: 10.1016/j.bbi.2020.10.003. Epub 2020 Oct 22; Klarer, M., Arnold, M., Günther, L., Winter, Ch., Langhans, W. & Meyer, U. (2017). Gut Vagal Afferents Differentially Modulate Innate Anxiety and Learned Fear. The Journal of Neuroscience 34(21):7067-76. doi: 10.1523/JNEUROSCI.0252-14.2014
37 Siddiqui, R., Makhlouf, Z.; Alharbi, A.M.; Alfahemi, H. & Khan, N.A. (2022). The Gut Microbiome and Female Health. Biology 2022, 11, 1683. https://doi.org/10.3390/biology11111683
38 Refisch, A. & Walter, M. (2023). Die Bedeutung des humanen Mikrobioms für die psychische Gesundheit. Nervenarzt, S. 1-7. doi.org/10.1007/s00115-023-01552-x
39 Pasi, P. (2023). Mikrobiom und Psyche. Klinik für Konsiliarpsychiatrie und Psychosomatik, Zentrum für Essstörungen. Universitätsspital Zürich 19. Januar 2023; Refisch, A. & Walter, M. (2023). Die Bedeutung des humanen

Mikrobioms für die psychische Gesundheit. Nervenarzt, S. 1-7. doi.org/10.1007/s00115-023-01552-x; Pasi, P. (2022). Mikrobiom und AN. Klinik für Konsiliarpsychiatrie und Psychosomatik, Zentrum für Essstörungen. Universitätsspital Zürich 2. September 2022; Seitz, J., Keller, L., Trinh, S. & Herpertz-Dahlmann, B. (2022). Darmmikrobiom und Anorexia nervosa. Der Nervenarzt 91:1115–1121. doi.org/10.1007/s00115-020-01003-x; Shoubridge, A.P., Choo, J.M., Martin, A.M. et al. (2022). The gut microbiome and mental health: advances in research and emerging priorities. Mol Psychiatry 27, 1908–1919. https://doi.org/10.1038/s41380-022-01479-w; Kriegel, M., Hartmann, A.M. & Michelsen, A. (2021). Das Mikrobiom in der Rheumatologie. Conference Paper www.researchgate.net/publication/361248129

40 Nikolova, V.L., Smith, M.R.B., Hall, L.J., Cleare, A.J., Stone, J.M., Young, A.H. (2021). Perturbations in Gut Microbiota Composition in Psychiatric Disorders: A Review and Meta-analysis. JAMA Psychiatry 2021 Dec 1;78(12):1343-1354. doi: 10.1001/jamapsychiatry.2021.2573.

41 Walker, A.W. & Hoyles, L. (2023). Human microbiome myths and misconceptions. Nature Microbiology 8, 1392-1396.

42 Refisch, A. & Walter, M. (2023). Die Bedeutung des humanen Mikrobioms für die psychische Gesundheit. Nervenarzt, S. 1-7. doi.org/10.1007/s00115-023-01552-x; Filler, T.J., Schnettler, S.V., & Wolf-Vollenbröker, M. (2022). Vegetative Innervation des Abdomens: Immunsystem, Schmerz, Mikrobiom. akuprax 3, 207-217. doi 10.1055/a-1854-7008.

43 Muehsam, D., Lutgendorf, S., Mills, P.J., Rickhi, B., Chevalier, G., Bat, N., Chopra, D. & Gurfein, B., (2017). The embodied mind: A review on functional genomic and neurological correlates of mind-body therapies. Neuroscience and Biobehavioral Review 73, 165-181.

44 Mailing, L.J., Allen, J.M., Buford, T.W., Fields, Ch.J. & Woods, J.A. (2019). Exercise and the Gut Microbiome: A Review of the Evidence, Potential Mechanisms, and Implications for Human Health. Exercise and Sport Sciences Reviews 47(2), 75-85. DOI: 10.1249/JES.0000000000000183; Barton W, Penney NC, Cronin O, Garcia-Perez I, Molloy MG, Holmes E, Shanahan F, Cotter PD, O'Sullivan O. The microbiome of professional athletes differs from that of more sedentary subjects in composition and particularly at the functional metabolic level. Gut 2018;67(4):625–33.; Rahman M.Z., El Werfalli, R., Lehmann-Waldau F. (2017). Current Evidence and Use of Physical Activity in the Treatment of Mental Illness: A Literature Review. Deutsche Zeitschrift für Sportmedizin 68: 93-100.

45 Zidan, S., Hilary, S., Al Dhaheri, A.S., Cheikh Ismail, L., Ali, H.I., Apostolopoulos, V. & Stojanovska, L. (2024). Could psychobiotics and fermented foods improve mood in middle-aged and older women?; Ansari, F., Neshat, M., Pourjafar, H., Jafari, S.M., Samakkhah, S.A. & Mirzakhani, E. (2023) The role of probiotics and prebiotics in modulating of the gut-brain axis. Frontieres in Nutrition 10:1173660. doi: 10.3389/fnut.2023.1173660

46 Gauger, M. (2024). Divertikulose - Divertikulitis - Ballaststoffe. https://www.arztpraxis-muotathal.ch/wp-content/uploads/2023/10/Divertikulose_Divertikulitis_Ballaststoffe.pdf

47 Borkent, J., Ioannou, M., Laman, J.D., Haarman, B.C.M., Sommer, I.E.C. (2022). Role of the gut microbiome in three major psychiatric disorders. Psychological Medicine 52, 1222–1242. https://doi.org/10.1017/ S0033291722000897

48 Thöringer, Ch. (2016). Mechanismen der Mikrobiom-Darm-Gehirn-Interaktion und Implikationen für psychische Krankheiten. In: A. Stallmach & M.J.G.T. Vehreschild (Ed.): Mikrobiom: Wissensstand und Perspektiven, Kap. 17, S. 245-260. Berlin: Walter De Gruyter.

49 Nardone, G. (2021). Pirouetten im Supermarkt: Strategische Interventionen für Therapie und Selbsthilfe. Heidelberg: Carl Auer-Verlag.

50 Slavich, G.M., Roos, L.G., Mengelkoch, S., Webb, Ch.A., Shattuck, E.C., Moriarity, D.P. & Alley, J.C. (2023). Social Safety Theory: Conceptual foundation, underlying mechanisms, and future directions. Health Psychology Review 17(1), 5-59.

51 Schneider, et al. (2023). The enteric nervous system relays psychological stress to intestinal inflammation. Cell June 22, 186, 1-16.

52 Ehlert, U. (Hrsg.) (2016). Verhaltensmedizin. Heidelberg: Springer Lehrbuch.

53 Boeck, C., Koenig, A.M., Schury, K., Geiger, M.L., Karabatsiakis, A., Wilker, S. et al.(2016). Inflammation in adult women with a history of child maltreatment: The involvement of mitochondrial alterations and oxidative stress. Mitochondrion 30, 197–207.

54 Ehlert, U. (Hrsg.) (2016). Verhaltensmedizin. Heidelberg: Springer Lehrbuch. Kiecolt-Glaser, J.K., McGuire, L., Robles, T.F. & Glaser, R. (2002) Emotions, Morbidity, and Mortality: New Perspectives from Psychoneuroimmunology, 84–107.

55 von Känel, R., Meister-Landgraf, R.E., Schmid, J.-P., Barth, J., Znoj, H., Schnyder, U. et al. (2018). Low Self-rated Health is Related to Blood Hypercoagulability in Patients Admitted with Acute Myocardial Infarction. Throm Haemost 118, 54–62.

56 Schweitzer, E. (2015). Trembling With Joy: Anthropology, Trembling Practices Worldwide. In Berceli, D. (ed.) Shake it Off Naturally. Reduce Stress, Anxiety, and Tension with TRE, 15–24.

57 Cassiani Ingoni, R. (2015). CPG Central Pattern Generators in Tremorgenesis. Tremorgenesis. In Berceli, D. Shake it off naturally. POD 2015.

58 Humbel, F., Rieder, J., Franc, Y., Juillerat, P., Scharf, M., Missewitz, B. et al. (2019). Association of Alterations in Intestinal Microbiota With Impaired Psychological Function in Patients With Inflammatory Bowel Diseases in remission. ResearchGate, Preprint

im September DOI: 10.1016/j.cgh.2019.09.022.
59 Babak, B. & Yu Credit, J. (2019). Whole body vibration shakes up microbiome, reduces inflammation in diabetes. Medical College of Georgia University, August 5, 2019. https://medicalxpress.com/news/2019–08-body-vibration-microbiome-inflammation-diabetes.html
60 Egle, U.T., Seeher, C. & Cattapan, K. (2019). Bio-psycho-soziale Therapie bei stressinduzierten Schmerzzuständen. ResearchGate Preprint www.researchgate.net/publication/335577575
Egger, J. W. (2019). Auf der Suche nach der Ganzheit. Das biopsychosoziale Modell der Humanmedizin und die Materie-Geist-Debatte. https://www.researchgate.net/publication/336210161_Auf_der_Suche_nach_der_Ganzheit_Das_aktuelle_biopsychosoziale_Modell_der_Humanmedizin_und_die_Materie-Geist-Debatte
61 Ehlert, U. (Hrsg.) (2016). Verhaltensmedizin. Heidelberg: Springer Lehrbuch.
62 Herold, A. & Nibel, H. (2017). Preliminary results of several small sample studies in the Ukraine, during TRE trainings on different levels. Forum of Psychiatry and Psychotherapy 10, 122–131.
63 Porges, S. (2019). Spirituality concepts from a Polyvagal perspective. Interview by Dr. David Berceli, 8.2.2019. www.youtube.com/watch?v=NPaj3QgcyAU
64 Egger, J. W. (2019). Auf der Suche nach der Ganzheit. Das biopsychosoziale Modell der Humanmedizin und die Materie-Geist-Debatte. https://www.researchgate.net/publication/336210161_Auf_der_Suche_nach_der_Ganzheit_Das_aktuelle_biopsychosoziale_Modell_der_Humanmedizin_und_die_Materie-Geist-Debatte
65 Casser, Hasenbring, Becker & Baron (2016). Rückenschmerzen und Nackenschmerzen. Berlin: Springer Verlag.
66 Grunwald, M. (2017). Homo hapticus. Warum wir ohne Tastsinn nicht leben können. München: Droemer Knaur.
Aguirre, C. (2015). The hidden brain in your skin. TEDx Talks 7.7.2015. www.youtube.com/watch?v=Rat1n34l_wl&t=98s
67 Schleip R, Jäger H, Klingler W (2012) Fascia is alive. Fascia the tensional network of the human body. In: Schelip R, Findley TW, Chaitow L, Hui-jing PA (eds.). Elsevier, Pg no: 157-164.
68 Feldman Barrett, L. (2021). Allostasis and Interoception in Brain Function. Brain Connectivity Worksop BCW, May 27. https://www.youtube.com/watch?v=WsgiFhsn8qo))
69 Dorsher, P.T. (2009). Myofascial Meridians as Anatomical Evidence of Acupuncture Channels. Medical Acupuncture 21(2), 1–7.
70 Hölscher, B. (2013). Kraftvoll!? Reflexe prägen das Leben. Books on Demand. Sieber, C. & Queisser, C. (2019). Wieder im Gleichgewicht: Der bedeutende Einfluss frühkindlicher Reflexe auf das Gehirn unserer Kinder. München: Kösel.
71 Goldstein, A., Zeev-Wolf, M., Herz, N. & Nablin, J.N. (2019). Brain responses to other people's pain in fibromyalgia: a magnetoencephalography study. ResearchGate www.resarchgate.net/publications/331192991
72 Nibel, H. & Herold, A. (2018). Körperorientiertes Coaching für ressourcenschonendes Auflösen chronischer Stressreaktionen. In: J. Heller (Hrsg.). Resilienz für die VUCA-Welt, Kapitel 12, S. 189. Kongressband mit Beiträgen des Coaching-Kongresses in Erding, 16.–17. Februar 2017. Wiesbaden: SpringerNature.
73 Gay, R. (2019). Hunger. Die Geschichte meines Körpers. München: btb.
74 Nibel, H. & Fischer, K. (2019). TRE zur ressourcenschonenden Auflösung von Stressverarbeitungsstörungen. Workshop W066 bei der Tagung »Reden reicht nicht!?« in Bremen, 20.–23. Juni 2019. https://cx-services.com/htx12/rrn19.php?page=congress_programm_detail&DETAIL=W066 Nibel, H. & Herold, A. (2018). Körperorientiertes Coaching für ressourcenschonendes Auflösen chronischer Stressreaktionen. In: J. Heller (Hrsg.). Resilienz für die VUCA-Welt, Kapitel 12, S. 189. Kongressband mit Beiträgen des Coaching-Kongresses in Erding, 16.–17. Februar 2017. Wiesbaden: SpringerNature. Nibel, H. (2015). Let us shake it, baby oder TRE Trauma Release Exercises als neues vielversprechendes Angebot in der betrieblichen Gesundheitsförderung. 61. GfA-Frühjahrs-Kongress der Gesellschaft für Arbeitswissenschaft e.V., Karlsruhe, 27.02.2015.
75 Bohus, M. (2014), Wie profitiert die therapeutische Praxis von der neubiologischen Forschung. Das Rätsel der Dissoziation. Vortrag auf dem internationalen Kongress »Reden reicht nicht!?«, Heidelberg, 2.–5. Mai 2014.
76 Nelms, J.A. Castel, L. (2016). A Systematic Review and Meta-Analysis of Randomized and Nonrandomized Trials of Clinical Emotional Freedom Techniques (EFT) for the Treatment of Depression. Volume 12(6), Pages A1–A4, 393–466 (November–December 2016). https://doi.org/10.1016/j.explore.2016.08.001
Müller-Pfeiffer, C. (2012). Psychiatrische Traumafolgestörungen: Wann Stabilisierung, wann Exposition? Fortbildung der Klinik für Psychiatrie und Psychotherapie, Universitätsspital Zürich.
77 St. Aubyn, E. (2008). Nette Aussichten. Köln: DuMont.
78 Charf, D. (2018). Auch alte Wunden können heilen. München: Kösel.
79 Egle, U.T., Franz, M., Joraschky, P., Lampe, A., Seiffge-Krenke, I. & Cierpka, M. (2016). Gesundheitliche Langzeitfolgen psychosozialer Belastungen in der Kindheit – ein Update. Bundesgesundheitsblatt 59, 1247–1254.
Nakazawa, D.J. (2015). Childhood disrupted. How your biography becomes your biology, and how you can heal. New York: Atria.
Isele, D., Teicher, M.H., Ruf-Leuschner, M., Elbert, T., Kolassa, I.-T., Schury, K. et al. (2014). KERF – Ein Instrument zur umfassenden Ermittlung belastender Kindheitserfahrungen. Erstellung und psychometrische Beurteilung der

deutschsprachigen MACE (Maltreatment and Abuse Chronology of Exposure) Scale. Zeitschrift für Klinische Psychologie und Psychotherapie 43(2), 121–130.
Teicher, M. & Samson, J.A (2016). Annual Research Review: Enduring neurobiological effects of childhood abuse and neglect. Journal of Child Psychology and Psychiatry 57(3), 241–266.
80 Grunwald, M. (2017). Homo hapticus. Warum wir ohne Tastsinn nicht leben können. München: Droemer Knaur.
81 Härtling, P. (2005). Erinnerungen leben lernen. Int. Kongress: Die Generation der Kriegskinder und ihre Botschaft für Europa – 60 Jahre nach Kriegsende, 14.–16. April, Frankfurt a.M. Vortrag.
82 Reddemann, L. (2016). Transgenerationale Weitergabe von Traumata. Systeme 2017 (Jg. 31/1), 6–21.
Reddemann, L. & Wöller, W. (2017). Komplexe Posttraumatische Belastungsstörung. Göttingen: Hogrefe.
Bode, S. (2004). Die vergessene Generation. Kriegskinder brechen ihr Schweigen. Stuttgart: Klett-Cotta.
83 Vogt, R. (Hg.) (2014). Verleumdung und Verrat. Dissoziative Störungen bei schwer traumatisierten Menschen als Folge von Vertrauensbrüchen. Kröning: Asanger.
84 Bühring, P. & Fischer-Fels, J. (2020) Traumatisierte Flüchtlinge: Zyklen der Gewalt durchbrechen. Ärzteblatt PP 19, 1, 24–26.
85 Scaer, R. (2017). Acht Schlüssel zur Gehirn-Körper-Balance. Neurophysiologische Grundlagen einer somatisch orientierten Traumatherapie. Lichtenau: Probst.
86 van der Kolk, B. (2018). Verkörperter Schrecken: Traumaspuren in Gehirn, Geist und Körper und wie man sie heilen kann. Lichtenau: G.-P. Probst.
87 Roth, G. & Egle, U.T. (2018). Grundlagen einer bio-psychosozialen Schmerztherapie. Lindauer Therapiewochen_F20/3.
Wuertz-Kozak, K. (2017). New Horizons in Degenerative Disc Disease. Antrittsvorlesung an der ETH Zürich 5. Mai 2017, D-HEST.
Egle, U.T., Joraschky, P., Lampe, A., Seiffge-Krenke, I. & Cierpka, M. (2016). Sexueller Missbrauch, Misshandlung, Vernachlässigung. Erkennung, Therapie und Prävention der Folgen früher Stresserfahrungen. Stuttgart: Schattauer.
88 Güntürkin, O. (2019). Biologische Psychologie. Göttingen: Hogrefe.
89 Corrigan, F.M., Grand, D. & Raju, R. (2015). Brainspotting: Sustained attention, spinothalamic tracts, thalamocortical processing, and the healing of adaptive orientation trancated by traumatic experience. Medical Hypotheses 84, pp. 384-394.
90 www.eftuniverse.com
91 Schweitzer, E. (2015). Trembling With Joy: Anthropology, Trembling Practices Worldwide. In Berceli, D. (ed.) Shake it Off naturally. Reduce Stress, Anxiety, and Tension with TRE, 15–24.
92 www.traumaprevention.com
93 Berceli, D., Prassl, V., Riedl, E. (2012). Durch Zittern zur Tiefenentspannung. In: Ursache und Wirkung. Heft 79, Wien.
94 Johnson, S. Interventions for stress and burnout of secondary school educators in high-risk schools – preliminary findings. Stellenbosch University. https://traumaprevention.com/wp-content/uploads/2015/06/Johnson.2012a.pdf
95 Liu, T. & Trenkle, B. (2021). Die chinesische Truhe. Symptome symbolisieren und unbewusst auflösen. Heidelberg: Carl-Auer-Verlag
96 Grawe, K. (1997). Psychologische Therapie. Göttingen: Hogrefe.
97 Gaab, J. (2023). Open-label placebo. Wirkt nichts gut genug? PUK Psychiatrische Universitätsklinik Zürich, Freitagskolloquium, 21. April 2023.
98 Kirsch, I. (2019). Die Relevanz von Erwartungs- und Placebo-Effekten in der Medizin. Irvin Kirsch im Interview mit Bernhard Trenkle, 29.10.2019, https://www.youtube.com/watch?v=jQO3KxuN65A).
99 Prior, M. (2019). Minimax-Interventionen und hohe Therapiemotivation von Beginn an. Manfred Prior im Gespräch mit Bernhard Trenkle. https://www.youtube.com/watch?v=Kxv_Vx-QdXsA
100 Seemann, H. (2016). Freundschaft mit dem eigenen Körper schließen: über den Umgang mit psychosomatischen Schmerzen. Stuttgart: Klett-Cotta.
101 Güntürkin, O. (2019). Biologische Psychologie. Göttingen: Hogrefe.
102 Starr, L. et al (2019). When feelings lack precision: low positive and negative emotion differentiation and depressive symptoms in daily life. American Psychological Association https://psycnet.apa.org/record/2017–31207–002
103 Nakamura, Y. (2019). Can Mindfulness improve your mental and physical health? Vortrag an der ETH Zürich, 25.11.2019.
104 Ott, U. (2018). Ist Achtsamkeit für jeden gut? Neue Forschungsergebnisse. Vortrag Youtube https://www.youtube.com/watch?v=CTGguolfHzI (abgefragt am 23.9.2019).
105 Bauer, J. (2008). Prinzip Menschlichkeit: Warum wir von Natur aus kooperieren. München: Heyne.
106 Hellwig, M. (2014). Traumaheilung durch Radikale Erlaubnis. CreateSpace Independent Publishing Platform.
107 Grunwald, M. (2017). Homo hapticus. Warum wir ohne Tastsinn nicht leben können. München: Droemer Knaur.
108 Grunwald, M. (2017). Homo hapticus. Warum wir ohne Tastsinn nicht leben können. München: Droemer Knaur.
109 Porges, S. W. (2016). Connectedness as a biological imperative: Understanding trauma through the lens of the Polyvagal Theory. Vorkongress »Reden reicht nicht!?«, Heidelberg, 25. Mai 2016.
110 Porges, S. W. (2016). Connectedness as a biological imperative: Understanding trauma through the lens of the Polyvagal Theory. Vorkongress »Reden reicht nicht!?«, Heidelberg, 25. Mai 2016.
Kozlowska, K., Walker, P., McLean, L., & Carrive, P. (2015). Fear and the Defense Cascade: Clinical Implications and Management.

Harvard Review of Psychiatry, 23(4), 263–287.
111 Porges, S. W. (2016). Connectedness as a biological imperative: Understanding trauma through the lens of the Polyvagal Theory. Vorkongress »Reden reicht nicht!?«, Heidelberg, 25. Mai 2016.
112 Levine, P., Porges, S., Phillips, M. (2015). Healing trauma and pain through polyvagal science. E-Book, https://maggiephillipsphd.com/Polyvagal/EBookHealingTraumaPainThroughPolyvagalScience.pdf.
113 Übung von Peter A. Levine, die er am 17. August 2019 am 13. Schweizer Bildungsfestival in Weggis vorstellte
114 Eichel, C. (2019). Der empfindsame Titan. Ludwig van Beethoven im Spiegel seiner wichtigsten Werke. München: Karl Blessing Verlag.
115 Imhasly, P. (2018). Seltsame und doch bekannte Töne: Darum klingt fremde Musik so vertraut. NZZ am Sonntag, 1.12.2019.
116 Kölsch, S. (2019). Good vibrations. Über die heilende Kraft der Musik.
117 Kölsch, S. (2019). Good vibrations. Über die heilende Kraft der Musik.
118 Kölsch, S. (2019). Good vibrations. Über die heilende Kraft der Musik.
119 Kölsch, S. (2019). Good vibrations. Über die heilende Kraft der Musik.
120 Goetschel, R. (2000). Entspannung. Grundlagen zum Thema Entspannung aus einer gesundheitsförderlichen Perspektive. Bern: Gesundheitsförderung Schweiz
121 Heller, L. & Lapierre, A. (2012). Entwicklungstrauma heilen. Alte Überlebensstrategien lösen, Selbstregulierung und Beziehungsfähigkeit stärken. München: Kösel.
122 Porges, S. (2018). Die Polyvagal-Theorie und die Suche nach Sicherheit. Lichtenau: Probst.
123 Huber, M. (2016). Trauma und Beratung. Vortragsunterlagen. https://www.michaela-huber.com/files/vortraege2016/trauma-und-beratung-michaela-huber-2016–01.pdf
124 Scaer, R. (2017). Acht Schlüssel zur Gehirn-Körper-Balance. Neurophysiologische Grundlagen einer somatisch orientierten Traumatherapie. Lichtenau: Probst.
125 van der Kolk, B. (2018). Verkörperter Schrecken: Traumaspuren in Gehirn, Geist und Körper und wie man sie heilen kann. Lichtenau: G.-P. Probst.
126 Übung nach Gunther Schmidt, die er in der Fach-Weiterbildung »Vom Trauma zu befreitem, erfüllendem Leben« am 10. September 2019 in Zürich vermittelte
127 Zimmermann-Sloutkis, D. & Zimmermann, D. (2009). The Role of Moderate Physical Activity in Illness and Accident Related Disability Day among the Swiss Labor Force. SUVA – Berufsassoziierte Gesundheitsstörungen – 4. Tagung. Luzern, 14. September 2009.
128 Tschacher, W., Meier, D. (2019). Physiological synchrony in psychotherapy sessions. Psychotherapy research, S. 1–16.
129 Porges, S. W. (2016). Connectedness as a biological imperative: Understanding trauma through the lens of the Polyvagal Theory. Vorkongress »Reden reicht nicht!?«, Heidelberg, 25. Mai 2016.
130 Bauer, J. (2008). Prinzip Menschlichkeit: warum wir von Natur aus kooperieren. München: Heyne.
131 Zanotta, S. (2018). Wieder ganz werden. Traumaheilung mit Ego-State-Therapie und Körperwissen. Heidelberg: Carl-Auer.
132 Zanotta, S. (2019). Scham, die versteckte Emotion – von Ohnmacht zu Stärke und Triumph. Ego-State-Therapie und Körperwissen. Workshop auf der Tagung »Reden reicht nicht!?«, Bremen 23.6.2019.
133 Berceli, D. (2010). Neurogenes Zittern. – Eine körperorientierte Behandlungsmethode für Traumata in großen Bevölkerungsgruppen. Trauma & Gewalt 2.
134 Interview mit David Berceli »... dem Körper erlauben, sich laufend selbst zu heilen« (PDF). Mit Vita. Heinrich-Clauer und Arist v. Schlippe, erschienen in der Zeitschrift Psychotherapie im Dialog 2 / 2006.

Sachverzeichnis

A
Abgrenzung 102
Abwehrzellen 41
Achtsamkeit 88, 89
Achtsamkeitsbasierte Stressreduktion 89
ADHS 62
Adrenalin 37, 41
Anspannung 63
Atemverlangsamung 96
Atmen 138
– achtsames 96
Atmung 95
Ausatmen, verlängertes 96
Ausgeliefertsein 88

B
Bauchhirn 19
Bewältigungsmuster 28
Bewältigungsstil, internalisierender 35
Bewegung 99
Bewegungsmuster 48
Bindung, unsichere 35, 43
Brainspotting 79

C
CRH 37

D
Darmflora 49
Darmnervensystem 19
Denkmuster, katastrophisierende 34
Depersonalisation 30
Derealisation 30
Dissoziation 29

E
EFT 76
EMDR 76
Entspannung, aktive 99
Epigenetik 51
Erinnerungsnetzwerk 72
Erinnerung, überwältigende 144
Erleben, ohnmächtiges 72
Erstarrungsreaktion 21
Erstarrungszustand 62
Externalisieren 35

F
FAQs 140
Flucht 21, 63
Fötusstellung 56

G
Geborgenheit 100
Geburt 146
Gemeinschaft 104
Gemütlichkeit 103
Geschehenlassen 95, 138
Gesprächstherapie 72
Gewalterfahrungen 24, 43, 108
Gürtelrose 52

H
Heilen 76
Heilung ohne Worte 76
Hilflosigkeit 28, 55, 102
Hochsensibilität 146
Hyperarousal 28

I
Iliopsoas-System 56
Immunsystem 41
Impferfolg 42
Interleukine 41
Intuition 102

K
Kampf 20, 63
Kindheitserfahrungen, belastende 27, 35
Kontrollverlust 143
Körperempfindungen 88
Kortisol 37
Kortisolausschüttung 41
Krankheitsmodell, biopsychosoziales 49

L
Lebendigkeit 65, 74, 86
Lebensbewältigung 28

M
MBSR 89
Medikamente 147
Meridiansystem 59
Methode, sprachfreie 79
Mikrobiom 37
Missbrauch 27
MS 60
Multiple Sklerose 60
Musculus stapedius 63, 64
Musik 98

N
Nervensystem, autonomes 18, 28, 62
Neurozeption 19
Noradrenalin 37

O
Ohnmacht 28, 55
Orientierungsreaktion 20

P
Parasympathikus 18
Pausen machen 138
Polyvagaltheorie 64
Posttraumatische Belastungsstörung 34, 68
Präsenz 86
Psychotherapie 73
PTBS 34

R
Reflexe, frühkindliche 62
Reizdarm 20
Rituale 103
ROS 43
Rückenmark 48

S
Sauerstoffverbindungen, reaktive 43
Scham 105
Scheinmedikamente 82
Schlaf, erholsamer 66
Schlafstörungen 141
Schmerzen 24, 140
Schuld 105
Schwangerschaft 146
Selbstbeobachtung 92
Selbstberührung 94, 139
Selbstfürsorge 92, 93
Selbstregulation 100, 108, 138
Selbstschutz 28
Selbstschutzmodell 55
Selbstschutz-Reaktionen 15, 20
Selbstschutz-Stufen 16
Selbstwahrnehmung 56, 88
– üben 93
Selbstwert 14
Selbstwertgefühl 84
Selbstwirksamkeit 55, 71, 84
Sicherheit 74, 100, 103
Stimmung 92
– Musik 98
Stimmungsschwankungen 66
Stress 14, 41, 43
– oxidativer 43
Stressachse 24
Stressfolgestörungen 69
Stresshormone 36, 37

Stressverarbeitungsstörungen 30, 45
– posttraumatische 70
– Risikofaktoren 32
– Schutzmechanismen 32
Sympathikus 18, 63

T
Telomer 43
Therapieforschung 82
Trauma 144
Traumabewältigung 102
Traumaheilung 77, 84
Traumakonfrontation 72, 145
Trauma-Selbsthilfeprogramm 78
Traumata 69
– transgenerationale 70
Traumatisierung 88
TRE 78
– dosieren 110
– Kind 146
– Ritual, heilsames 84
Tremor 46
TRE-Protokoll 110
TRE-Provider 85
TRE-Übungen 108

U
Überaktivierung 28
Übung
– 1 Füße und Fußgelenke 116
– 2 Waden 118
– 3 Knie, Oberschenkel außen und Gesäß 120
– 4 Innenseite Oberschenkel, Rücken, Seiten und Arme 124
– 5 Psoas- und Iliacus-Muskel, Vorderseite, Wirbelsäule und Kopf 128
– 6 neurogen zittern im Stehen 130
– 7 neurogen zittern im Liegen 134
– entschleunigen 91
– Körperreise in die Füße 91
– mit Musik aktiv werden 99
– Pranayama 96
– Selbststeuerung stärken 102
– Selbstumarmung 94
– Selbstwahrnehmung 90
– Selbstwahrnehmung üben 93
– sich selbst berühren 94
– sich wappnen für schwierige Zeiten 99
– verlängertes Ausatmen 97
– Wechselatmung 96
– Wie können Sie Ihre Stimmung mit Musik beeinflussen? 99
– Wuuu singen und Kiefer lösen 97
– Zuversicht 99
Unsicherheit 22, 36
Ursache-Wirkung-Denken 73

V
Vagusnerv 18, 65
Verdauung 63
Vernachlässigung 27
Verstimmung, depressive 66
Vibrationen 48
Vitalität 74
Vorübungen 140

W
Wohlfühl-Skala 109

Y
Yoga 60

Z
Zellalterung 43
Zittern 46
– Arten 47
– beenden 142
– geschehen lassen 107
– gesundes 47
– heftiges 145
– heilsames 48, 55
– Hinweise 138
– Krankheitszeichen 46
– verstärken 141
– zulassen 141

Empfehlungen von Dr. Hildegard Nibel

TRE als App (Stand: 22.05.2024) in deutsch: neurogenes-zittern.eu in englisch: Shakeitoff.info

Empfehlungen von Dr. Hildegard Nibel und Kathrin Fischer

TRE-Video zum Buch (Stand: 22.05.2024)

Unser Video zu den TRE-Übungen zeigt Ihnen den exemplarischen Ablauf der Übungen: https://neurogenes-zittern.info/video

TRE im Web (Stand: 22.05.2024)

Die offizielle Webseite von David Berceli: https://traumaprevention.com

Die deutsche TRE-Website mit Informationen, Veranstaltungshinweisen und einer Liste von TRE-ProviderInnen in Deutschland: https://www.tre-deutschland.de

Die TRE-Website für Österreich mit Informationen, Veranstaltungshinweisen und einer Liste von lokalen TRE-ProviderInnen: https://www.treaustria.com/

Die TRE-Website für die Schweiz mit Informationen, Veranstaltungshinweisen und einer Liste von TRE-ProviderInnen in der Schweiz: http://www.tre-schweiz.ch

Bibliografische Information der Deutschen Nationalbibliothek
Die Deutsche Nationalbibliothek verzeichnet diese Publikation in der Deutschen Nationalbibliografie; detaillierte bibliografische Daten sind im Internet über http://dnb.d-nb.de abrufbar.

Programmplanung: Celestina Filbrandt
Projektmanagement: Anja Bippus , Elisa Salemi
Redaktion: Anne Bleick
Bildredaktion: Christoph Frick
Covergestaltung: © Thieme
Layout: CYCLUS · Visuelle Kommunikation, Stuttgart

Bildnachweis:
Covermotiv und Bild S. 3: © S. Schneider/Thieme
Autorinnenfoto Nibel: © S. Schneider/Thieme,
Autorinnenfoto Fischer: Nicole Rötheli, NR Production GmbH
People-Fotos: © S. Schneider/Thieme
Zeichnungen: Susi Schaaf, Bellheim

Die abgebildeten Personen haben in keiner Weise etwas mit dem Thema zu tun.

2., überarbeitete Auflage 2024

Printed in Germany

Satz: Reemers Publishing Services GmbH, Krefeld
Druck: Westermann Druck Zwickau GmbH, Zwickau

Gedruckt auf chlorfrei gebleichtem Papier

ISBN 978-3-432-11857-4

Auch erhältlich als E-Book:
eISBN (ePub) 978-3-432-11858-1

1 2 3 4 5 6

Rundum
fit & entspannt

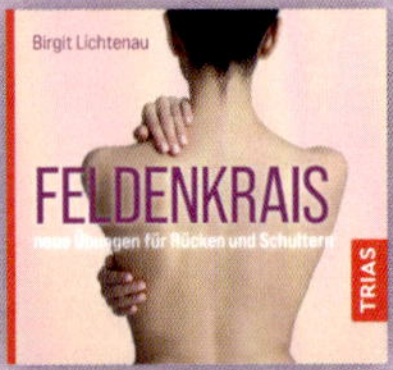

Birgit Lichtenau
Feldenkrais – neue Übungen für Rücken und Schultern

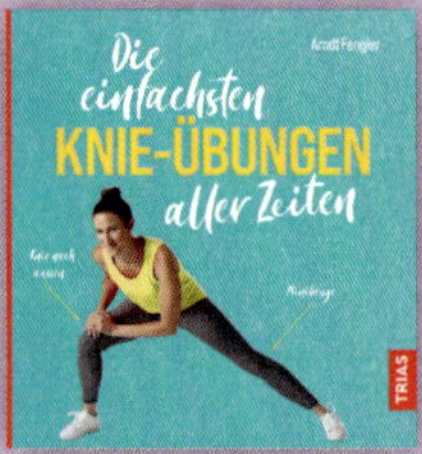

Arndt Fengler
Einfachste Knie-Übungen aller Zeiten

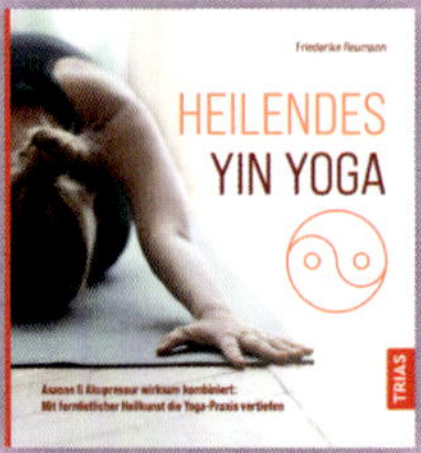

Friederike Reumann
Heilendes Yin Yoga

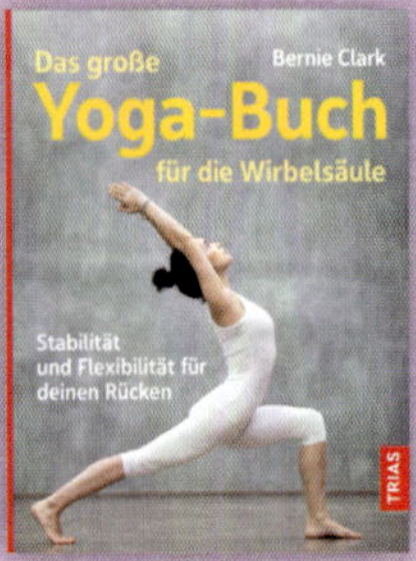

Bernie Clark
Das große Yoga-Buch für die Wirbelsäule

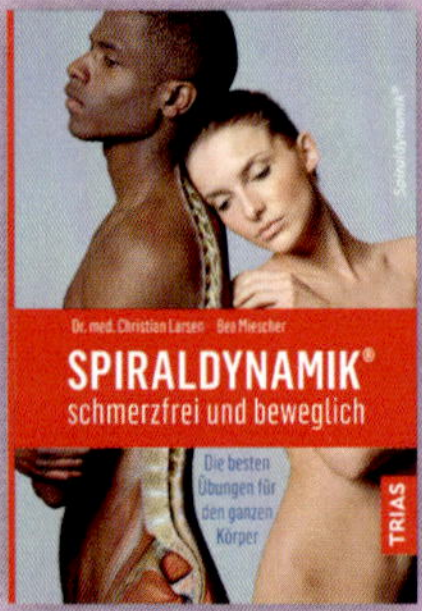

Christian Larsen, Bea Miescher
Spiraldynamik – schmerzfrei und beweglich

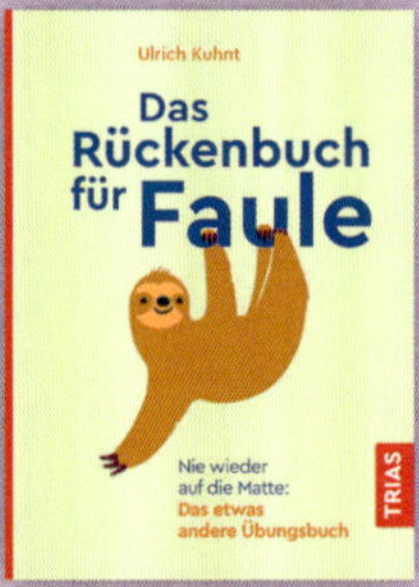

Ulrich Kuhnt
Das Rückenbuch für Faule

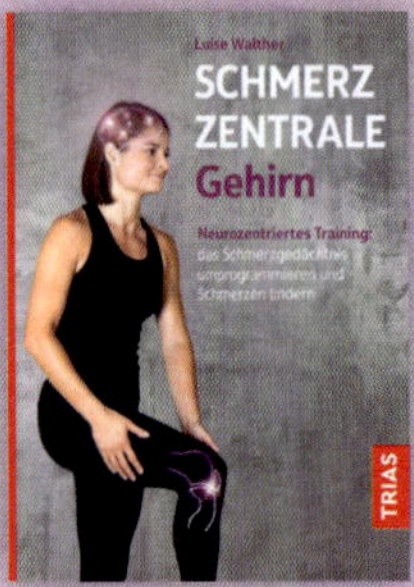

Luise Walther
Schmerzzentrale Gehirn

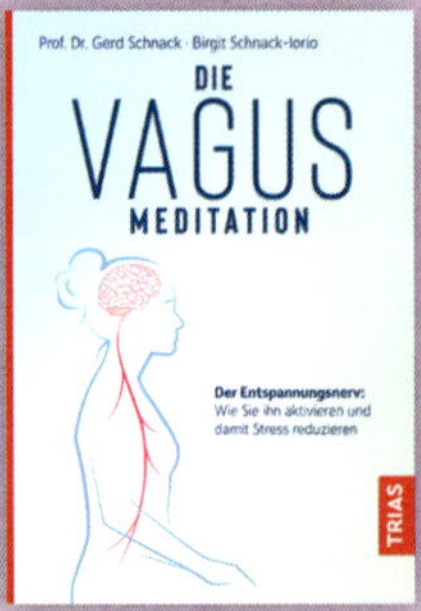

Gerd Schnack, Birgit Schnack-Iorio
Vagus-Meditation

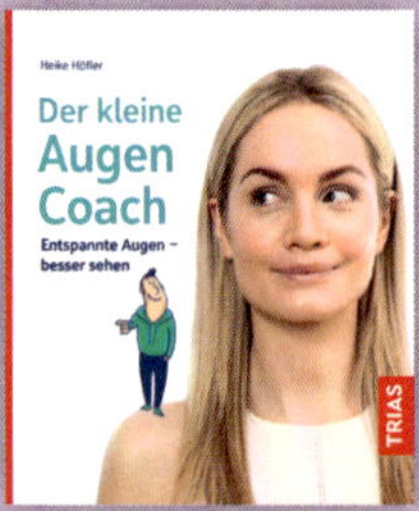

Heike Höfler
Der kleine Augen-Coach

TRIAS

Auch erhältlich als E-Book!

Mehr Bücher finden Sie hier:
www.trias-verlag.de